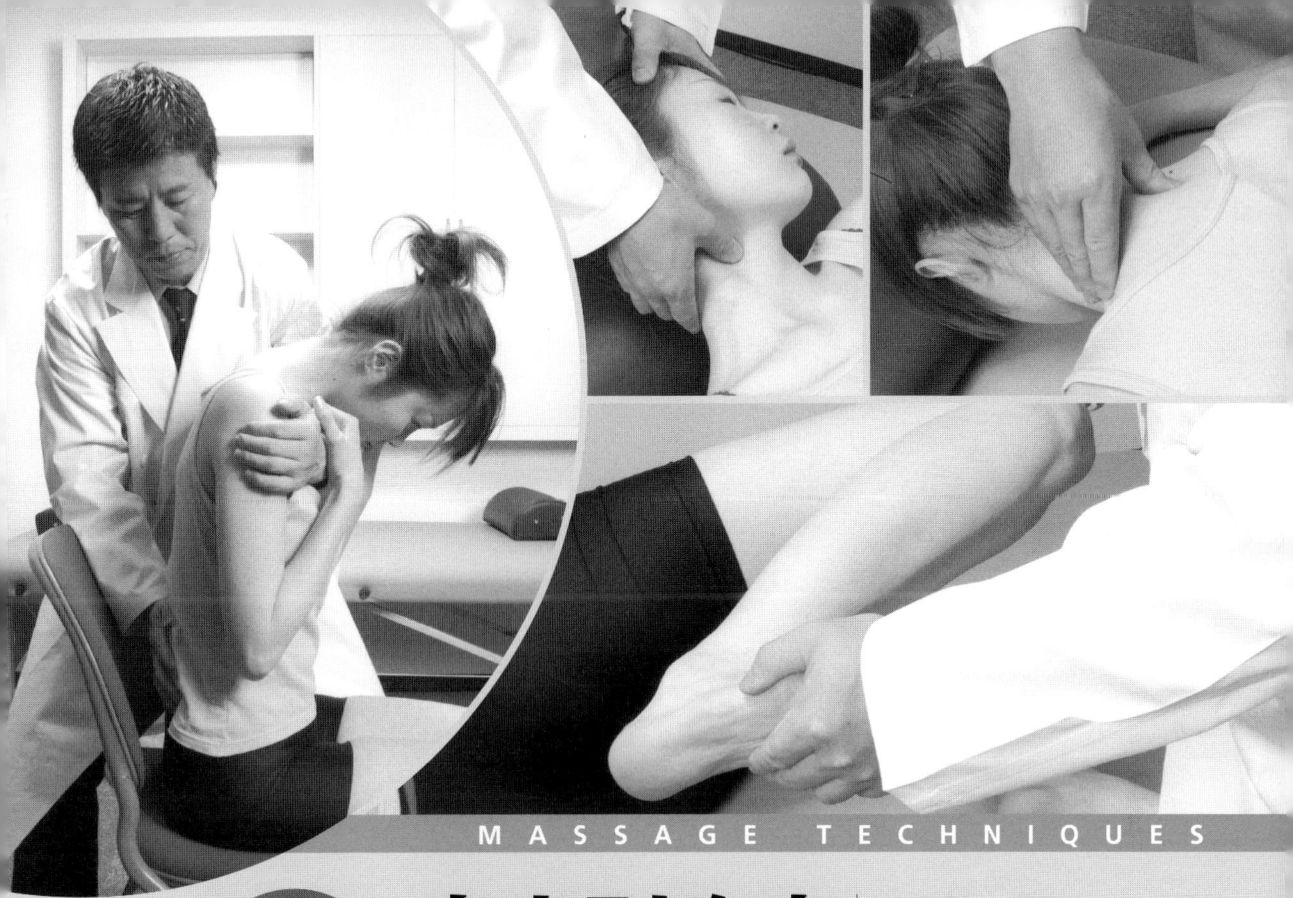

MASSAGE TECHNIQUES

劉勇の 疾患別臨床マッサージ・テクニック

著・劉　勇

医道の日本社

まえがき

月日が経つのは早いもので、私が中国で治療家としてのスタートをきってからすでに25年以上、来日して第二の人生のスタートをきってから、すでに21年以上の歳月が経っている。

私は日本に来て、多くの友人知人に恵まれた。彼らは日本での生活に慣れない私のために、適切な助言をして私を支えてくれた。数年前から、これらの良きアドバイザーである友人たちから、そろそろ自分の治療法を集大成して、本にしてはどうかと勧められるようになった。しかし、私はなかなかその気になれなかったし、執筆に必要な時間を作れる自信が持てなかった。

中国で医療に携わっていた時もそうだったが、日本で開業した後も私は来院する患者さんの治療と医学の勉強に大半の時間を費やしてきた。一人でも多くの患者さんを苦痛から解放したいと切に願い、治療に専念してきたからである。したがって、なかなか執筆に時間を割くことができなかったのである。

しかし、今回私が自分の治療法を本にしようと思い立ったのは、私の本が、多くの治療家の臨床のささやかな一助となり、そのことによってさまざまな疾患に悩まされている患者さんたちの症状を少しでも軽減できればと思ったからである。私の治療法を取り入れた治療家の方たちが適切な治療を施すことで、より多くの患者さんの症状が軽快すれば、私が孤軍奮闘して限られた人数の患者さんを治療するよりましではないかと思ったからである。

治療の合間を縫って少しずつ原稿を書き溜めて、私は一年以上の歳月をかけ、ようやくこの本の出版に漕ぎつけた。だが、いうまでもなく、私一人の努力によって、本書が生み出された訳ではない。多くの人々の助力があって、はじめて可能になったのである。特に、この本の企画にゴーサインを出して、なかなか原稿がはかどらない私を温かく見守り、励ましの言葉をかけてくれた森田正明氏、多くの助言をしてくれた秋生耕平氏に心からのお礼を申し上げたい。

平成15年8月吉日

劉　勇

目　次

第1章
運動器疾患

1 頸椎症

頸椎は胸椎や腰椎に比べると、椎体は小さいが、可動性は大きく、運動は多様で、胸椎や腰椎に比べると頻繁に動かすため、頸椎の可動性を担う椎間板は退行変性しやすい。頸椎症は椎間板の退行変性に基づいて、椎体の辺縁に骨棘が形成されるなど、反応性の骨増殖を生じる疾患である。

骨棘が形成されても、まったく症状があらわれない場合もある。その場合は、頸椎の老化の一種に過ぎないといえる。だが、骨棘が形成されることで神経根や脊髄を圧迫して、肩のこり、頸部の痛み、上肢の運動制限、上肢のしびれ、上肢への放散痛など、厄介な症状を引き起こすケースが多い。

主に中高年に好発する疾患だが、追突事故などの外傷が原因となって引き起こされるケースもある。

鑑 別 法

頸椎症は骨棘、頸椎椎間板ヘルニアは椎間板の髄核、という違いはあっても、脊髄や神経根が圧迫される点は同じなので、この２つの疾患は極めて症状は似通っている。だが、１つだけ異なる点は、頸椎症はめまいをともなうケースが多いことである。特に、追突事故などが原因で頸椎症になった患者に、この傾向が著しい。

治療のポイント

腹臥位で行う治療は通常の腹臥位ではなく、ベッドの外側に置いた椅子に患者の顔を乗せ、肩もベッドの外に出した状態にする。この姿勢は、通常の腹臥位より頸部を前屈させることで、手技を施す時に後頸部の筋肉に負担がかからなくなるからである。この頸部を前屈気味にする腹臥位の姿勢は、頸椎椎間板ヘルニアや頸肩腕症候群などの疾患にも極めて有効な姿勢である。

この姿勢で行う手技の中では、後頸部の皮膚と筋肉をつまんで持ち上げる手技が、特に重要である。皮膚と筋肉をつまんで持ち上げることで、スペースができて、骨棘によって圧迫されている部分が楽になる。従って、この手技は頚椎症に対しては最も効果的な手技となる。

側臥位では、頚部に手技を施すのではなく、まず咀嚼筋に手技を施す。そうすると、頚部の痛みやしびれがかなり軽快するからである。

背臥位で行う手技の中では、特に上腕二頭筋の長頭を押圧する手技が重要である。というのは、上腕二頭筋の長頭の周囲には、頚椎から出て鎖骨の下を通って肩と上肢に向かう神経（腕神経叢）があるため、ここを強く押圧すると、肩と上肢に向かう神経をブロックすることができ、「痛みやしびれ、感覚が鈍い」など頚椎症にともなう上肢の症状を改善することができるからである。

また、腋窩動脈を圧迫して一時的に血流をブロックし、結果的に上肢の血液の循環を改善する手技も重要である。これは上肢の症状に対する最も有効な手技なので、首や肩の痛みだけでなく、上肢に痛みやしびれが放散しているケースには特に効果的である。ただし、この手技を心臓病や高血圧症の患者に用いることは禁忌である。

■治療法1

患者の姿勢：腹臥位だが、通常の腹臥位ではない。ベッドの頭側に、ベッドより低い椅子を置き、患者はその椅子の上に顔を乗せ、肩もベッドの外に出し、通常の腹臥位より頚部を前屈させた状態にする。

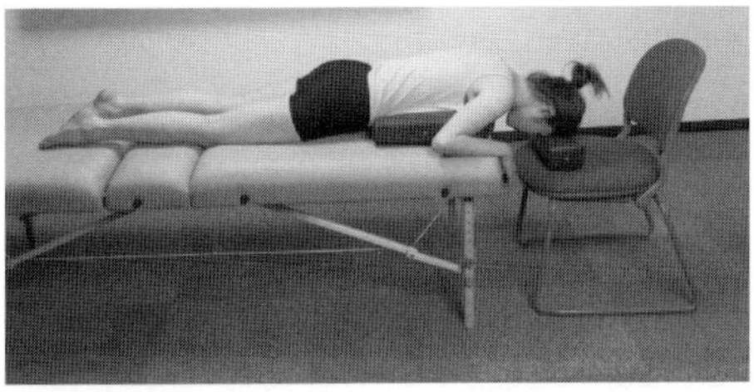

患者の姿勢

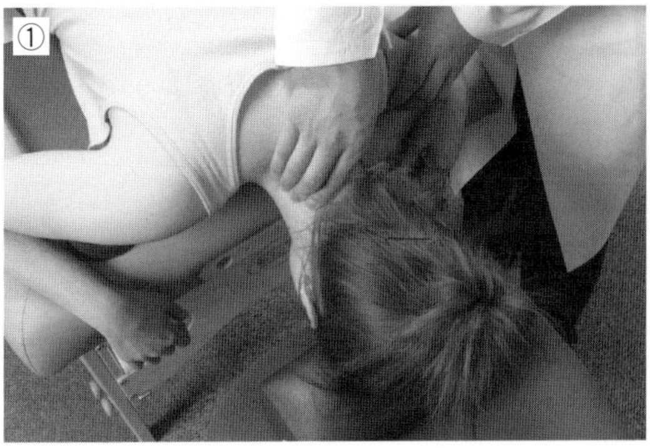

①術者は右手を患者の後頚部に当て、第1頚椎から第7頚椎まで母指と四指で頚椎の棘突起の両外側を軽く揉みほぐす。続いて、左手の母指と四指で頚椎の棘突起の両外側を軽く揉みほぐす。

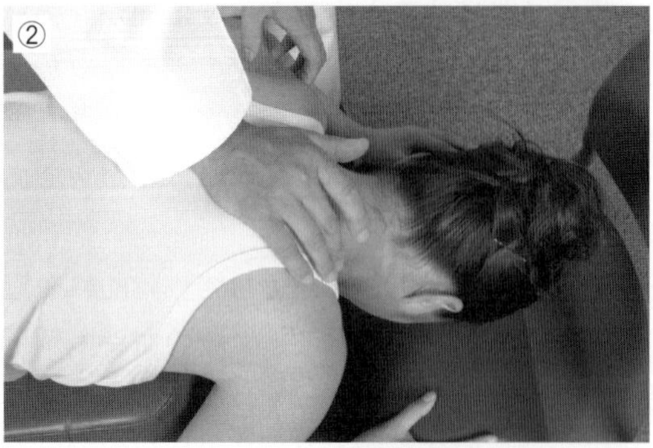

②術者は右手の手根部で、硬直した胸椎の周囲の筋肉を揉みほぐす。手根部ではなく、母指を使ってもよい。

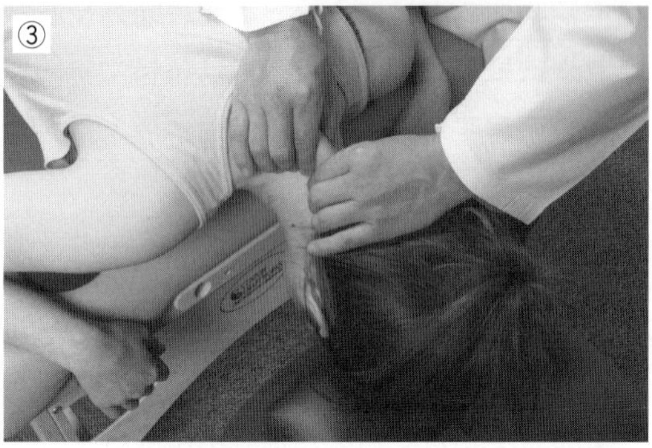

③術者は両手の母指を揃えて患者の後頚部の左側に、残る八指を後頚部の右側に当て、両手の母指と八指で後頚部の皮膚と筋肉をつまんで持ち上げる。

続いて、右手の母指と四指で頚部を挟み、母指と四指で後頚部の皮膚と筋肉をつまんで持ち上げる。

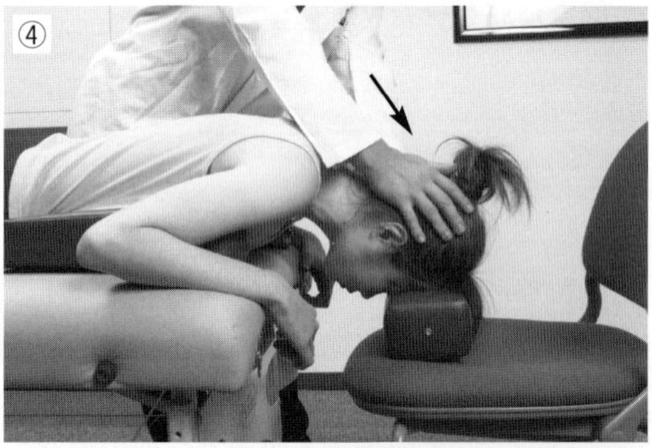

④術者は両手掌を後頭部に当て、頭を上げるよう指示をして、患者に頚部を伸展（後屈）させ、自らは頚部を屈曲させる方向で抵抗を加える（単に頭を下方に押すのではなく、前下方に押して前屈させるように力を加える）。

約5～10秒後、力を抜くように指示を出して、同時に力を抜く。

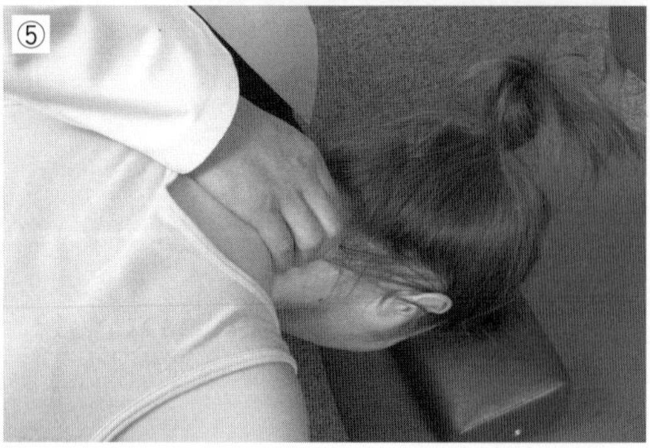

⑤術者は右手を患者の後頚部に当て、母指で頚椎の棘突起の外側（左側）を軽く揉みほぐす。続いて、左手の母指で頚椎の棘突起の外側（右側）を軽く揉みほぐす。

■治療法2

患者の姿勢：側臥位

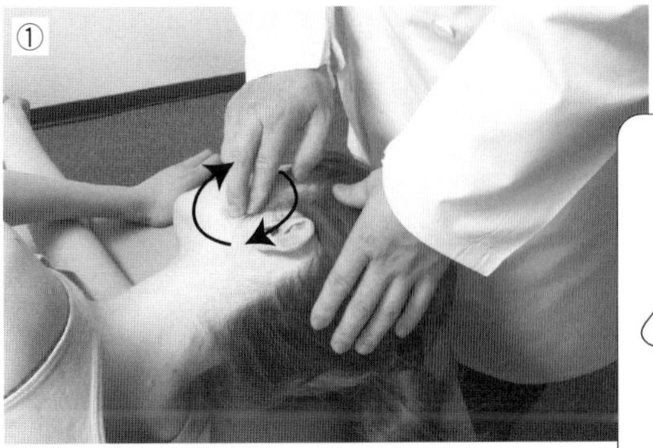

①術者は右手を患者の左側の頬車（図1-1）に当て、右手の示指と中指で頬車とその周囲、すなわち咀嚼筋全体を円を描くように押し揉む。

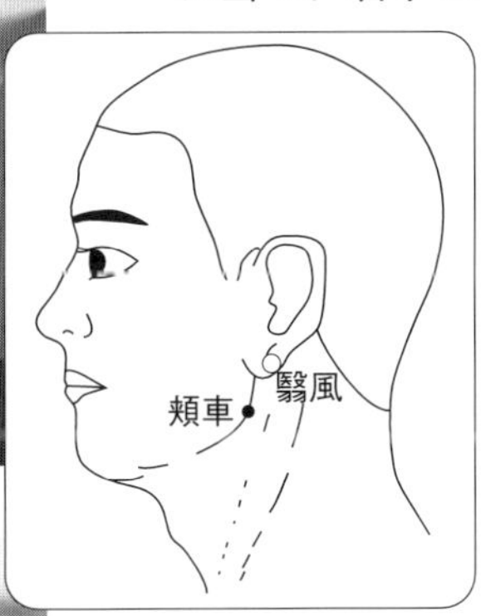

図1-1　頬車、翳風

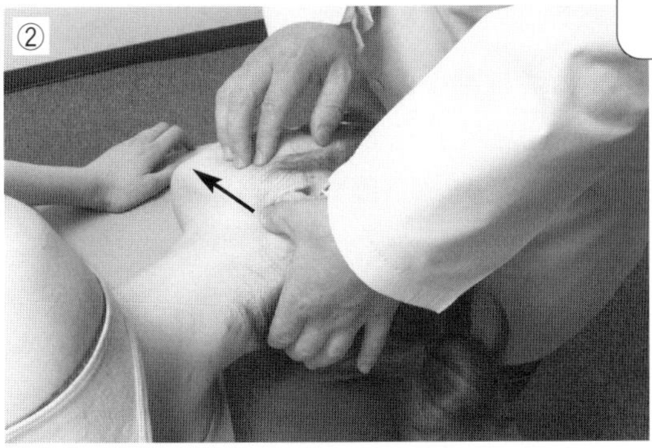

②術者は左手の母指を患者の翳風（図1-1）の周囲（下顎骨の関節突起）に当て、前後に指を動かして下顎骨をオトガイの方に押す。

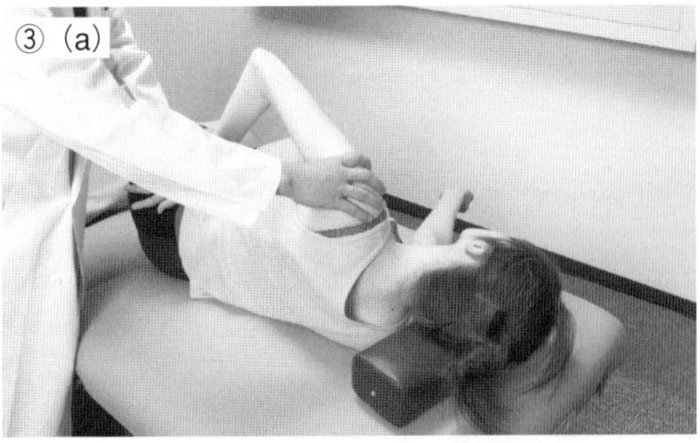

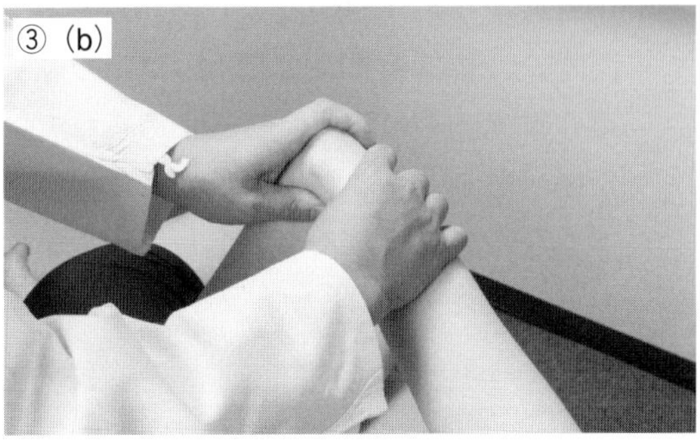

③まず患者の肩をやや外転させ、肘を大きく屈曲させ、手掌を体側に当てた状態にする。その上で、

(a) 術者は左手で患者の手を持って固定し、右手掌で三角筋を押し揉む。

(b) 術者は両手の母指を肘の後面、両手の八指を肘の前面に当て、両手指全部を使って肘の両側を押し揉む。

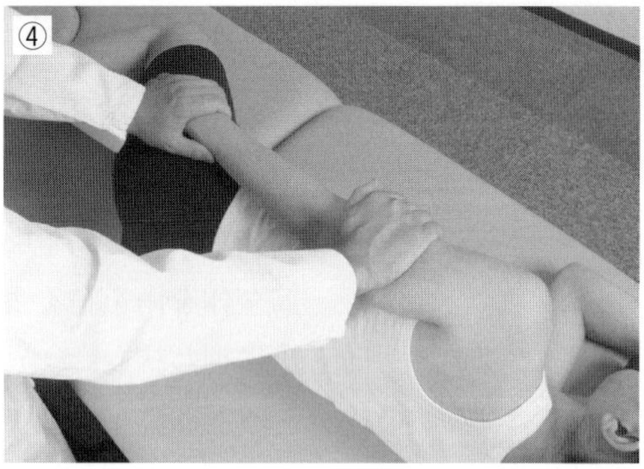

④まず肩をやや内転、肘を伸展させ、上肢を体側の上に置いた状態に戻した上で、術者は右手で上腕と前腕の筋肉を軽く揉みほぐす。肩の下から手首の上へと揉んでいく。

■治療法3

患者の姿勢：背臥位

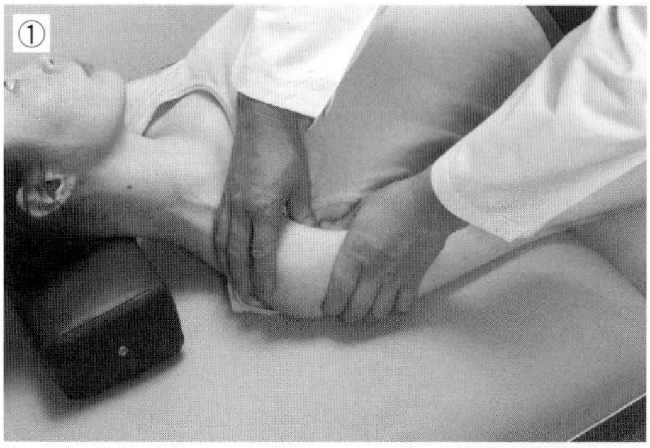

①術者は両手の母指で上腕二頭筋の長頭をやや強く押圧して腕神経叢を圧迫する。

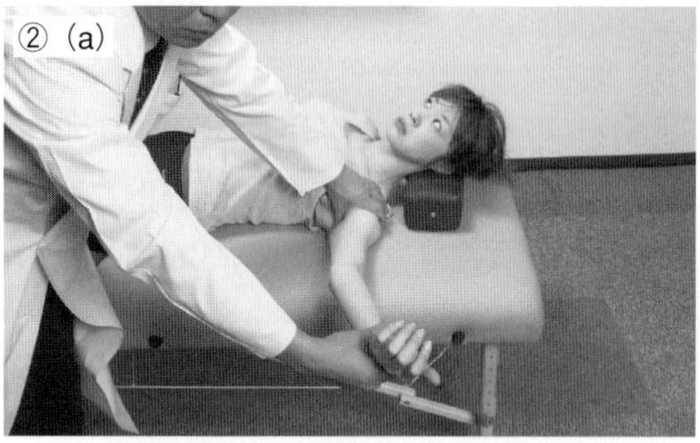

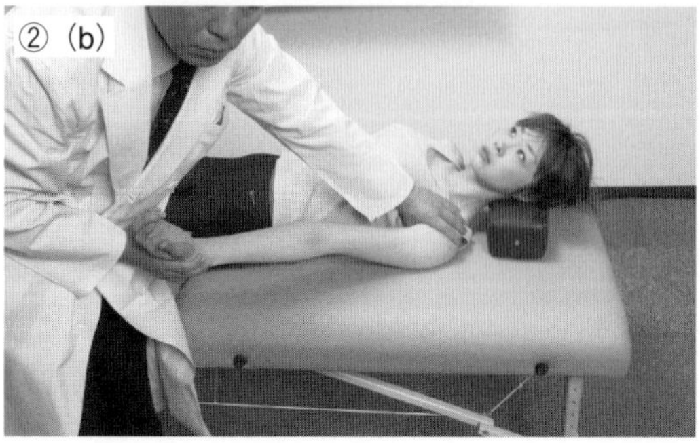

②（a）術者は右手で患者の手首を握り、いったん肩をゆっくり約90度まで外転させ、左手の母指を腋窩に当てる。（b）その上で、肩を内転させると同時に、左手の母指で腋窩動脈を圧迫して一時的に血流を止める。

約５秒後、患者の手を上方に上げ、再び肩をゆっくり約90度まで外転させると同時に、腋窩動脈から右手の母指をゆっくり離す。その瞬間、せき止められていた血が勢いよく流れ出し、患者は上肢が熱くなるのを感じる。こうして、上肢の血流を改善する。

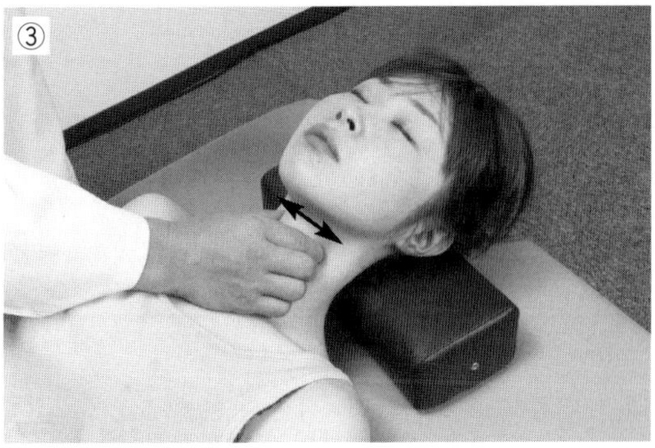

③術者は右手の母指を患者の喉の右側、右手の示指と中指を左側に配し、左右に揺すりながら軽く揉む。こうして、頸部の緊張をほぐす。

2 肩こり

肩こりの大半は、内臓の自律神経のバランスが崩れたことに起因している、と言い切っても決して過言ではない。寝不足や疲労の蓄積、ストレスの蓄積などによって、自律神経のバランスが崩れて、消化器系の内臓の機能が低下すると、胃下垂、胃のもたれ、便秘などの諸症状を引き起こす。また、咬筋の筋力が衰えたため、よく食物を咀嚼せずに飲みこむことによって、胃腸の消化が妨げられ、内臓の自律神経の働きが悪くなるケースもある。

そして、胃腸の中に消化しきれない食物が大量に溜まると、肩に負荷がかかる。肩が常に腹部の余分な重荷を抱える形になり、こってくるのである。特に、便秘になった時に肩にかかる重荷は、大変なものである。しかも、仮に量的には少量であっても、一日中肩から鞄をかけているように、長時間持続的にかかる負荷なので、肩にとっては負担が大きい。女性が身につけるブラジャーもそれ自体は大した重さではないが、長時間持続的に肩を圧迫することで、肩にとって大きな負荷となり、肩こりの原因となるのと同様である。

また、不良姿勢も肩こりを引き起こす原因となる。特に、身体を前屈ぎみにした姿勢を長時間続けるデスクワークの人は、その姿勢によって胃腸が持続的に圧迫されるため、次第に胃腸が鬱血して、内臓体性反射として肩のこりを引き起こす。胃腸の一部の鬱血が、大きな負荷となって持続的に肩にかかり、肩こりの原因になるのである。

もちろん、肩こりの中には、内臓の自律神経や内臓の鬱血と連結しない肩こりもある。頚椎症など頚椎の異常に原因があるケースも珍しくはないし、手や腕の使いすぎなど単純に筋肉の問題だといえるケースもある。精神的なストレス、姿勢不良、手のオーバーユースなどの原因が複合的に働いて発症するケースもある。また、ハイヒールを履く機会が多い女性に好発するハイヒール性の肩こりもある。ハイヒールを履いている時、足は常に底屈を強いられているため、アキレス腱が緊張し、それが肩こりの誘因になる場合が多いのである。

鑑 別 法

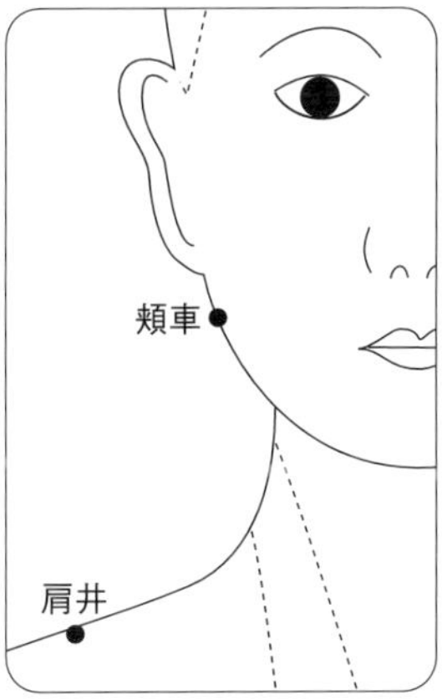

図2-1　肩井、頬車

内臓の自律神経に起因する肩こりの最も特徴的な症状は、吐き気である。消化しきれない食物を大量に抱えた胃腸を重く感じるため、吐いて軽くしたいのである。特に、肩井（図2-1）を押圧すると、吐き気を催すケースが多い。そのため、患者は肩井に触れられるのを極度に嫌がる傾向がある。

また、咬筋の筋力が衰え、咀嚼が不十分な結果、肩こりが発症した患者は、顎に近い頬車（図2-1）の周囲が非常にこっている。

ひどい肩こりに悩まされている患者は、上腕三頭筋の両側に痛点があり、ここをつかむと激痛が走る。常に前屈みの姿勢で仕事をするデスクワークの人は、特にこの傾向が強い。肩こりの場合、上腕三頭筋が肘に付着している部位に近い少海（図2-2）と小海（図2-3）にも痛点があり、この２つの経穴を押すと痛みを感じる（この２つの経穴は、表裏一体の関係にある）。また、胸椎に沿ったライン上も痛みがあらわれるケースが多い。

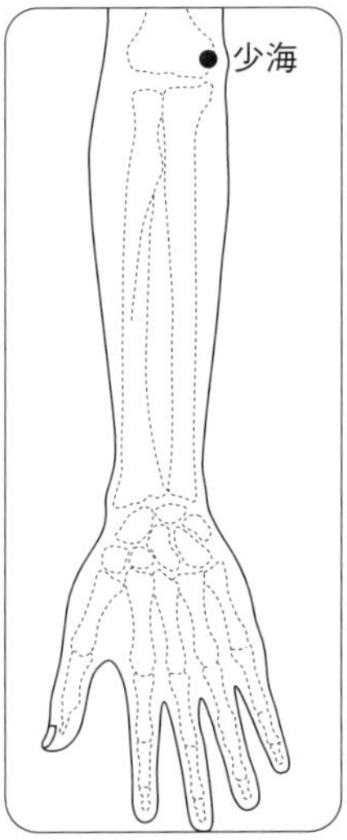

図2-2　少海（前腕前面）

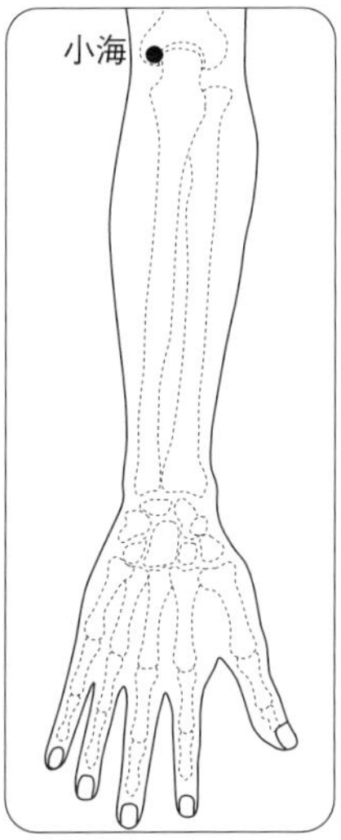

図2-3　小海（前腕後面）

治療のポイント

肩こりの治療では、最初にアキレス腱に手技を施すと効果的である。特に、ハイヒール性肩こりには顕著な効果が期待できる。ハイヒール性肩こりの患者はアキレス腱が非常に緊張しているので、適切な手技によってアキレス腱の緊張をほぐすと、肩の緊張も自然にほぐすことができるのである。

次髎と中髎（図2-4）に対する手技も、肩こりの治療においては重要なポイントとなる。次髎と中髎の周囲には、排尿中枢と排便中枢があるので、これらの経穴を刺激すると、骨盤内にある臓器の機能が高まる。従って、内臓の自律神経に起因する肩こりには、特に効果的である（治療法１の⑤）。

もちろん痛みを軽減する経穴への刺激も必要で、特に委中と承山（図2-5）に対する手技は欠かすことができない。委中は肩、

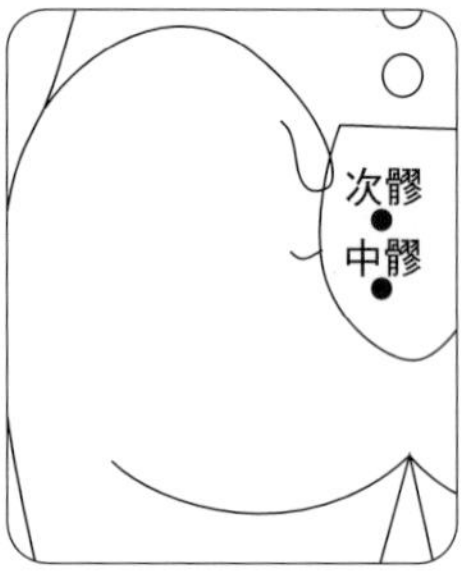

図2-4 次髎、中髎
（腰部）

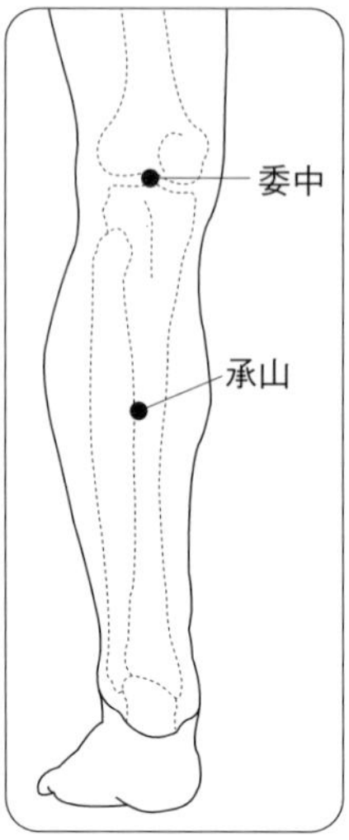

図2-5 承山、委中
（下腿後面）

背中、腰などすべての部位の痛みに効果的な経穴である。一方、承山は第二の心臓といわれるふくらはぎの中心線に位置している。そしてこの承山とその周囲に手技を施すと、肩のこりも自然にほぐれる場合が多いのである。

なお、中高年の患者に対して、側臥位で頚部に手技を施す場合（治療法３の③）は、頚動脈を圧迫することを避けなければならない。加齢にともない、大なり小なり動脈硬化が進行している場合が多いからである。従って、頚部に施術する際、手技を施す部位は胸鎖乳突筋より後方に限定すべきである。

また、治療法１の⑥と⑦と⑧の上腕三頭筋に対する手技はかなり刺激が強いので、患者の体調によってはあまり力を入れないように気をつける必要がある。

■治療法1

患者の姿勢：腹臥位

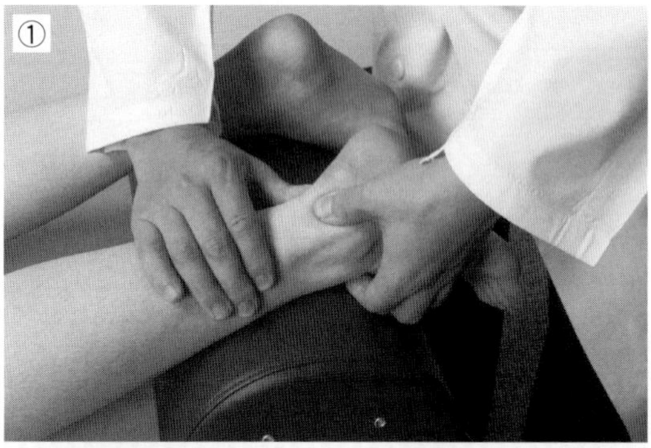

①術者は両手の母指で左下腿のアキレス腱を挟み（あるいは両手を揃えて、両手の母指と中指でアキレス腱を挟み）、丁寧に両側から押し揉んで緊張をほぐす。続いて、右下腿のアキレス腱に同じ手技を用いる。

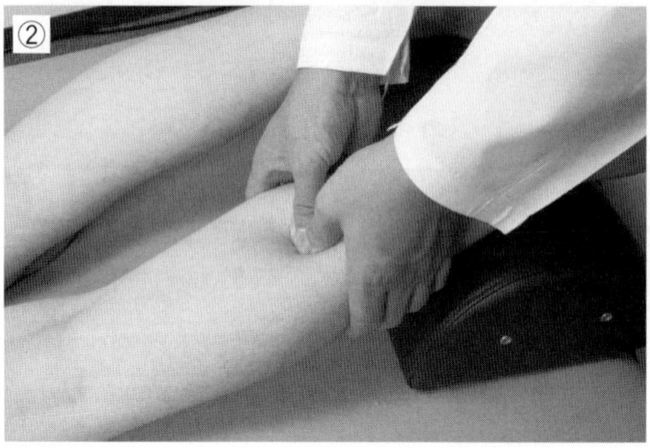

②術者は両手を左下腿の承山（図2-5）に当て、両手の母指で押しては引き、押しては引きという風に指を動かして、承山を刺激する。続いて、右下腿の承山に同様の手技を施す。

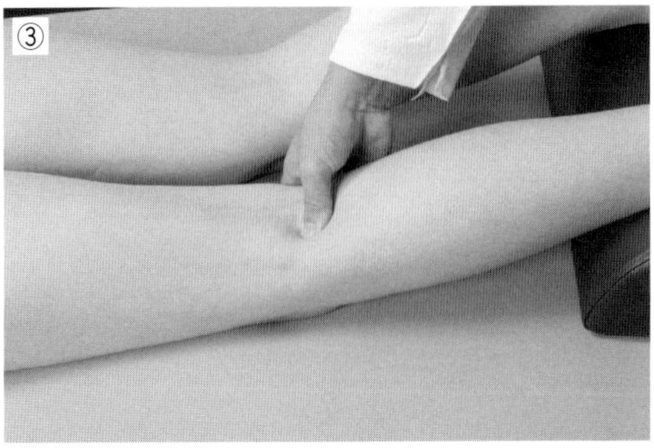

③術者は右手の母指を左膝窩の委中（図2-5）に当て、丹念に押し揉む。左の委中への手技が終わったら、次に右の委中に同じ手技を施す。

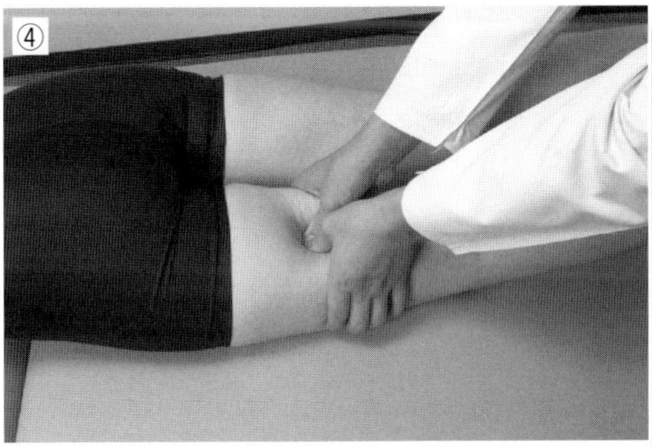

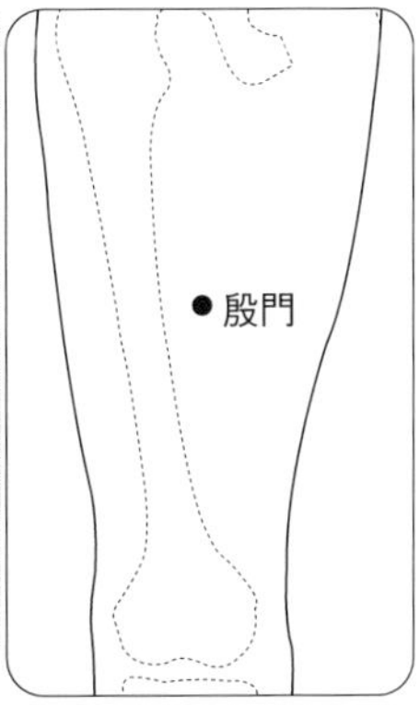

図2-6　殷門（大腿後面）

④術者は両手の母指を左大腿の殷門（図2-6）に当て、少し強めに押し揉み、最後に手掌で殷門の周囲を軽く揉みほぐす。左の殷門への手技が終了したら、右の殷門に同じ手技を用いる。

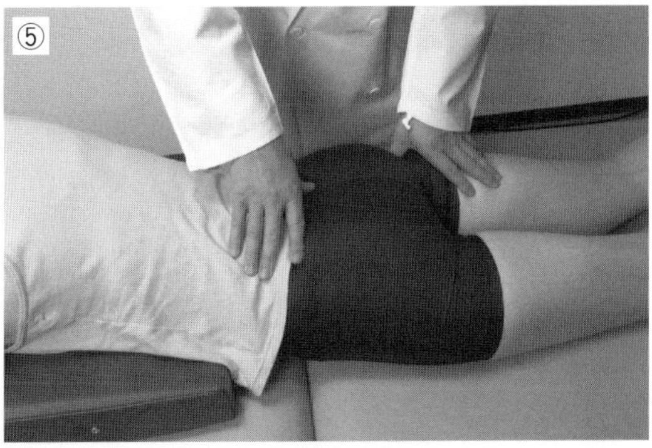

⑤術者は右手の母指を右の次髎（図2-4）に当て、円を描くように母指を動かして次髎を押し揉む。次に、右の中髎（図2-4）を同じように押し揉む。右の中髎への手技が終わったら、左の次髎と中髎に同じ手技を施す。

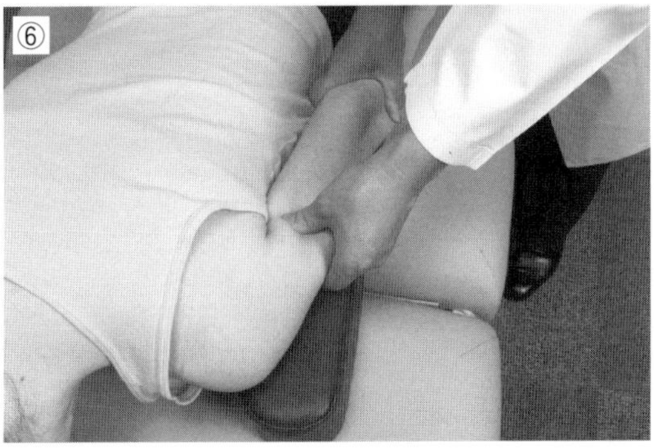

⑥術者はまず患者の左腕を下ろして体側に密着させ、右手で患者の左肘を持ち、左手の母指を上腕三頭筋に当て、母指を大きく揺らすように動かして押し揉む。

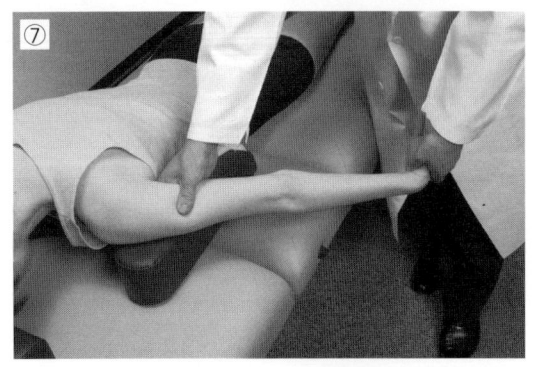

⑦術者は左手で患者の左の手関節をつかみ、左上肢を側方に挙上させると同時に少し持ち上げ（上腕をベッド上から宙に浮かし）、上腕三頭筋に⑥と同じ手技を施す。

⑧術者は患者の右上腕に⑥と⑦の手技を施す。

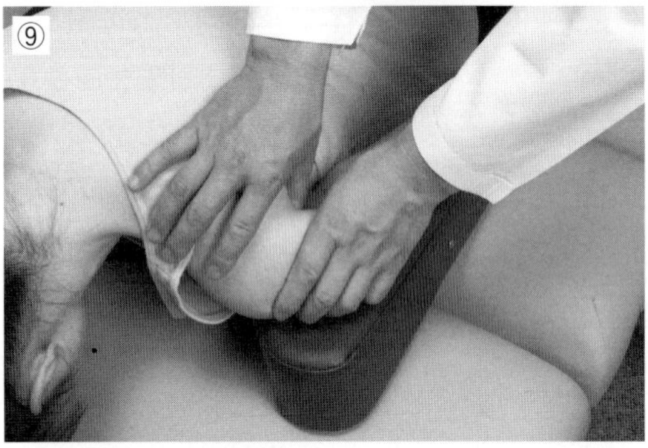

⑨術者は両手の母指を腋窩のやや内側に当て、大円筋と小円筋を押し揉む。

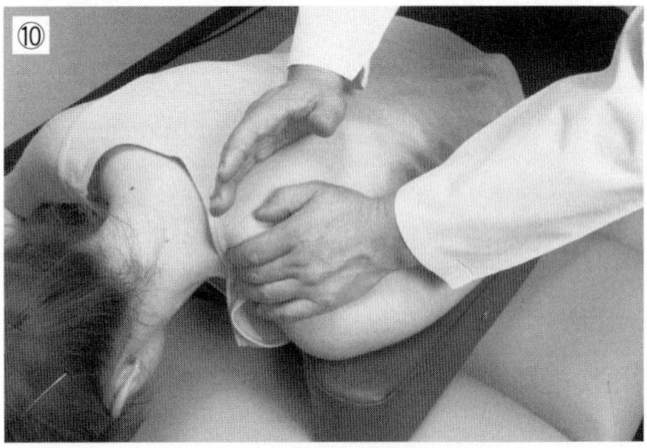

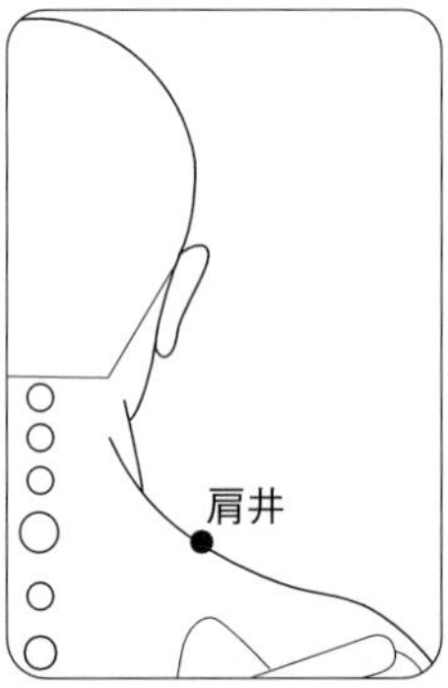

図2-7　肩井（体幹背面）

⑩術者は右手を肩甲骨の内側縁に当て、右手の尺側（小指の側方と小指球の側方）を転がすように動かして肩甲骨の内側縁を揉みほぐす。一方、左手は母指を除く四指を肩井（図2-7）に配し、右手の動きと連動して、同時に肩井を押し揉む。

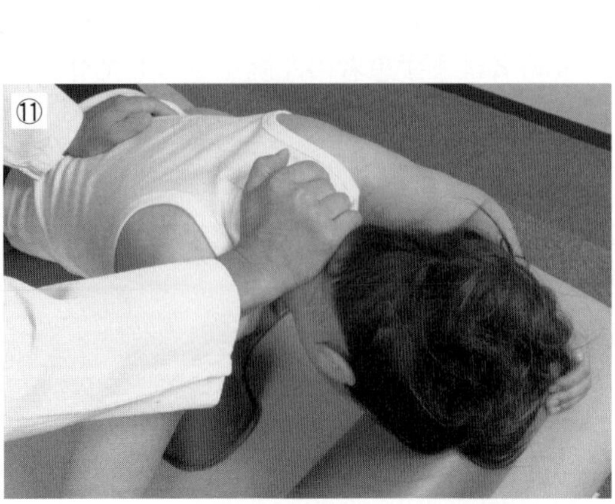

⑪術者は頚部に右手を当て、手掌で頚部の筋肉を軽く揉みほぐす。

■治療法2 ……………………

患者の姿勢：背臥位

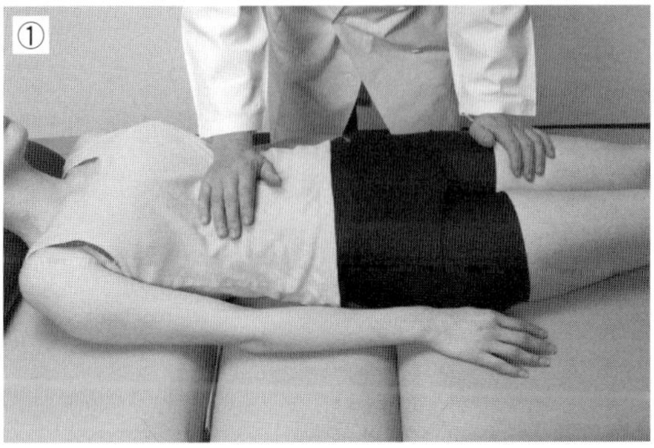

①術者は鳩尾（図2-8）に右手を当て、手根部を細かく震わせて鳩尾から上腹部に震動を与える。

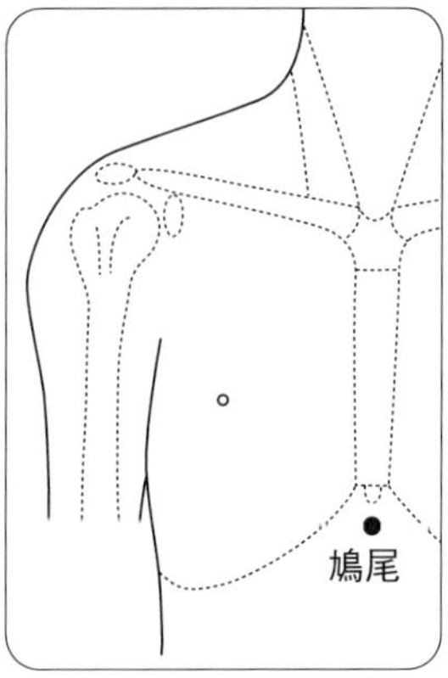

図2-8　鳩尾（体幹前面）

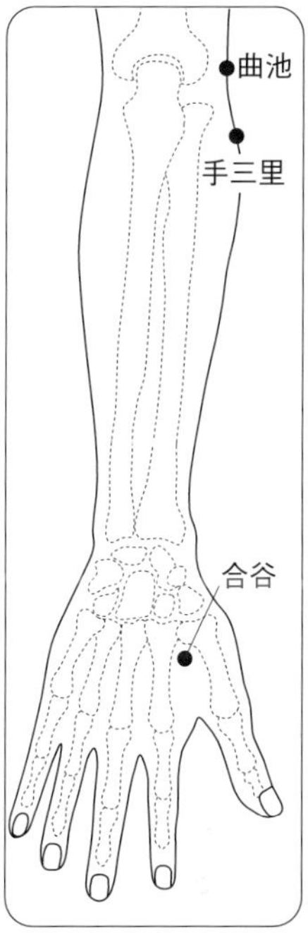

図2-9　曲池、手三里、合谷（前腕後面）

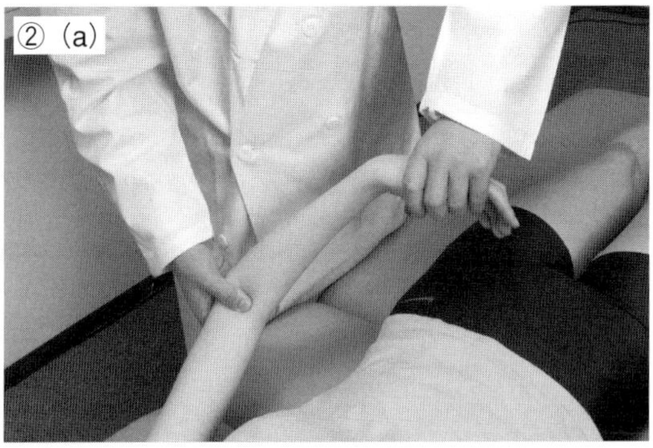

②（a）術者は左手で患者の左手関節をつかんで、やや持ち上げ、右手の母指を曲池（図2-9）に当て、軽く押し揉む。

（b）続いて、術者は左手で患者の左手関節を持ったまま、右手の母指を手三里（図2-9）に当て、軽く押し揉む。

（c）最後に、術者は右手で患者の左前腕をつかみ、左手で患者の左手と握手をする形にして、左手の母指で合谷（図2-9）を軽く押し揉む。

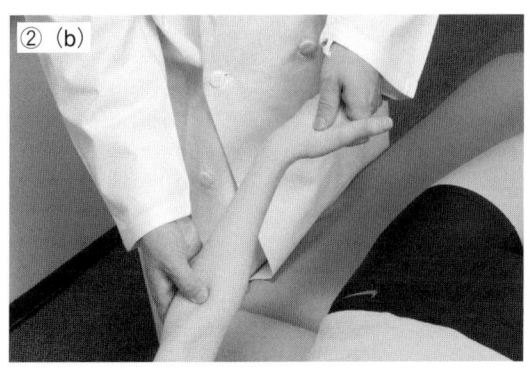

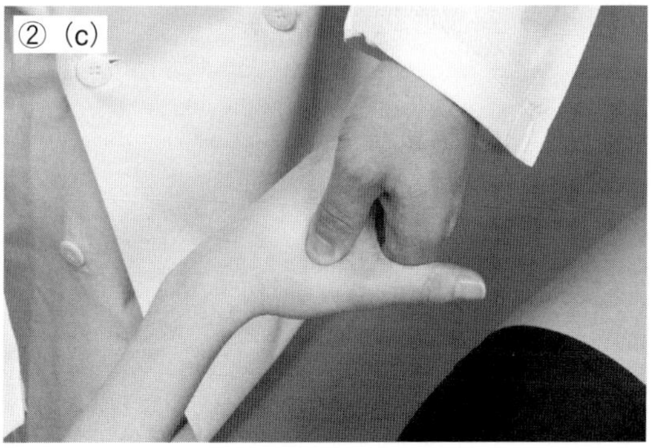

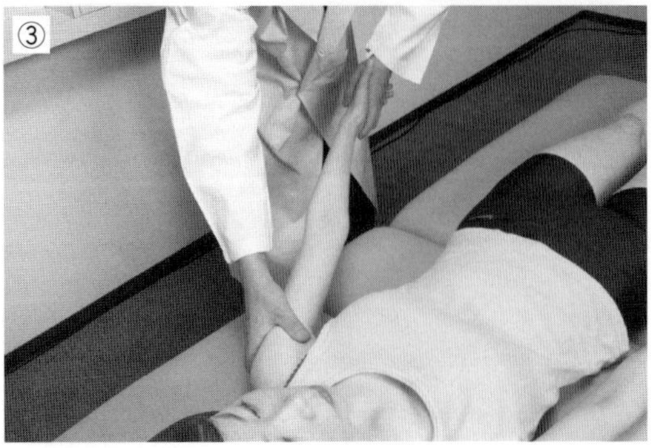

③術者は左手で患者の左手と握手をした状態のまま、左手を揺さぶって患者の上肢を揺らす。さらに、左手は握手の状態のまま、右手で患者の上腕をつかみ、左手を揺さぶって患者の前腕を揺らす。ただし、牽引する必要はない。

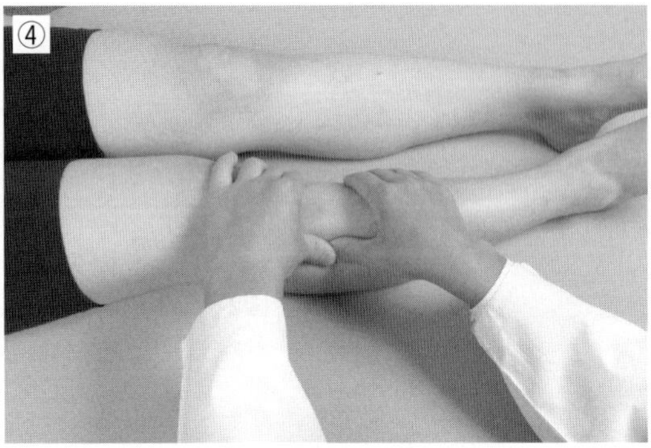

④術者は患者の右下腿の足三里（図2-10）を、両手の母指で押し揉んでいく。続いて、陽陵泉（図2-10）を両手の母指で押し揉む。

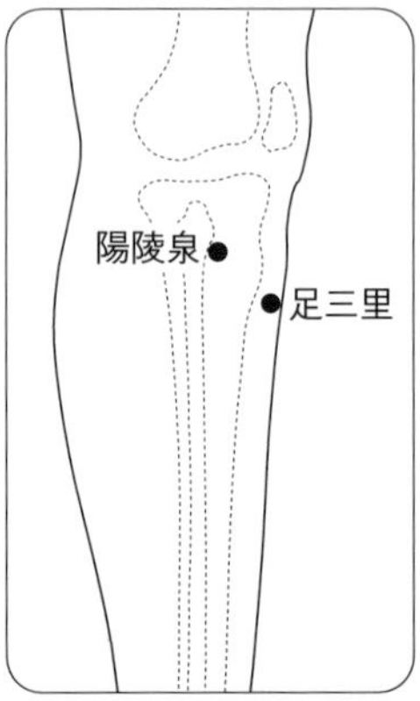

図2-10　足三里、陽陵泉（下腿外側）

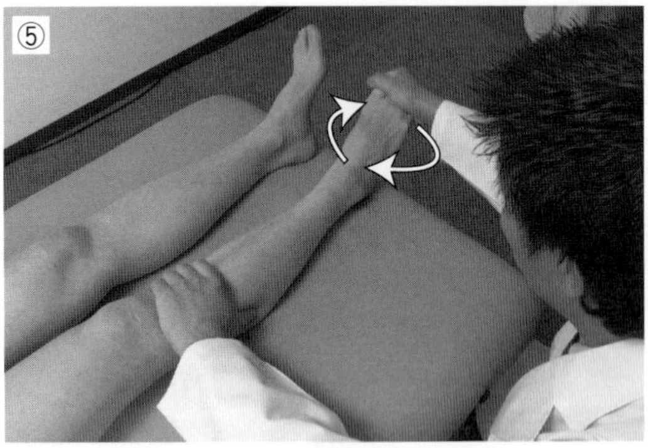

⑤術者は右手で患者の足指をつかんで、患者の足首を回す。

⑥術者は反対側の側方に移動し、患者の右の曲池、手三里に②と同じ手技を施す。次に、右手で患者の右手と握手した状態で、合谷に②と同じ手技を施し、③の手技を用いる。そして、患者の左下腿の足三里、陽陵泉に④と同様の手技を施し、最後に⑤の手技を用いる。

■治療法3

患者の姿勢：側臥位

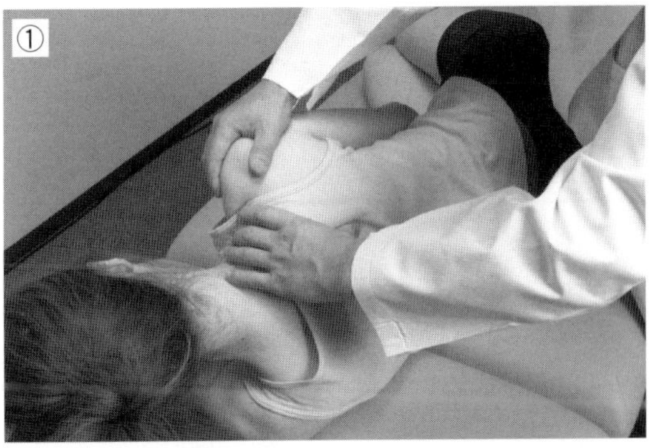

①術者は右手で患者の肩をつかみ、左手の母指で肩甲骨の内側縁を押し揉む。続いて、肩甲骨の下方、背部の外側を手掌で揉みほぐす。

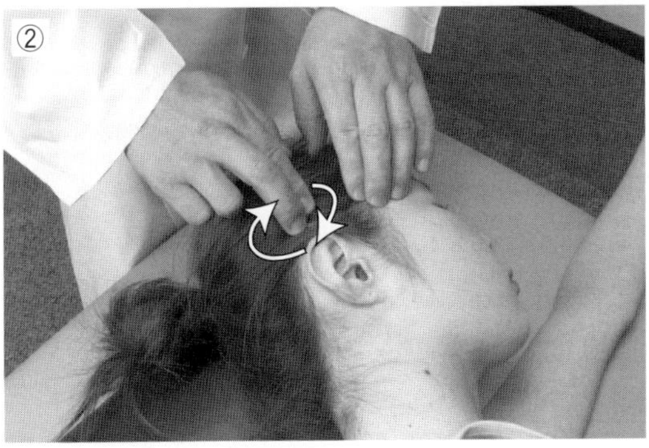

②術者は右手を患者の右側頭部に当て、側頭部の胆経（図2-11）に沿って右手の示指と中指を円を描くように動かして軽く押し揉んでいく。続いて、右の太陽（図2-11）、完骨に対しても、右手の母指、あるいは四指を使って同じ手技を施す。

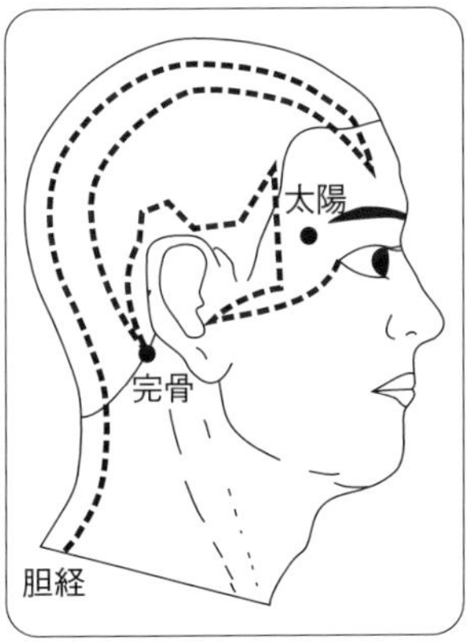

図2-11　太陽、完骨、胆経

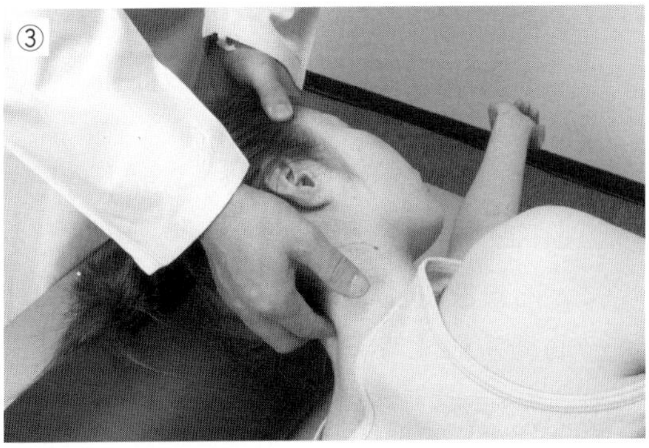

③術者は左手を患者の前頭部に当て、右手を頚部に当て、母指と四指で頚椎の刺突起と横突起を挟んで、軽く揺らすように押し揉む。

そして、最後に再度②の手技を用いる。

3 五十肩

肩の関節包滑膜に慢性的に炎症が起こり、とりわけその腋窩部の癒着と滑膜腔が狭くなることによって、疼痛と肩甲上腕関節の運動制限を引き起こしたもので、正式には癒着性肩関節包炎というが、40代以降、特に50代に発病するケースが多いので、昔から五十肩と呼ばれてきた。

痛みがひどい時間は患者によって多少異なるが、夜間と寒冷時にひどい痛みに襲われるケースが多く、頚部、前腕、手などに痛みが放散する場合もある。腕を挙上しようとしたり、内旋、外旋しようとすると激痛が走り、肩関節の運動はあらゆる方向に制約を受け、結髪、結帯など日常生活動作にも支障をきたすようになる。さらに悪化すると、わずかな動きでも激痛が走り、まるで肩が凍りついたように、ほとんど肩を動かすことができなくなる。そのため重度の五十肩のことを、フローズン・ショルダー（凍結肩）ともいう。

五十肩による運動制限は、患者自身による自動的な運動が制限されるだけでなく、他動的な運動も大幅に制限される。

鑑 別 法

五十肩は決して一律なものではなく、疼痛が出現する時間によって種類が異なる。朝方に痛みが出る人、昼間に痛みが出る人、夜中に痛みが出る人など、痛む時間帯によって種類が分かれ、特に夜間痛がひどい患者には肝臓、胆嚢、腎臓など、さまざまな内臓の機能低下が誘因となっている場合が多い。これらの内臓の異常が自律神経の遠心性線維を介して、肩に反射症状を引き起こしているのである。さらにいえば、夜間痛がひどい患者には胆石の疑いもある。一方、内臓性の五十肩以外は、夜間痛はあまりひどくない。

また、内臓の機能低下による五十肩は肩の周囲の筋肉があまり硬くないのに対して、内臓性以外の五十肩の患者は肩の周囲の筋肉が硬くなっているという違いもある。

他の疾患との鑑別のポイントは、腕の挙上のほぼ一点に絞って考えてよい。肩こり、頚椎症など肩や首に似たような症状が出る疾患は他にもあるが、腕を挙上することができず、挙上しようとすると激痛が走る疾患は五十肩の他にあまり見当たらないからである。

治療のポイント

五十肩は肩の症状だからと、肩関節の周辺にばかり手技を施す傾向があるが、すでに述べたように五十肩は関節包滑膜の炎症によるものだけでなく、内臓の機能低下が密接に絡んでいるケースも少なくない。従って、そのような患者に対しては、肩の周辺に手技を施すだけでなく、内臓に繋がった経穴に刺激を与えて、内臓の機能を調節することも重要である。

また、五十肩というと、イコール肩の運動制限と考えがちだが、五十肩の患者の多くは肩だけでなく、肘関節にも運動制限があり、可動域が狭められているケースが多い。しかも、上腕や前腕に痛みが放散することもあるので、肩の周辺に施術する前に、肘に対するアプローチが必要になる。従って、まず肘の周囲と内臓につながった経穴に施術し、最終段階で肩の周囲に手技を施していくべきなのである。

なお、後述の治療法１の⑥の腋窩動脈を圧迫する手技と、⑦の缺盆を押圧する手技は五十肩の症状を軽減する上できわめて効果の高い手技だが、心臓病や高血圧症の患者には危険性が高いので、絶対に用いてはならない。

■治療法1

患者の姿勢：椅子座位

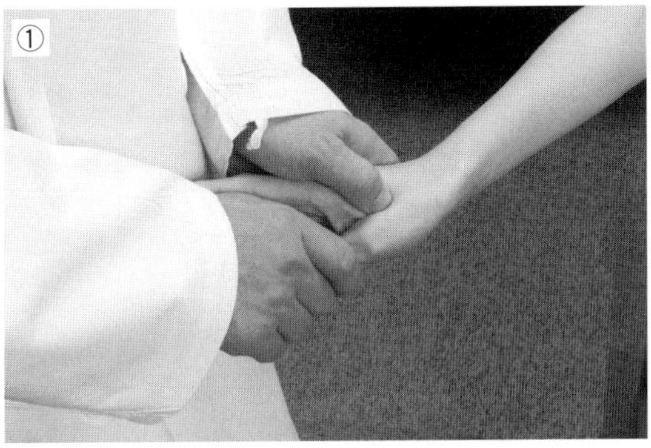

①術者は患側の手を右手で持って支え、左手の母指で合谷（図3-1）を押圧する。

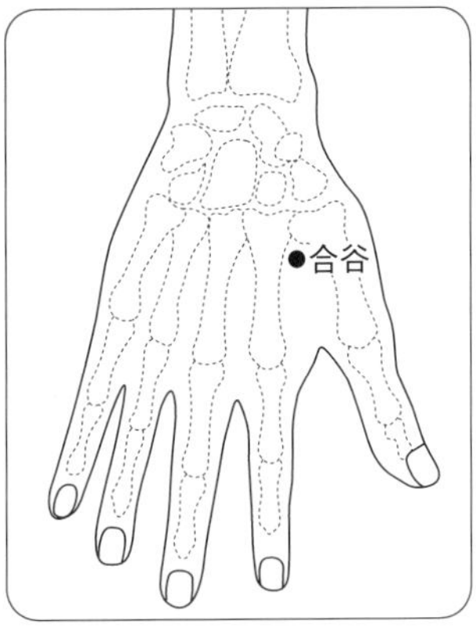

図3-1　合谷（手背）

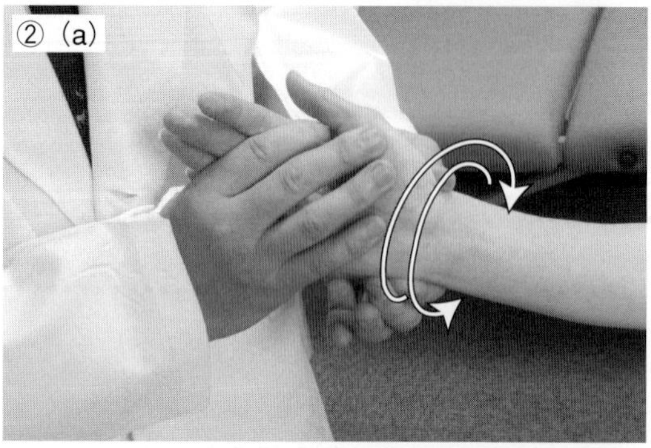

② (a) 術者は左手で患側の手関節の上方を持ち、右手で手指を持って手首を軽く回す。

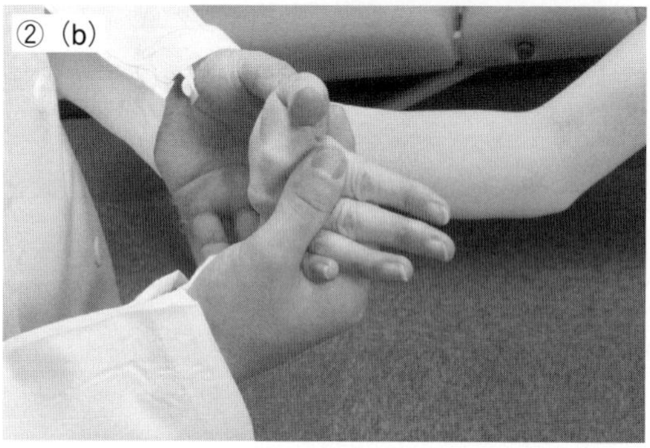

(b) 術者は右手で患側の手の基節骨の周囲を持ち、患側の手を屈曲（掌屈）させる。

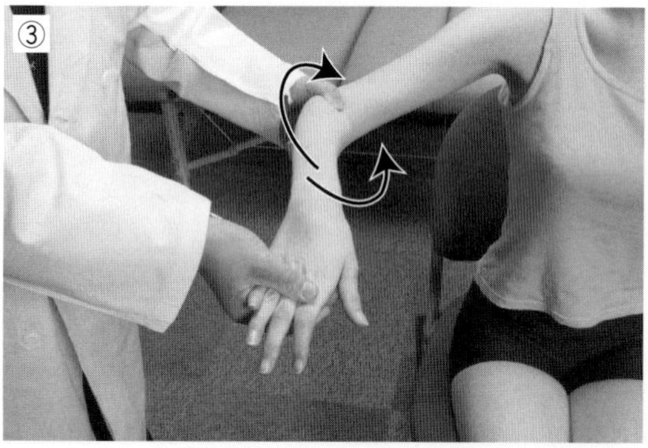

③術者は右手で患側の手指を握り、左手の母指を曲池（図3-2）に当て、示指を小海（図3-2）に当て、母指と示指で同時に押圧しながら、右手で大きく肘を回す。

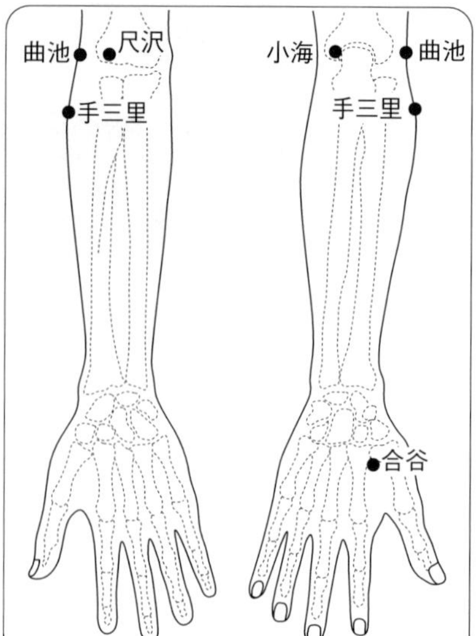

図3-2　曲池、小海、尺沢、手三里（前腕前面・後面）

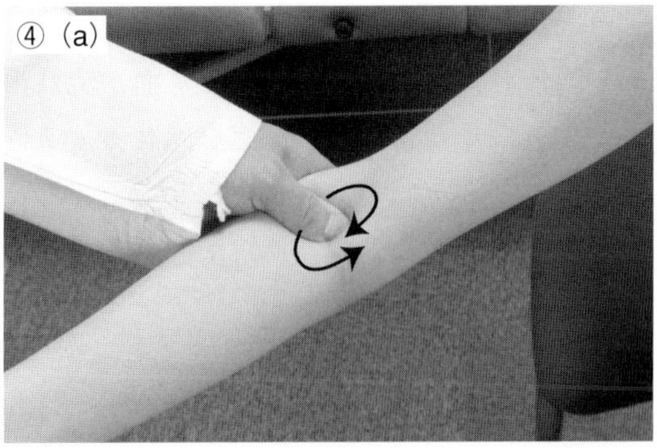

④ (a) 術者は右手で患側の手関節を握り、左手の母指を尺沢（図3-2）に当て、円を描くように指を動かしてゆっくり押し揉む。

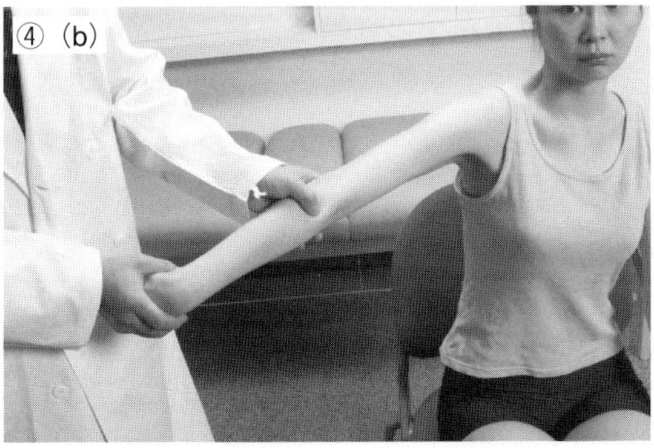

(b) 術者は左手を患側の肘に当て、肘を伸展させ、前腕をやや回内させた上で、右手で患側の手を掌屈させる。

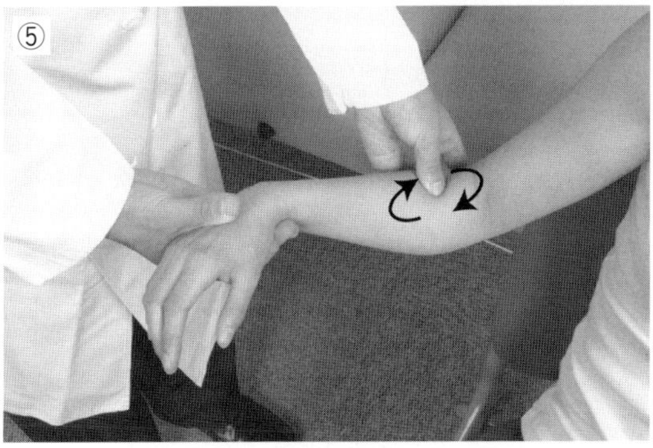

⑤術者は右手で患側の手関節を握り、左手の母指で手三里（図3-2）を円を描くように押し揉む。続いて、④の(b)の手技を再度行う。

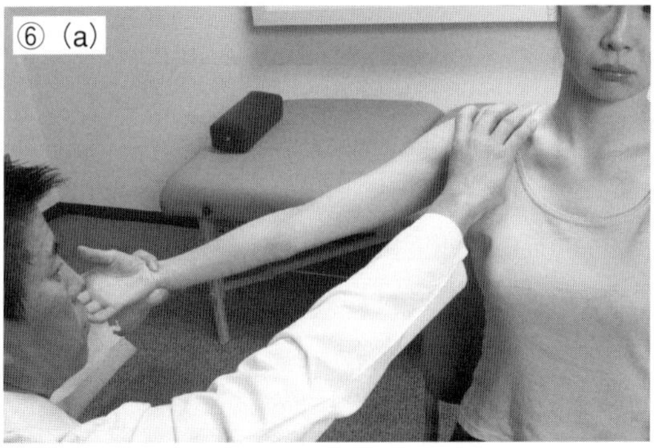

⑥ (a) 術者は左手で患者の手首を持ち、肩をゆっくり約90度まで外転させ、右手の母指を腋窩に当てる。その上で、肩を内転させると同時に、右手の母指で腋窩動脈を押圧して、川の水をせき止めるように一時的に血流を止める。

(b) 約５秒間動脈を圧迫する。その後患者の手を上方に上げて、再び肩を約90度まで外転させると同時に腋窩動脈から右手の母指をゆっくり離す。その瞬

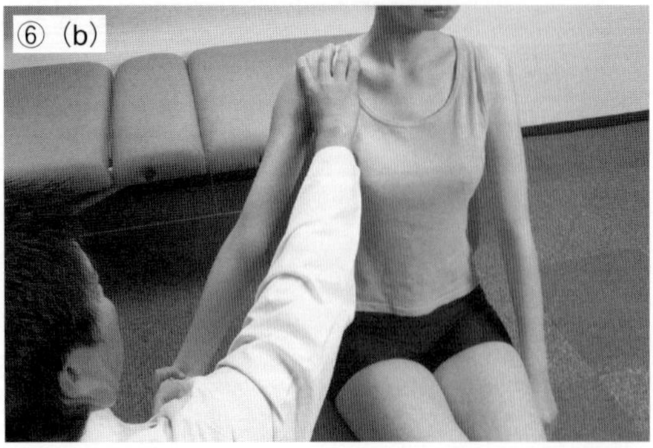

間、せき止められていた水が勢いよく流れ出すように、勢いよく血が流れ出し、患者は上肢に熱感を感じる。こうして五十肩の発症にともなって、悪くなっていた上肢の血行が改善する。

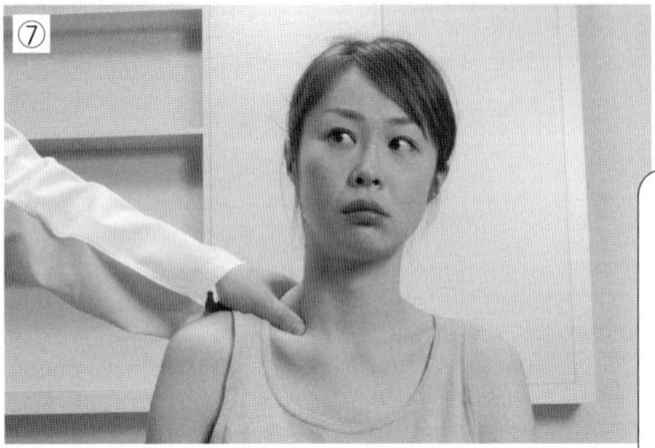

⑦術者は左手の母指を患側の缺盆（図3-3）に当て、下方に向かって押圧し、患者が腋窩から肘にかけて重だるい感覚、または電流が流れるようなひびきを感じるまで続ける。母指ではなく、中指を使ってもよい。

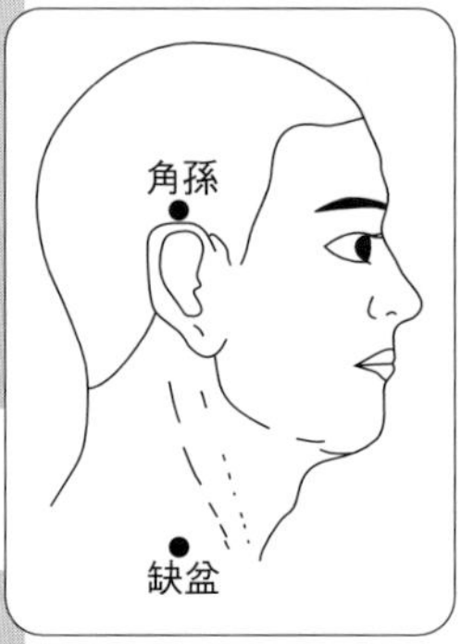

図3-3　缺盆、角孫

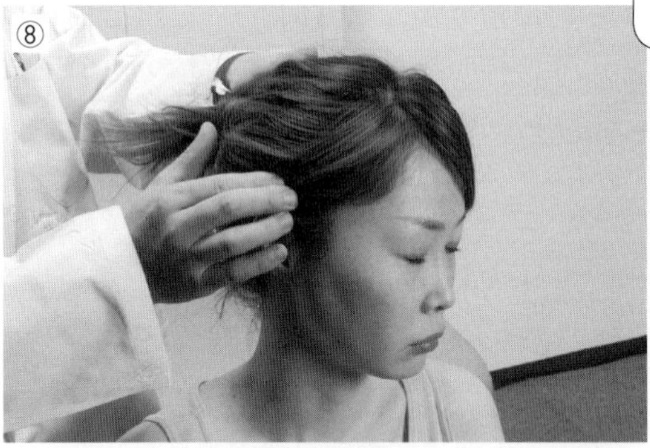

⑧術者は左手を患者の後頭部に当てて支え、右手の中指を角孫（図3-3）に当て、円を描くように指を動かして押し揉む。

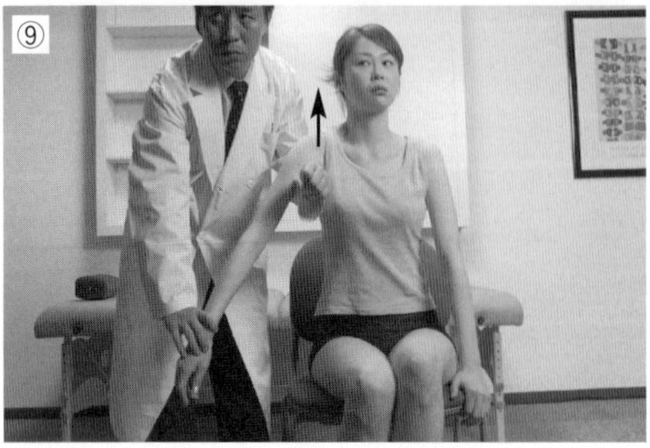

⑨術者は右手で患側の手首をつかみ、患側の腋窩に自分の左前腕を挟み、左前腕を挙上して患者の肩を上方に引き上げると同時に、右手で手首を下方に引っ張る。約５～10秒続ける。こうして、腋窩部の滑膜の癒着を剥がし、狭くなった滑膜腔のスペースを拡大する。

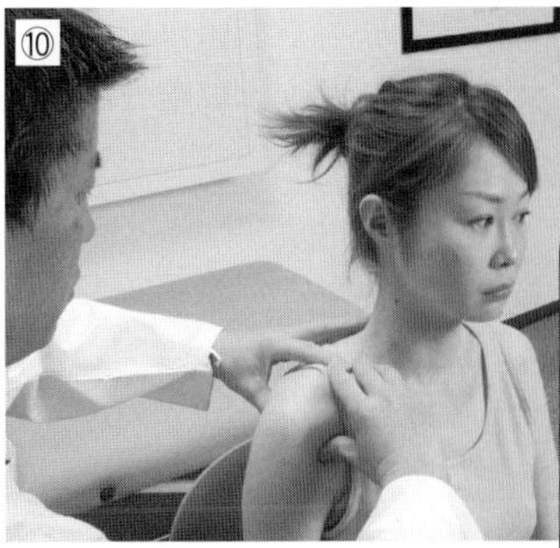

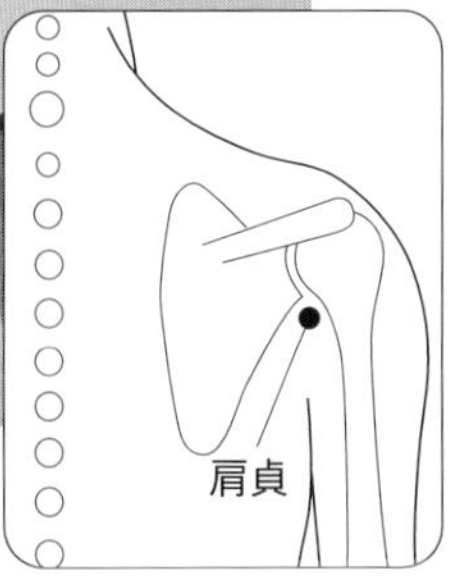

図3-4　肩貞

⑩ (a) 術者は右手の母指を患側の上腕二頭筋の長頭に当て、左手の母指を患側の肩貞（図3-4）に当て、右手の母指は後方へ、左手の母指は前方に向けて直線的に押圧する。

(b) 術者は右手を患側の上腕二頭筋の長頭の周囲に当て、左手を肩貞の周囲に当て、両手を上下に動かして手根部で押し揉む。

■治療法2

患者の姿勢：患側の肩を上にした側臥位

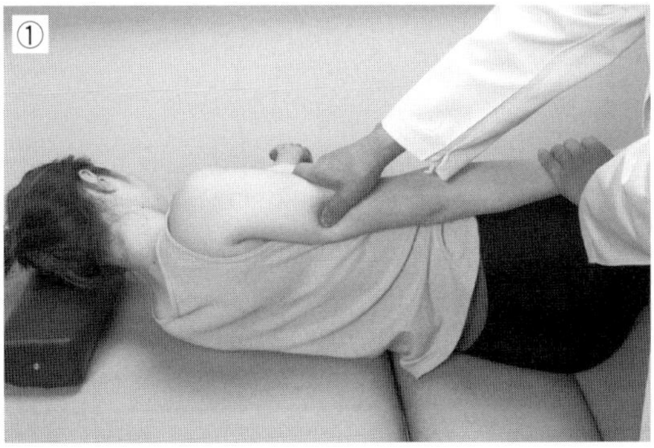

①術者は右手の母指を患側の上腕の後面に当て、上腕三頭筋の起始部のやや下方から停止部の上方に向かって後面の筋肉を押し揉んでいく。

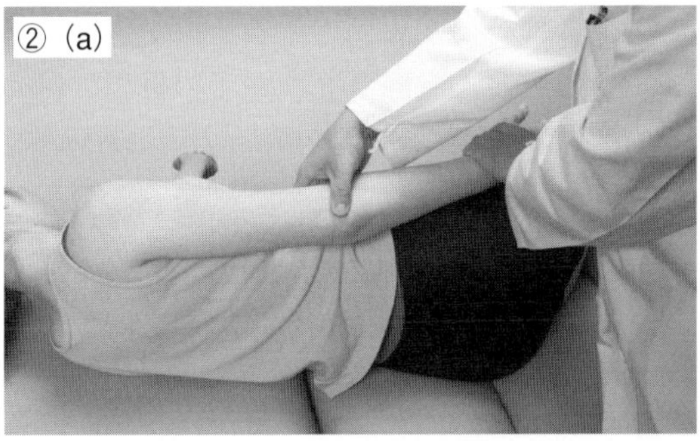

② (a) 術者は右手の母指を患側の肘に当て、肘のまわりをすべて（前面も側面も後面も）満遍なく押圧する。

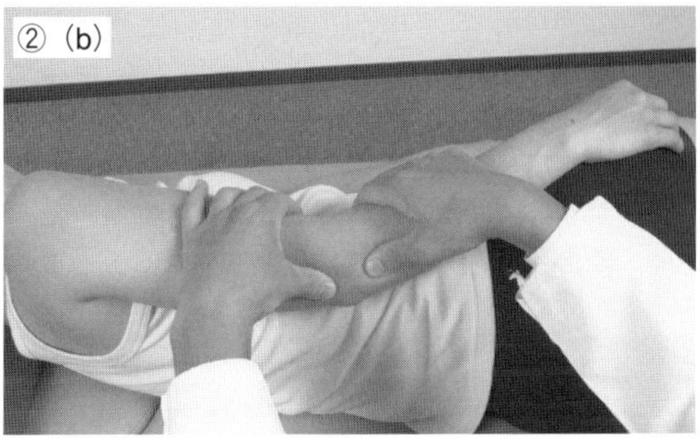

(b) 術者は両手の母指で、患側の肘のまわりをすべて満遍なく押圧する。

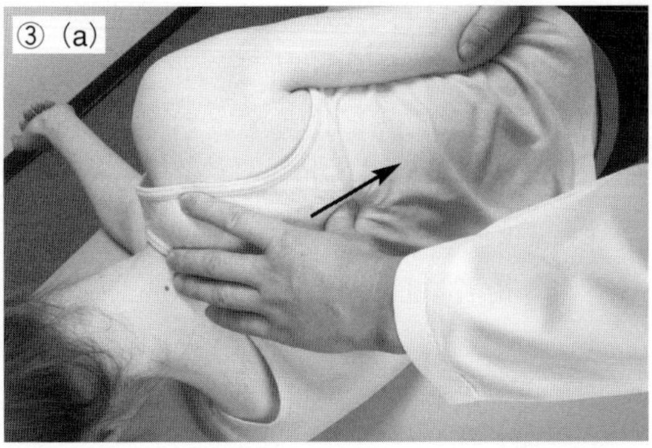

③ (a) 術者は左手の母指を患側の肩甲骨の内縁に当て、上から下へ肩甲骨の内縁に沿って押圧していく。

(b) 術者は左手の母指で天宗（図3-5）を押圧する。

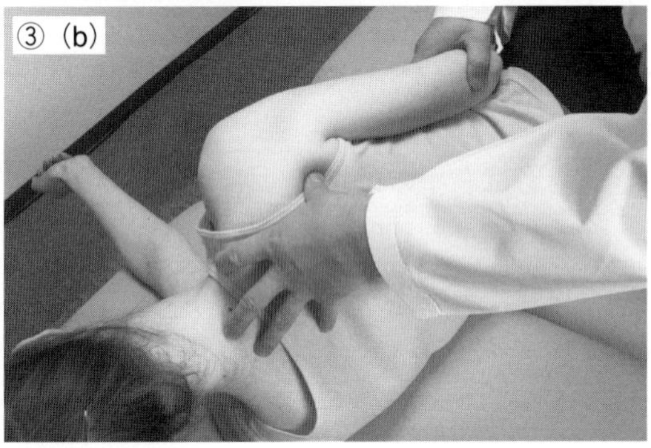

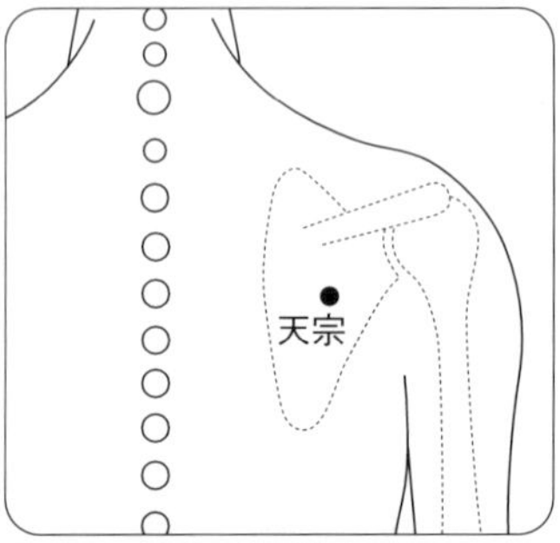

図3-5 天宗（体幹後面）

■治療法3

患者の姿勢：背臥位

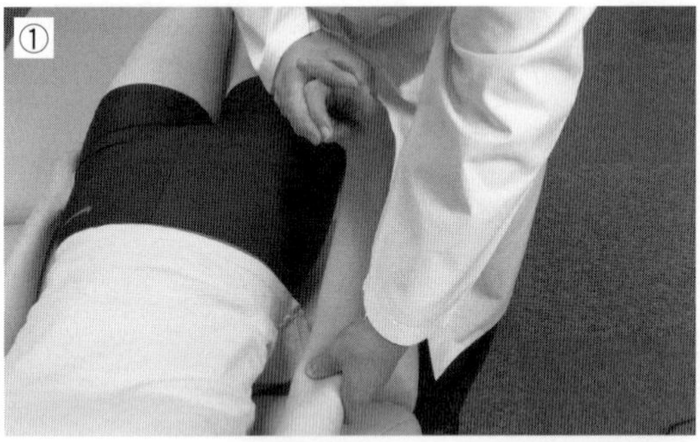

①術者は右手で患側の手首をつかんで、手をいくぶん掌屈させ、左手の母指で肘の前面を丹念に押し揉む。

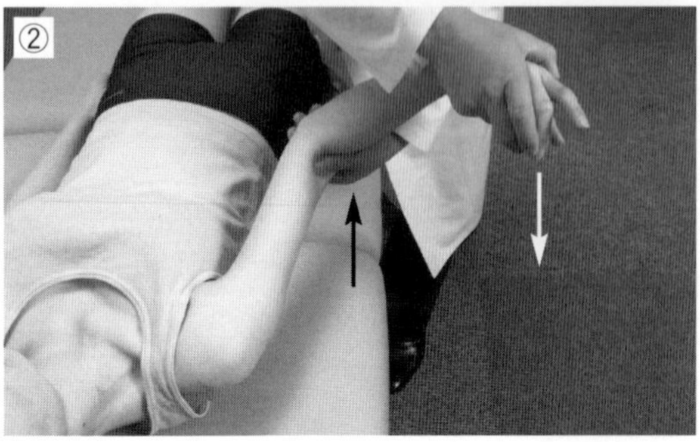

②術者は左手を患側の肘の後面に当て、右手で手首をつかんで、肘を約90度屈曲させ、前腕を90度以上回外させた上で、左手で肘を持ち上げると同時に、右手で患者の手を押し下げる。

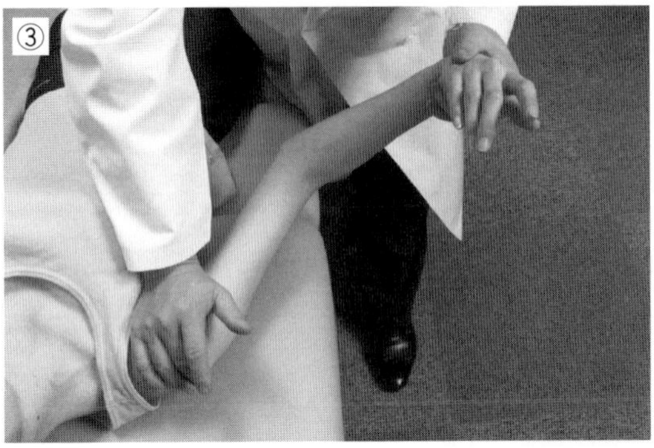

③術者は左手で患側の手首をつかみ、前腕を回外させ右手の手根部で肩関節（肩甲上腕関節）を押圧する。

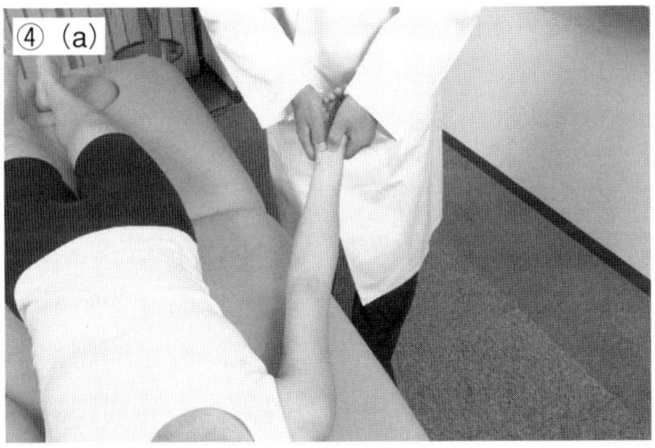

④ (a) 術者は両手で患側の手を持ち、手を上下に細かく震わせて上肢に振動を与える。

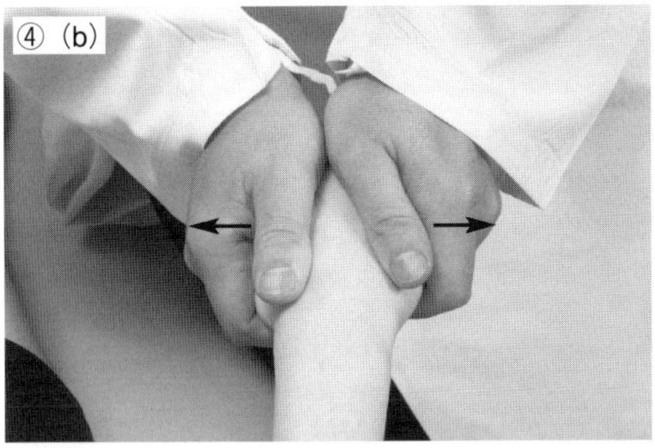

(b) 術者は両手の母指を患側の手背に当て、外側に向かって母指で押し撫でる。

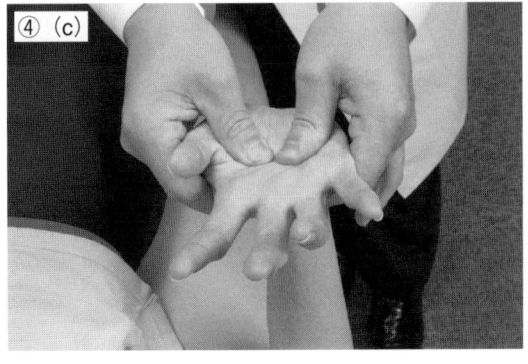

(c) 術者は両手の母指を患側の手掌に当て、手掌全体を満遍なく押し揉む。

4 寝違え

起床時など、ちょっとした首の動作がきっかけとなって頚部に痛みが走り、以後しばらくの間、首が回らない、回そうとすると痛みが生じる状態である。主たる症状が頚部の運動制限と運動時痛なので、痛みの震源地ともいうべき部位は頚部の腱や靱帯だと思われがちだが、そうではない。痛みの震源地は、むしろ肩甲骨の内側縁の深部にある筋肉群で、これらの筋肉に痛みが発生することによって、交差する反対側の頚部の運動が制限される（右の肩甲骨の内側縁の筋肉が痛いと、頚部の左側の運動が制限される）のである。そして、制限された方向に首を回旋させようとすると、それに引っ張られて交差した反対側の肩甲骨の内側縁に痛みが走る（左回旋に制限がある場合、首を左に回旋させると、右の肩甲骨の内側縁の筋肉に痛みが走るのである）。

肩甲骨の内側縁の筋肉に痛みが生じた原因は、筋肉そのものの問題というより、中枢の指令を筋肉に伝える末梢神経の問題だと思われる。電気に例えれば、ブレーカーが切れると、部屋中の電化製品が使えなくなるように、末梢神経の伝達がスムーズにいかないため、筋肉の正常な動きが妨げられ、痛みが発生するのである。

鑑 別 法

寝違えは、一目でわかる。患者自身も朝起きた時、急に首が回らなくなったことで間違いなく寝違えだと判断できる。しかし、頚椎椎間板ヘルニアでも類似した症状が出現する場合があるので、急に首が回らなくなったということだけで、寝違えだと決めつけるのは早計である（頚肩腕症候群も、稀に似た症状があらわれる場合がある）。

では、他の疾患にはあまり見られない寝違えの特徴は何かといえば、まず首の後屈ができないことである。つまり、寝違えは首が回らないだけでなく、顔を天井に向けることもできないのである。

寝違えのもう1つの特徴は、頚部に1ヵ所しこりがあり、この頚部のしこりから肩甲骨の内縁までが1本の細いラインでつながっている。そして、首のしこりと肩甲骨の内縁を結ぶラインは、触診をするとこっているのがよくわかる。また、このラインを押していくと、患者もはっきり痛みを感じるのである。
　一方、頸椎椎間板ヘルニアは、首を後屈すると背中に痛みとしびれが響き、首を側屈すると手指に痛みとしびれが響く。これは寝違えとは明らかに異なる頸椎椎間板ヘルニアの特徴だが、頸部の筋膜が炎症を起こした時も、似た症状があらわれるケースもある。
　では、寝違えとも、筋膜の炎症とも明確に区別できる頸椎椎間板ヘルニアの特徴はなにかというと、それは肩峰の周囲に鈍痛が生じることである。また、頸椎椎間板ヘルニアは、肩の前面がしびれると、鎖骨に沿った線から上腕と前腕を通って、手の母指、示指、中指にまでしびれが広がる。あるいは、肩の後面から上腕、前腕を通って小指にまでしびれが広がる。
　寝違えの場合は、手指がしびれることはない。しかも、症状は主に肘までに限られ、上腕から肘までが重く感じられ、末端は冷たく、感覚が鈍くなるケースが多い。

治療のポイント

　寝違えの治療では頸部だけでなく、肩や腋窩の周囲、肩甲骨の周辺、上腕など周辺の筋肉に広範囲に刺激を与える必要がある。特に、肩甲骨の内側縁の筋肉に対する手技が重要なポイントとなる。また、筋肉に正常な伸長(拮抗する筋肉の正常な収縮)を促すため、患者に自動的な運動をさせる手技も、症状を根本的に改善する上で大切なポイントとなる。これらの手技は患者に肩や頸部の伸展、屈曲などの動きをさせ、術者がそれに抵抗を加えるのだが、手技を終了する時には、かならず患者に力を抜くように指示を与え、患者と同時に力を抜くようにしなければならない。この手順を省いて、いきなり手を離すと、患者の頸部が可動域を超えた動きをして、損傷を受ける危険性もあるので、指示を与えることを忘れないようにしたい。

■治療法1

患者の姿勢：腹臥位

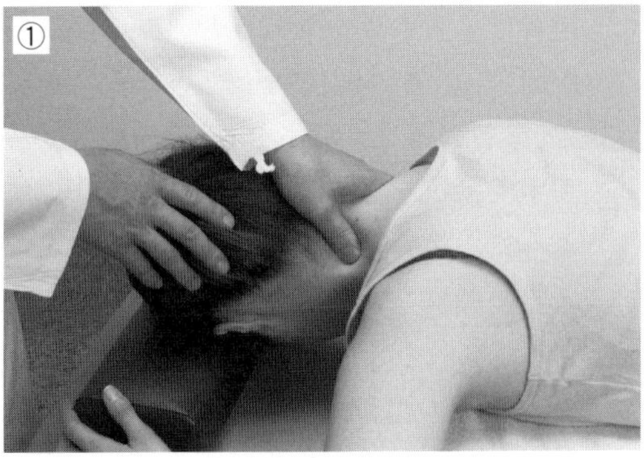

①術者はまず患者の首を運動制限のない方向にいくぶん回旋させた上で、左手の手指で、頸部の筋肉を柔らかく揉みほぐし、続いて肩の筋肉を満遍なく揉みほぐす。

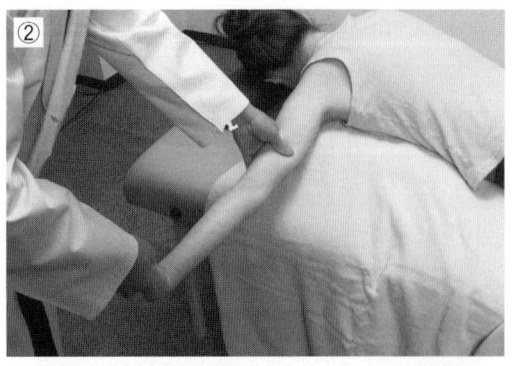

②患者の首を運動制限のない方向に回旋させたまま、術者は右手で患者の手関節をつかみ、患者の腕を約90度ぐらい外転させた状態で、左手の母指で上腕三頭筋を押し揉む。

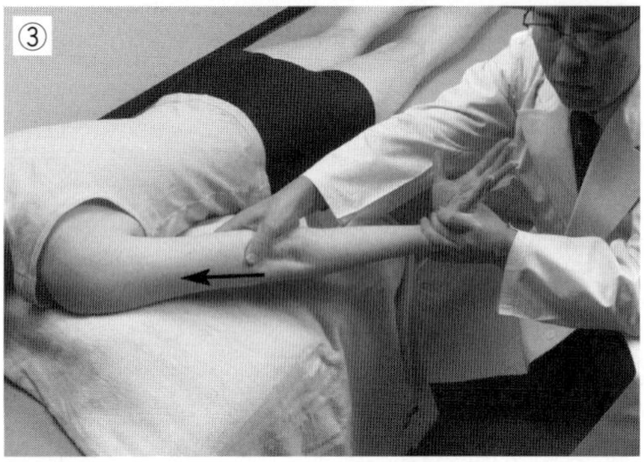

③患者の首をやや回旋、患者の腕を約45度ぐらい外転させた状態で、術者は左手で患者の手関節を掌屈させ、右手を肘関節に当て、患者の腕を上方に押す。約5秒間押したら、患者の腕を内転させて元に戻し、②の後半と同じように右手の母指で上腕三頭筋を押し揉む。

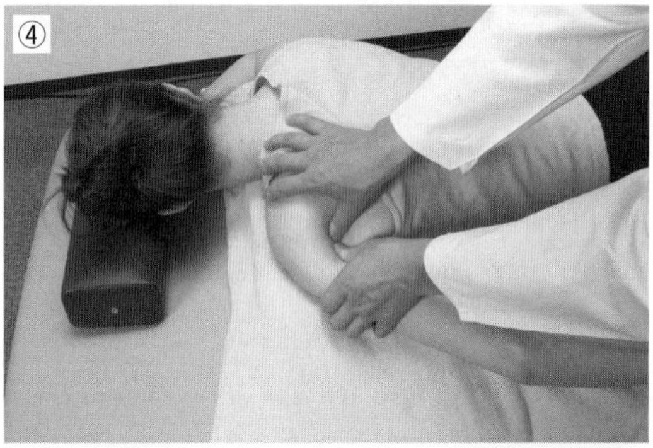

④患者の首をやや回旋、患者の腕をやや外転させた状態で、術者は両手の母指で大円筋と小円筋をゆっくりと押し揉む。

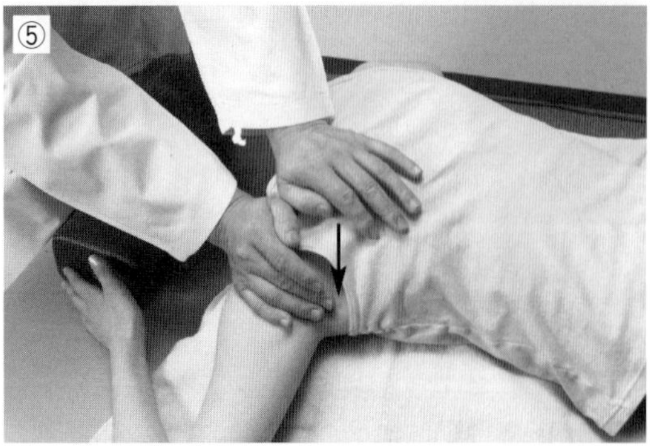

⑤術者は患者の手を元に戻し（頭の脇に置かせ）、患者の肩に両手を当てる。そして、患者に肩を上げさせ（肩を伸展させ）、両手で抵抗を加える。ただし、押し返すように、患者の動きの反対方向に力を加えるのではなく、外側に向かって力を加える。こうして、萎縮した筋肉（肩甲骨の内側縁の深部にある筋肉）を伸ばし、周囲の血液の循環を改善する。

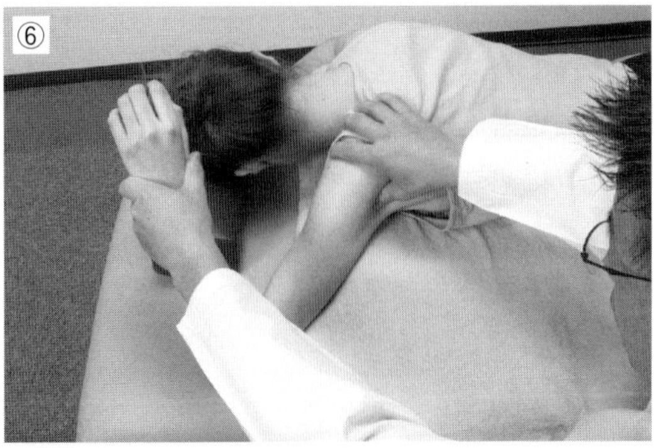

⑥術者は頭部の側方に置いた患者の手関節を左手でつかみ、患者の手を上方に引き上げ、右手の母指で大円筋と小円筋を押し揉んでいく。少しずつ肘の位置を頭側にずらしながら、少しずつ手を引き上げては押し揉む。最終的に肘が約90度屈曲した状態にして、大円筋と小円筋を押し揉む。

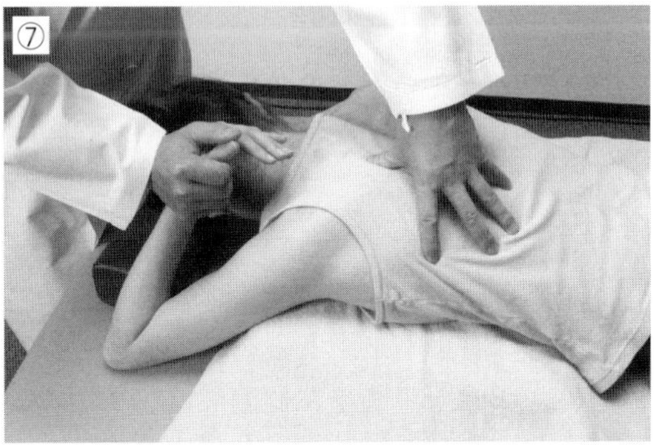

⑦術者は患者の手関節を右手でつかんで引っ張り、腕を側頭部に隣接させた上で、肩関節を180度前方挙上、肘関節を最大限屈曲させる。こうすると、肩甲骨が浮き上がり、肩甲骨の内側縁に手技を施しやすくなる。

　その上で、術者は右手で手関節を固定し、左手の母指で肩甲骨の内側縁に指を食いこませるように押す。ひととおり肩甲骨の内側縁を押圧したら、患者の手を元の位置に戻し、両手の手指で肩の筋肉を柔らかく揉みほぐす。

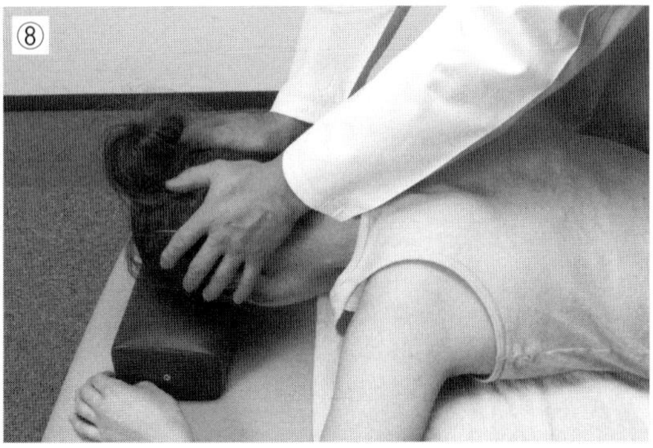

⑧術者は患者の後頭部に両手を置き、患者に頭を上げさせ（頚部を後屈させ）、抵抗を加えて後頭部を押す。5～10秒間続けた後、患者に力を抜くよう指示をして、患者と同時に力を抜く。

■治療法2

患者の姿勢：椅子座位

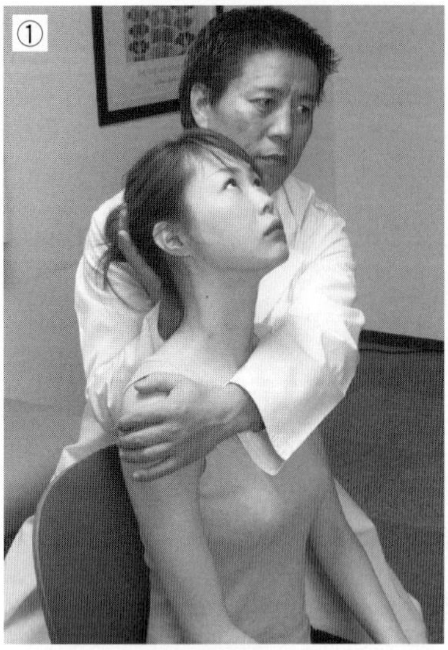

①術者は患者の胸部に左腕をまわし、腕を鎖骨の位置に当て、手で患者の肩峰をつかんで固定し、右手を患者の後頭部に当てる。この状態で、患者に頚部を後屈させ、前屈させる方向へと抵抗を加える。約10秒間続けた後、患者に力を抜くよう指示をした上で、患者と同時に力を抜く。

この手技の終了時点で、通常の寝違えの症状は全治するが、もし症状が全治しない場合は、②以下の手技を施す。

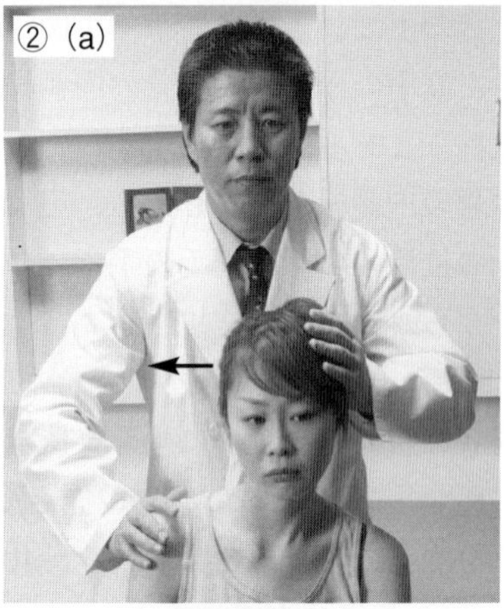

②(a) 術者は右手掌を患者の右肩に置いて固定し、左手掌を患者の左側頭部に当てる。この状態で、患者に頚部を左側屈させ、側頭部に当てた左手で抵抗を加える。5～10秒間続けた後、患者に力を抜くように指示を与え、患者と同時に力を抜く。

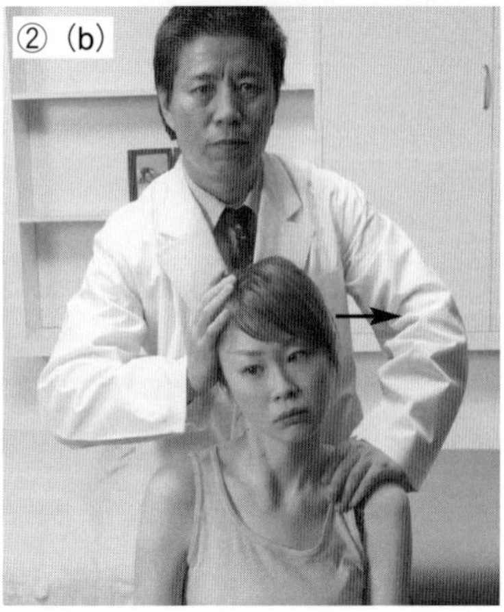

(b) 術者は左手掌を患者の左肩に置いて固定し、右手掌を患者の右側頭部に当て、患者に頚部を右側屈させ、右手で抵抗を加える。5～10秒間続けた後、患者に力を抜くよう指示をして、同時に力を抜く。

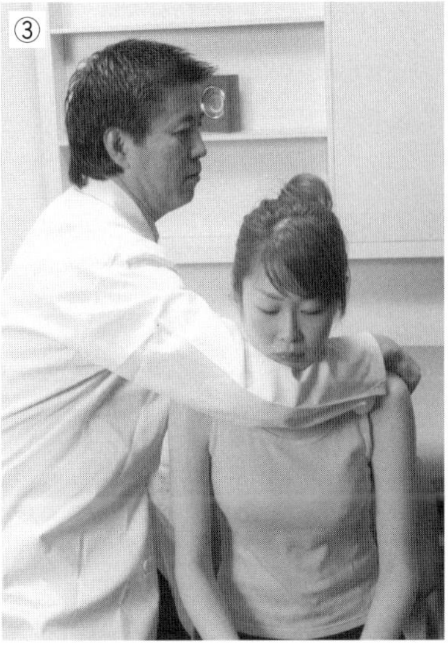

③術者は患者の頚部を巻くように右腕をまわし、自分の肘の上に患者の顎を乗せ、右手は患者の肩峰に当てる。この状態で、患者に顎を押し下げさせ（頚部の筋を伸展させ）、肘で反対方向に抵抗を加える。5～10秒間続けた後、患者に力を抜くよう指示を与えた上で、同時に力を抜く。

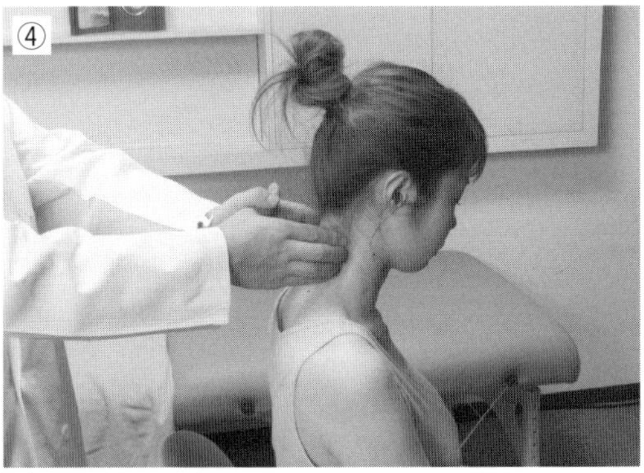

④術者は患者の後頚部に両手を当て、母指を除く両手の八指（あるいは片手の母指で）で後頚部の筋肉を軽く揉みほぐす。続いて、両手指で患者の肩の筋肉を揉みほぐす。

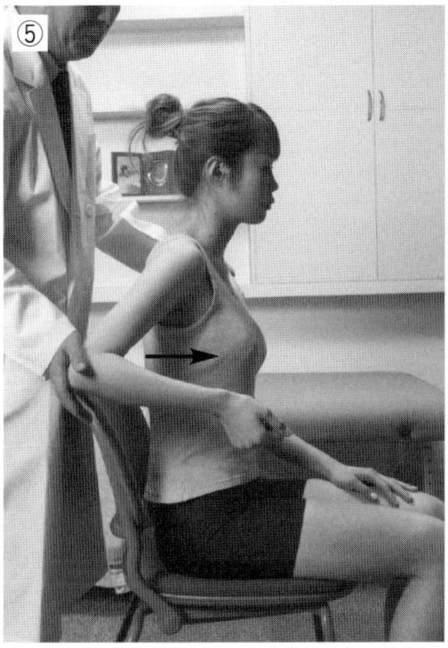

⑤術者は左手を患者の左肩に当て、右手で患者の右肘を持って肘を約90度屈曲させる。この状態で、患者に後方に肘を引かせ、右手で抵抗を加える。5～10秒間続けた後、患者に力を抜くように指示し、同時に力を抜く。

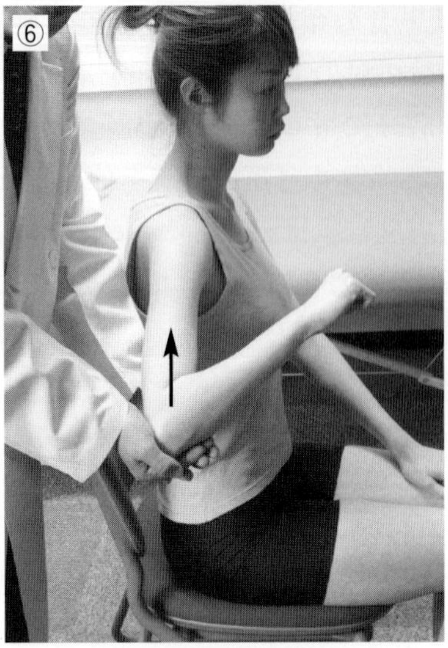

⑥術者は患者の肘を⑤と同じ状態にして、両手で患者の肘を持つ。この状態で、患者に肘を押し下げさせ、両手で抵抗を加える。5～10秒間続けた後、患者に力を抜くよう指示をして、患者と同時に力を抜く。

5 手根管症候群

手根管は手関節の掌側の手根骨と屈筋支帯によって作られた小さなトンネルで、この狭いスペース内を腱鞘に包まれた長母指屈筋腱、示指から小指の浅指屈筋腱４本と深指屈筋腱４本、正中神経が通っている。

手根管症候群は、この密集地帯ともいえる手根管内で正中神経が圧迫され、手指に痛みやしびれが生じる疾患で、昼間より夜間や明け方に痛みやしびれがひどくなる。手を捻る、打撲、手根骨骨折後の変形など外傷が原因で起こるケース、腱鞘炎に続発して起こるケース、頚椎の異常からくるもの、手のオーバーユースが原因で発症するものなどがある。中高年の女性の発症率が高い。

鑑 別 法

頚椎の異常からくる手根管症候群は、手根管から前腕にかけて筋肉や腱が硬くなる場合が多く、しかも前屈した時に前腕にしびれが生じる。また、外傷による手根管の痛みは、外傷を受けた部位にはっきりとした痛点がある。一方、頚椎の異常からくる手根管症候群は痛点はあっても、痛みは激しくなく、主症状はしびれである。

腱鞘炎と症状が似通った面もあるが、明確な違いがある。それは腱鞘炎の場合はタオルを絞ることができないが、手根管症候群の場合はタオルを絞ることはできるという違いである。

治療のポイント

手根管症候群の症状に対して、ただ患部を押したり、揉んだりしても、はかばかしい効果はない。手根管症候群の治療において一番効果的な手技は、皮膚をつまみ上げながら揉む手技である。手根管症候群は正中神経が圧迫されて起こる症状なので、皮膚をつまみ上げる手技によって手根管のスペースが広くなることで症状が改善される。また、血液の循環もよくなるのである。

一方、痛みやしびれに即効性のあるのは、手技による神経ブロックである。これは腕神経叢において、前腕に向かう神経をブロックする手技で、手根管症候群による痛みには絶大な効果を発揮する。また、正中神経は腕神経叢から枝分かれした神経で、手根管は神経のルートによって肩部と密接につながっているため、経穴の中では扶突（図5-1）、缺盆（図5-1）など肩にある経穴を重視する必要がある。上肢の痛みやしびれに効果的な小海も、手根管症候群の治療に欠かせない経穴である。

手根管症候群の患者は、片側性と両側性がほぼ半々である。治療法の中では一応片側性を想定して説明しているが、両側性の患者に対しては片側だけでなく、もう片側にも同じ手技を施す必要がある。

■治療法1

患者の姿勢：患側を上にした側臥位

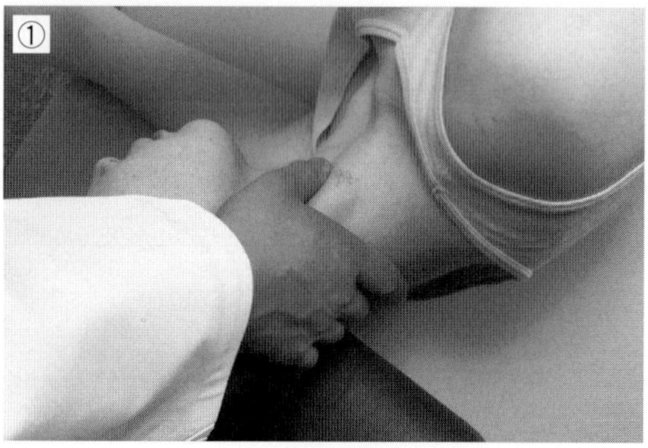

①術者は患側の扶突（図5-1）を右手の母指で押圧する。

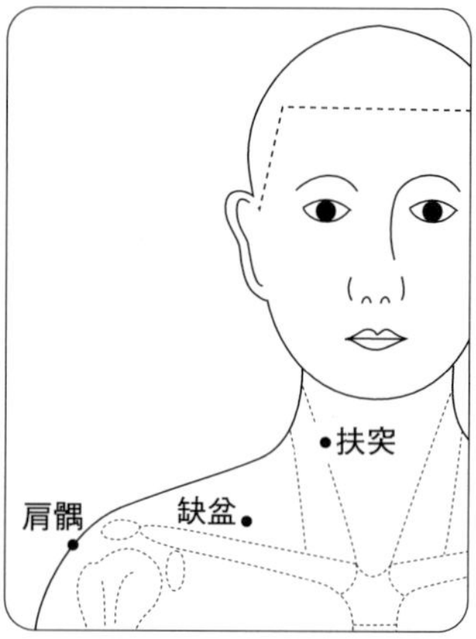

図5-1　扶突、缺盆、肩髃

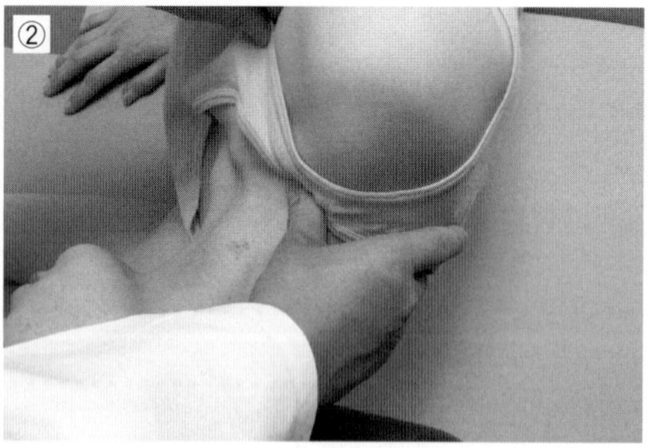

②術者は患側の缺盆（図5-1）を右手の母指で丹念に押圧して、気の流れと血液の循環を改善する。１～２分は時間をかけて丹念に押圧する。

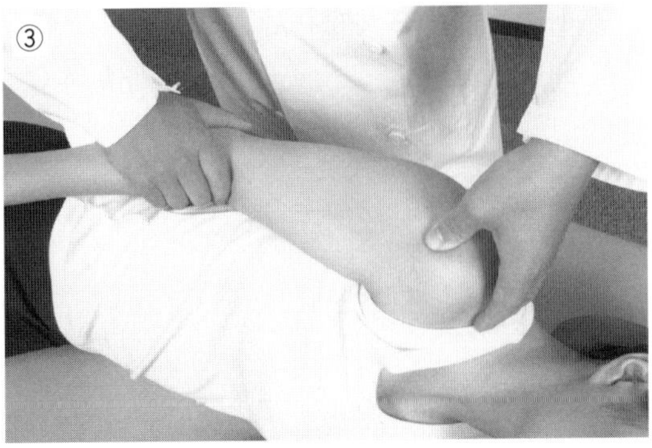

③術者は患側の肩髃（図5-1）を左手の母指で押圧する。

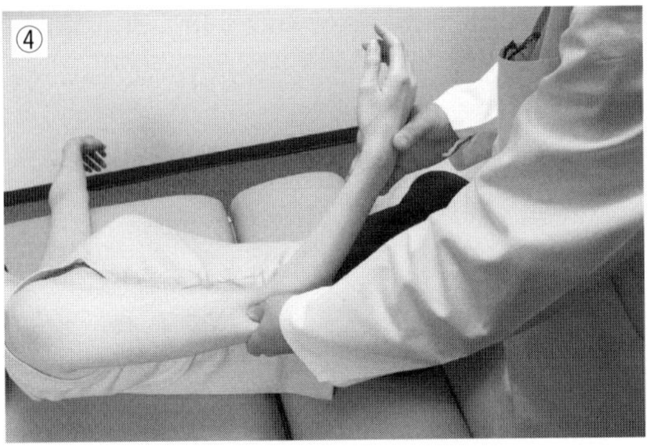

④術者は右手で患側の手を持ち、左手の母指で尺沢（図5-2）をじっくり押し揉む。

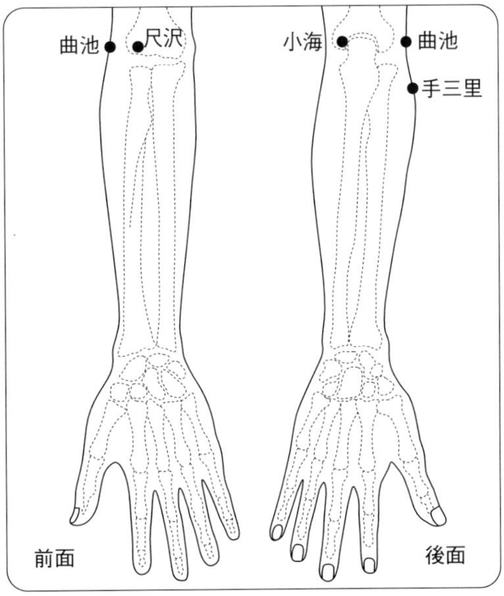

図5-2　尺沢、小海、曲池、手三里（前腕前面、後面）

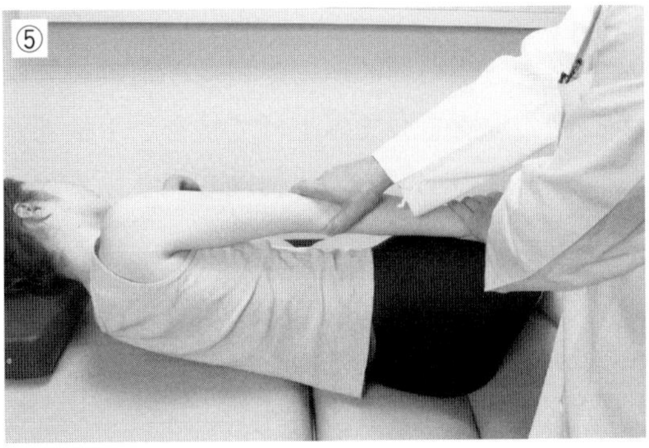

⑤まず左手で患側の手関節を持って、他動的に前腕を大きく回内させた上で右手の母指で小海（図5-2）を丁寧に押し揉む。

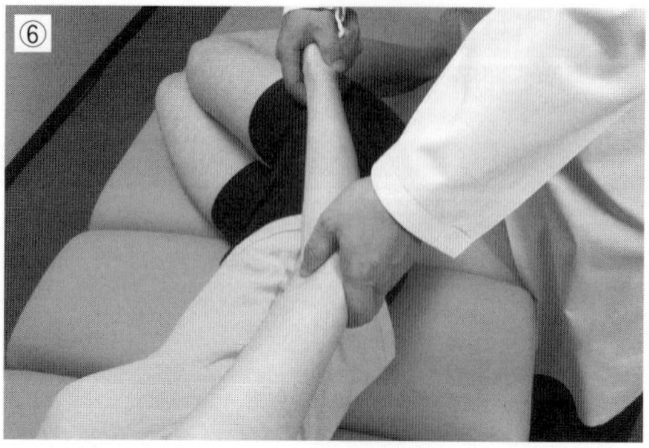

⑥前腕を回内させた状態で、術者は患側の曲池（図5-2）を左手の母指で押し揉む。

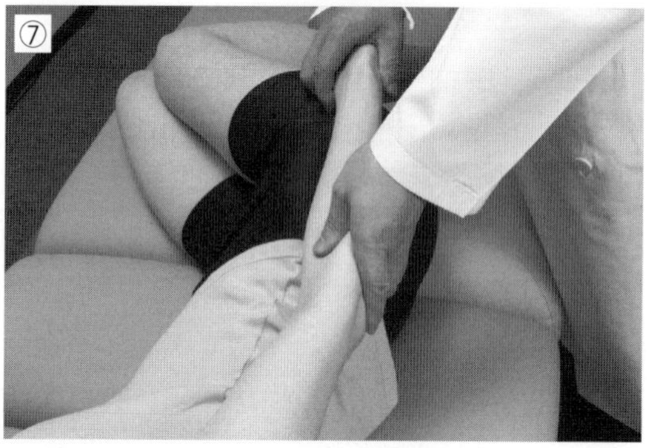

⑦前腕を回内させたまま、術者は患側の手三里（図5-2）を左手の母指で押し揉む。

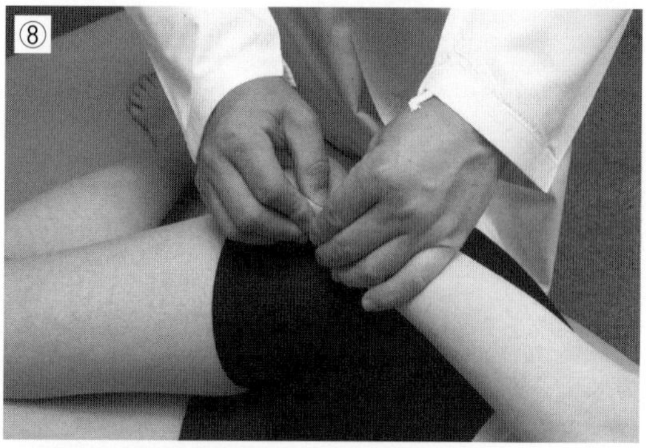

⑧前腕を回外回内中間位にした上で、術者は患側の手根部と前腕の皮膚をつまみ上げて揉んでいく。まず手根部と前腕の手掌側の皮膚をつまみ上げて揉み、次に橈側の皮膚、さらに背側の皮膚、尺側の皮膚をつまみ上げて揉む。

■治療法2

患者の姿勢：背臥位

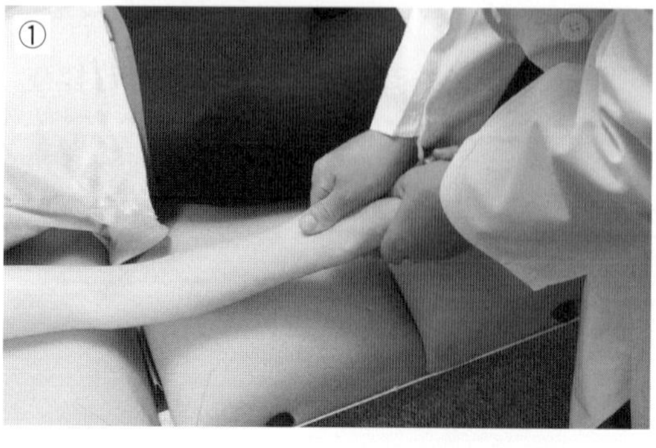

①術者は手根管のある手根部と前腕の手掌側の皮膚をつまみ上げて揉む。手根部から前腕の上方まで、何度も繰り返す。

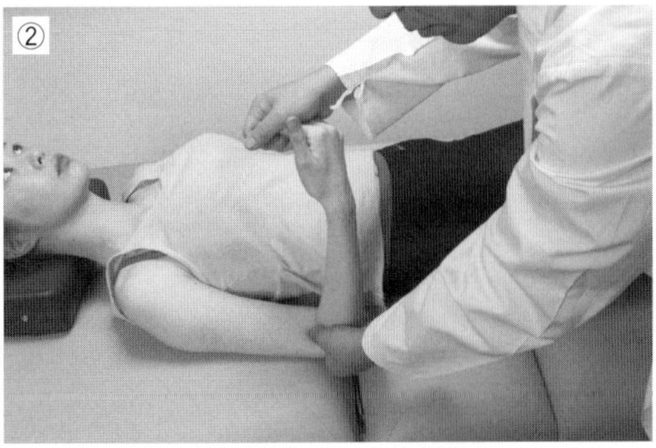

②術者は左手で患側の肘関節をつかみ、右手で手指を持って、患側の手首を回転させる。続いて、患側の手を掌屈させる。

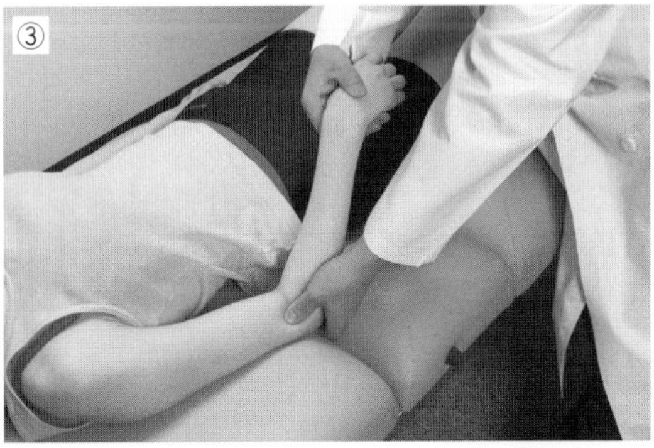

③術者は右手で患側の手をつかみ、左手の母指で曲池（図5-2）を押し揉む。

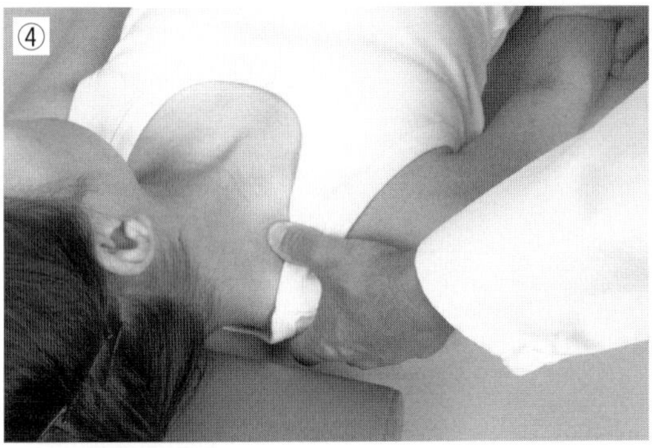

④術者は再び患側の缺盆（図5-1）を右手の母指で押圧し、続いて患側の天窓（図5-1）を押圧する。

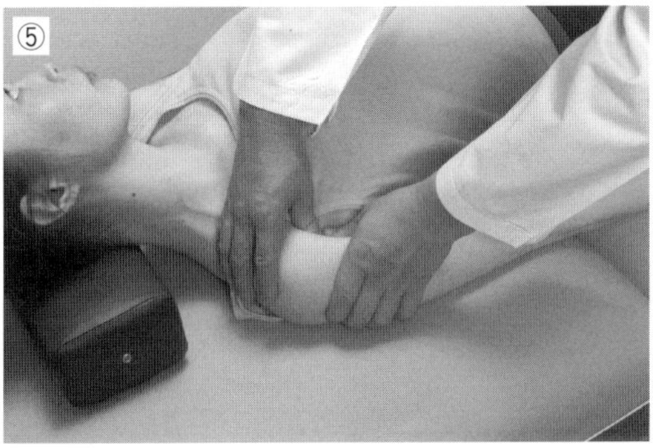

⑤術者は上腕二頭筋の長頭腱を両手の母指で押圧して、腕神経叢で上腕と前腕に向かう神経をブロックして、手根管症候群による痛みを止める。

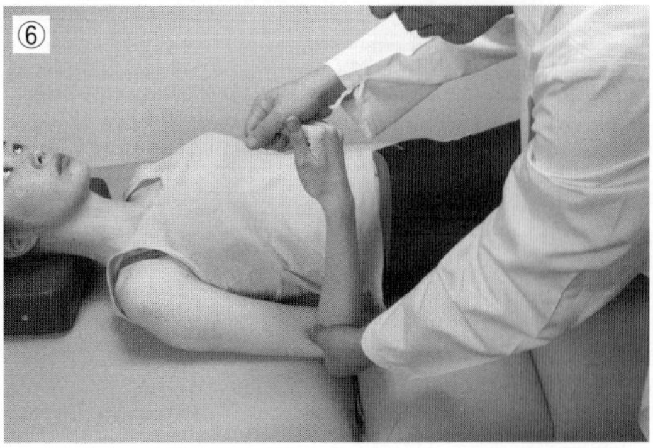

⑥術者は右手で患側の手を持ち、左手の母指で上腕と前腕の筋肉を揉みほぐす。

6 テニス肘(上腕骨外側上顆炎)

肘の外側にある突出部である上腕骨外側上顆には手首や指を伸ばす伸筋群と回外筋がついているが、これらの筋や腱の線維に細かい断裂が発生して、炎症を引き起こしたもので、テニス選手によく見られる症状であるため、テニス肘と呼ばれている。もちろん、テニス選手に限った話ではなく、手を使いすぎる人によく発生する疾患である。

外側上顆の筋肉の起始部に疼痛が生じ、特にタオルを絞ったり、雨戸を閉めたり、物を持ち上げた時に痛みが増強する。40〜50歳代に多い。

治療のポイント

テニス肘の症状を治療するには、いきなり痛みのある外側上顆に手技を施すのではなく、まず肩や上腕など肘の周辺に手技を施す必要がある。特に、上腕二頭筋の起始部に対する手技、缺盆（図6-1）、肩井（図6-1）、肩髃（図6-1）など肩の周囲に点在する経穴に対する手技が重要なポイントとなる。また、肘の外側、上腕の筋肉を刺激する際、患側の上腕を回内させる他動運動も重要である。

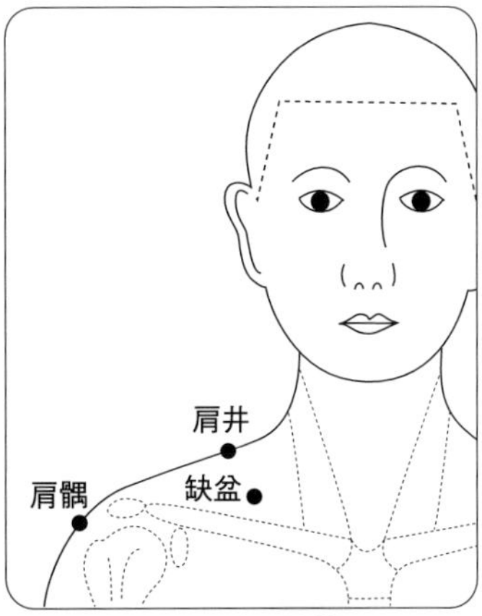

図6-1 缺盆、肩井、肩髃

■治療法1

患者の姿勢：患側を上にした側臥位

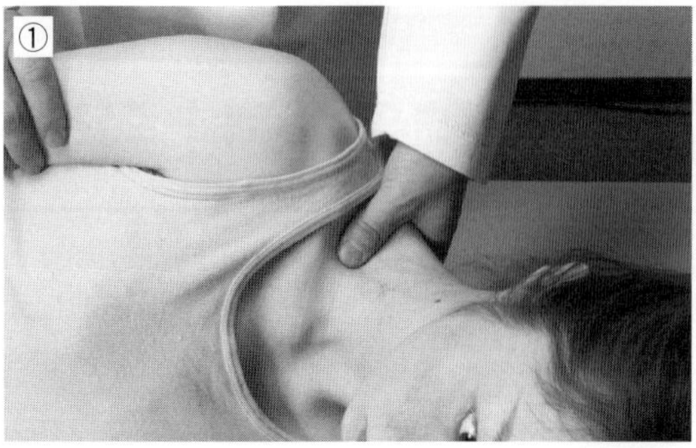

①術者は左手の母指を患側の缺盆（図6-1）に当て、尾側に向かって押圧し、患者が腋窩から肘にかけて重だるい感じ、または電流が流れるような得気を感じるまで続ける。母指ではなく、中指を使ってもいい。

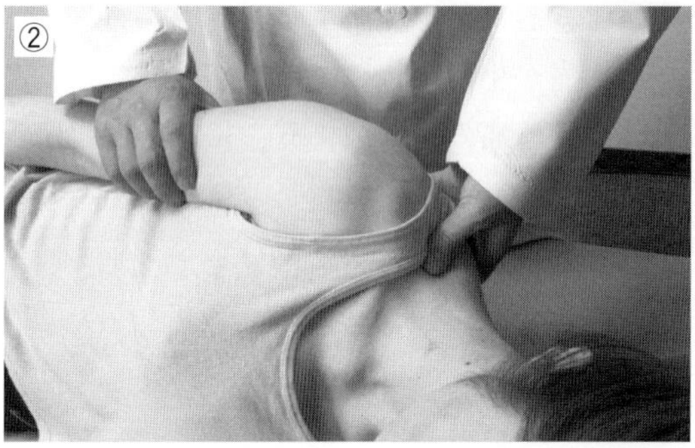

②術者は左手の母指を患側の肩井（図6-1）に当て、尾側に向かって直線的に押圧する。

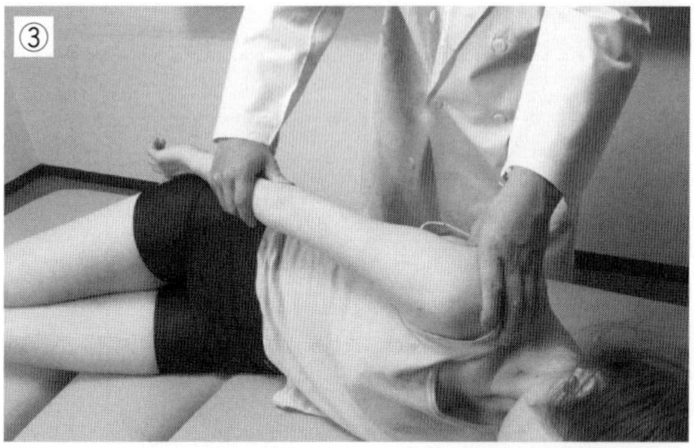

③術者は左手の五指で、三角筋など肩の筋肉を揉みほぐす。

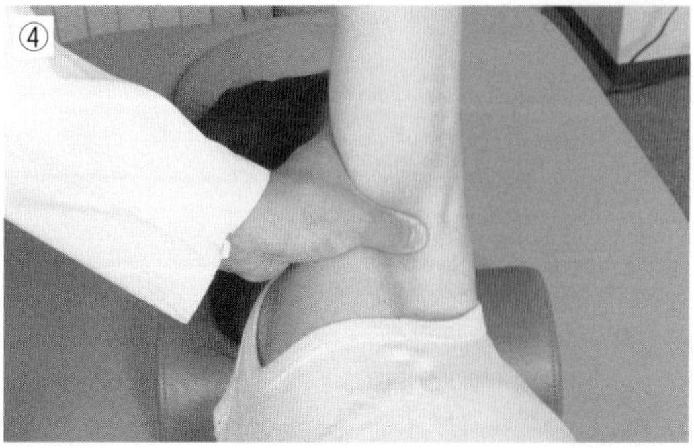

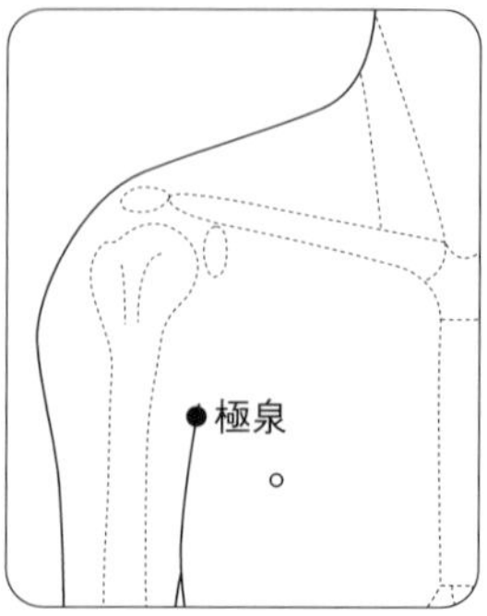

図6-2　極泉（体幹前面）

④術者は左手の母指で、腋窩にある極泉（図6-2）を押圧する。

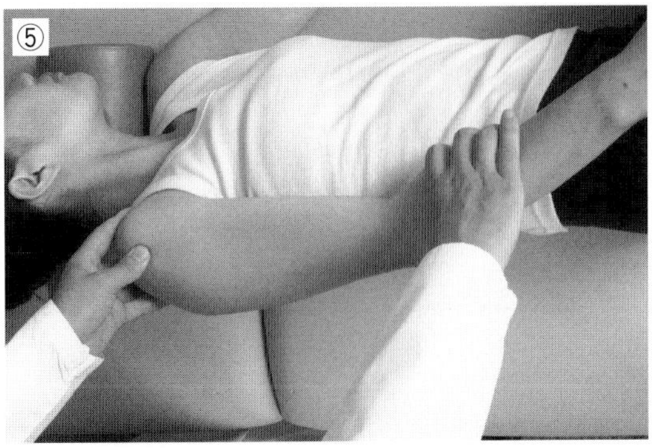

⑤術者は左手の母指で肩髃（図6-1）を押圧する。

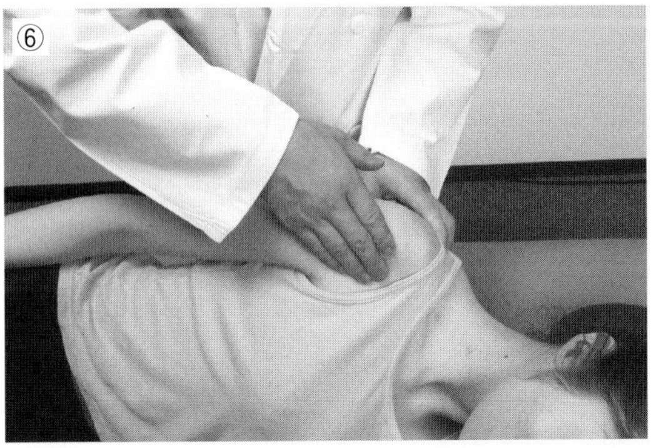

⑥術者は右手の母指を除く四指で、上腕二頭筋の起始部を時間をかけて念入りに押し揉む。

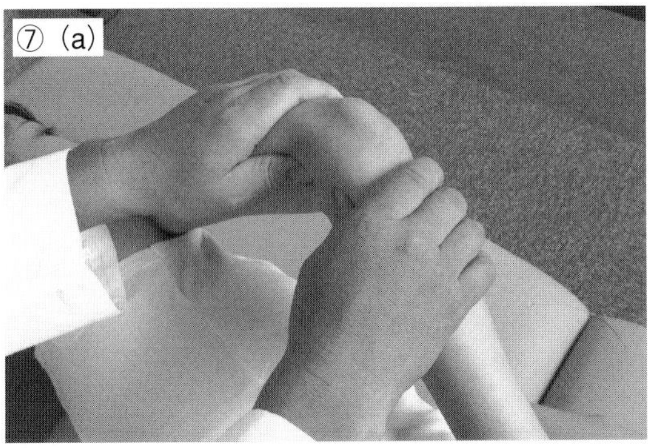

⑦(a) 術者は右手で患側の前腕を大きく回内させる（通常の回内位からさらに半回転させ、手掌が上になるようにさせる）と同時に、肘を90度以上屈曲させて手関節を体側に置く。その上で、両手の母指で肘の内側を押し揉む。

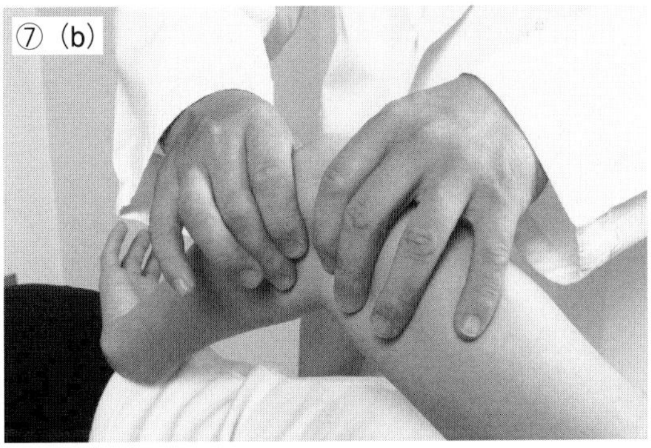

(b) 続いて、両手の示指と中指で肘の外側を押し揉む。最後に、右手の手根部を肘頭に当て、左右に揺らして押し揉む。

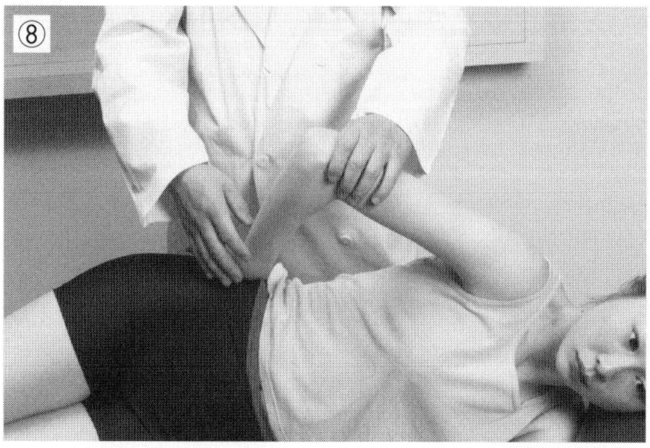

⑧前腕は⑦の回内した状態のままで、まず患者の手を背部に回す。その上で、肘を約90度屈曲させ、左手の母指と示指・中指で上腕三頭筋を押し揉み、続いて肘を伸展させて、右手で上腕三頭筋を押し揉む。こうして、肘の屈曲、伸展を繰り返しながら、上腕三頭筋に手技を施す。

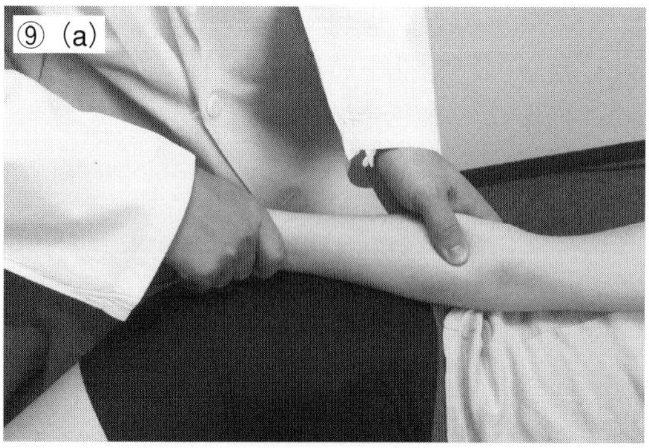

⑨ (a) 術者は片手の母指で、まず患側の手三里（図6-3）を押し揉む。

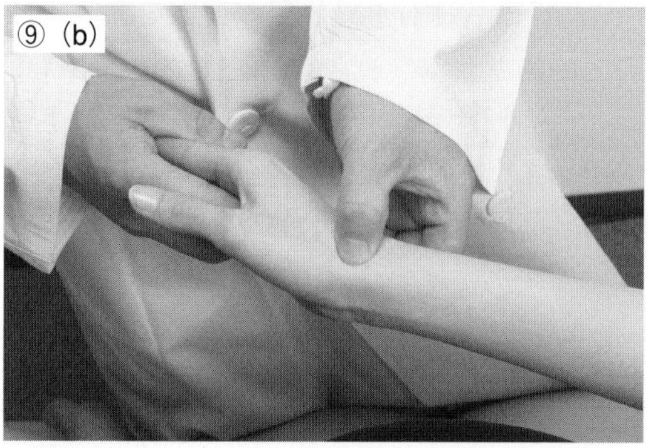

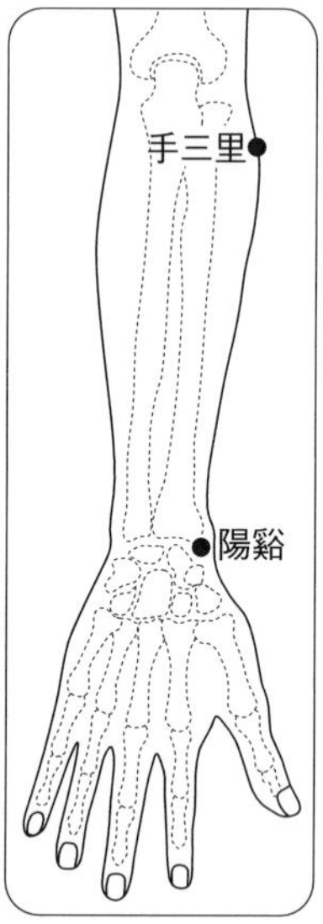

図6-3 陽谿、手三里（前腕後面）

(b) 続いて、左手で手をつかんで持ち上げ、前腕が体側から浮いた状態にして、陽谿（図6-3）を押し揉む。

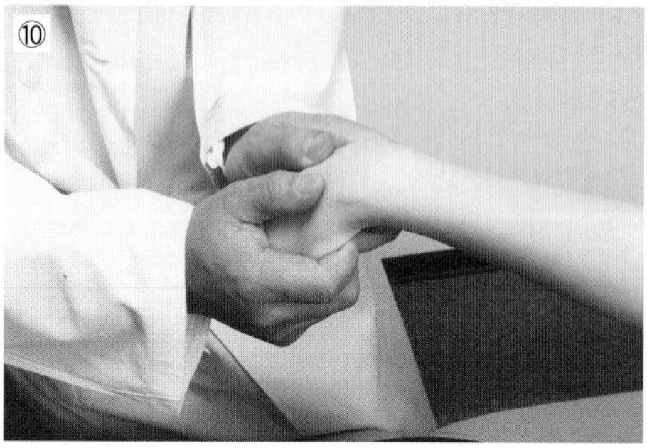

⑩前腕が体側から浮いた状態のまま、術者は両手を手背に当て、数回手を軽く掌屈させる。続いて、軽く手を回転させる。

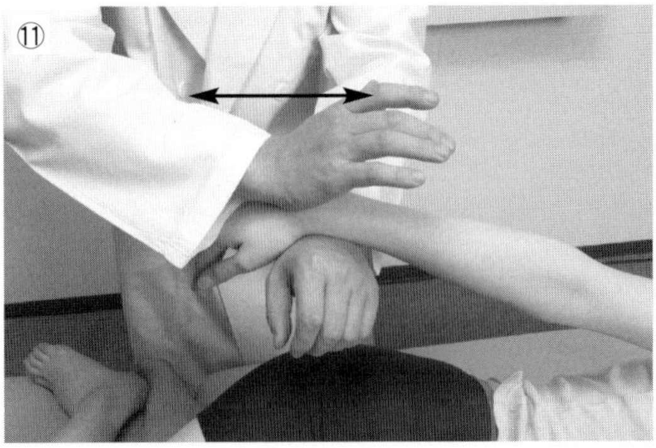

⑪前腕が体側から浮いた状態のまま、術者は左手の上に患者の手関節を乗せて支え、右手を手関節の上に当て、左右にリズミカルに手根部を動かして押し揉む。

7 腱鞘炎

手や手指を動かす腱を囲む袋状の膜が腱鞘で、この腱鞘に炎症が起こって、手に運動時痛やしびれが生じた疾患である。細菌が腱鞘内に入って起こる化膿性腱鞘炎、関節リウマチによる腱鞘炎もあるが、大半は手を使いすぎることによって過度に機械的な刺激が加わり、炎症を引き起こしたものである。男性より、女性に多い。

鑑　別　法

腱鞘炎になると、痛みによって手首の可動域が狭くなる。手首を動かすと痛く、特に掌屈、背屈をすると痛みがひどくなる。また、腱鞘炎の患者はタオルを絞れず、茶碗を持つことができない。

手根管症候群と腱鞘炎は、症状に共通点があるが、腱鞘炎の患者はタオルを絞ることができないのに対して、手根管症候群の患者はタオルを絞ることができるという違いがある。

関節リウマチも腱鞘炎と症状に類似性があるが、関節リウマチの場合は手首が強張ったようになり、動きがぎこちなくなる。また、関節リウマチの場合は、痛みが生じる部位が広い。

治療のポイント

手技療法で腱鞘炎を治療する際、手や手関節に対する手技に重点を置く治療が多いようだが、これはあまり賢明な方法ではない。患部に手技を集中するのではなく、できるだけ患部に対する手技は少なめにすべきである。しかも、患部からではなく、まず患部から遠位の肩や肘に施術することから始めるべきである。

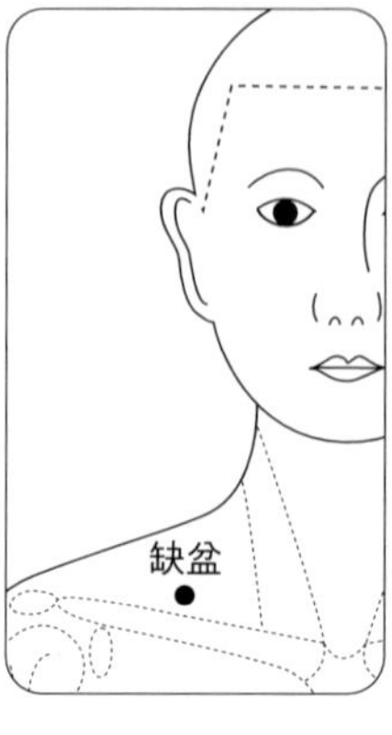

図7-1　缺盆

経穴の中では、缺盆（図7-1）が最大の

ポイントになる。缺盆に対する手技は単なる経穴への刺激というだけではない。缺盆を強く押圧することは、腕神経叢において神経をブロックして、痛みを止めるきわめて即効性の高い手技だからである。また、手三里や曲池（図7-2）も上肢の症状によく効く経穴である。

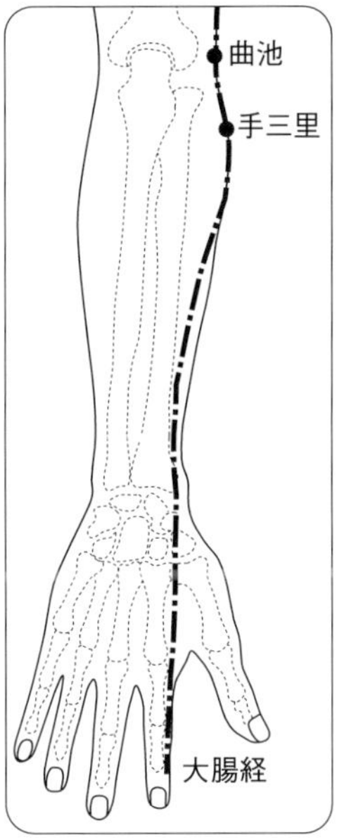

図7-2 手三里、曲池、大腸経（前腕後面）

■治療法1

患者の姿勢：患側を上にした側臥位

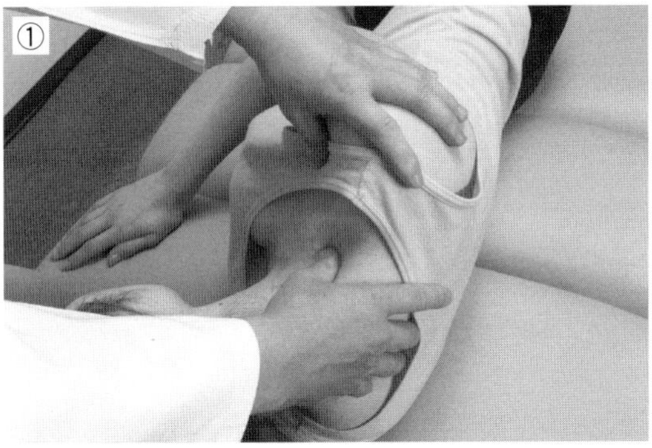

①術者は右手の母指を患側の缺盆（図7-1）に当て、尾側に向かって直線的に押圧し、患者が腋窩から肘にかけて重だるい感じ、または電流が流れるような感覚を得るまで続ける。母指ではなく、中指を使って押圧してもよい。

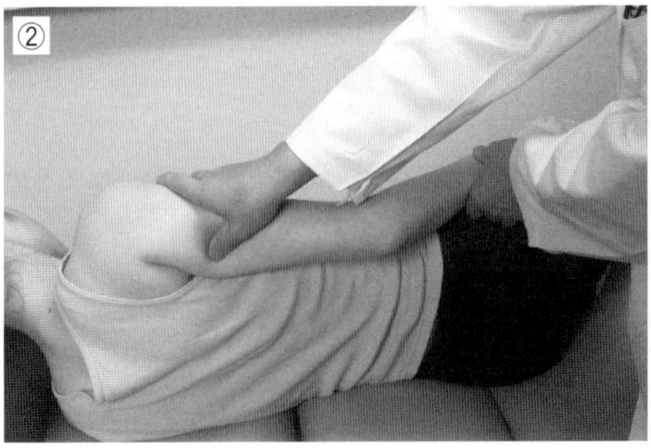

②術者は左手で患側の前腕をつかみ、右手を上腕に当て、右手の母指で上腕三頭筋を上から下へ押圧していく。

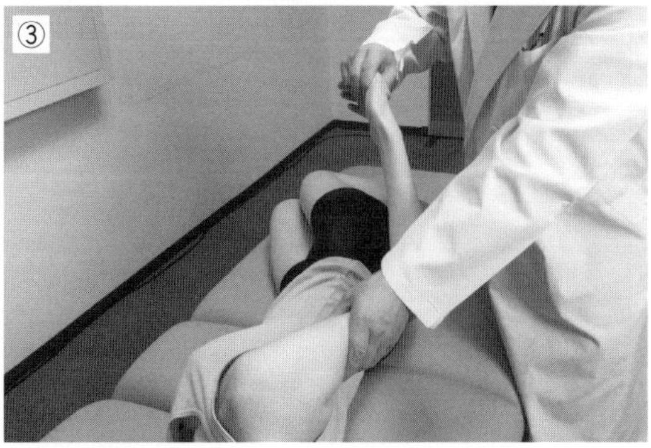

③術者は右手で患側の手関節をつかんで肩をいくぶん外旋させ、上肢を宙に浮かせて、左手の母指と残る四指で上腕二頭筋を満遍なくつまみ揉む。

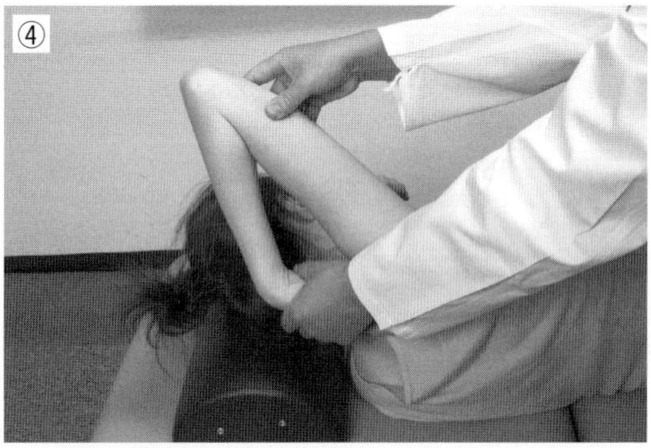

④患側の肘をほぼ完全屈曲させ、肩を約90度屈曲（前方挙上）させた上で、術者は右手の母指を上腕に当て、上腕三頭筋の肘に近い部分を母指で押し揉む。

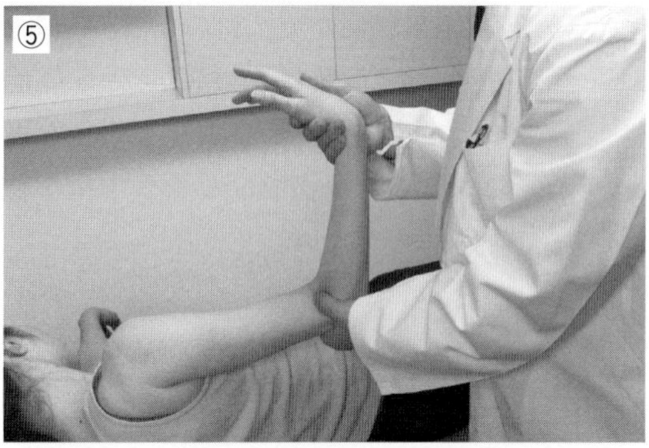

⑤術者は右手で患側の手関節をつかんで肘を約90度屈曲させた上で、左手の母指で上腕二頭筋の肘に近い部分を押し揉む。続いて、右手の母指で上腕三頭筋の肘に近い部分を押し揉む。

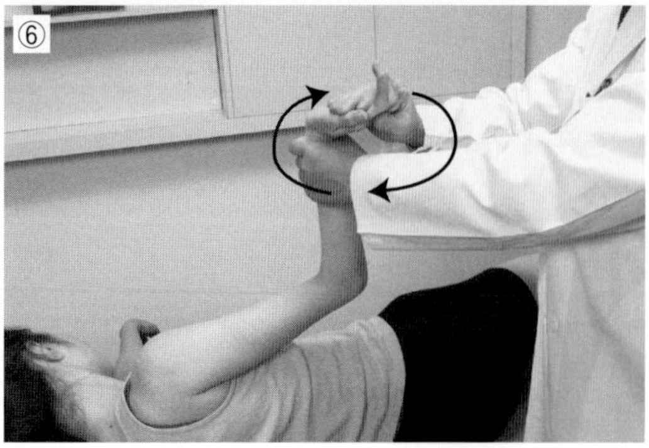

⑥術者は左手で患側の手関節のやや下方を持ち、右手で手指を持ち、手関節を他動的に時計回りに回転させ、続いて反対方向に回転させる。そして、最後に手関節を伸展させる。

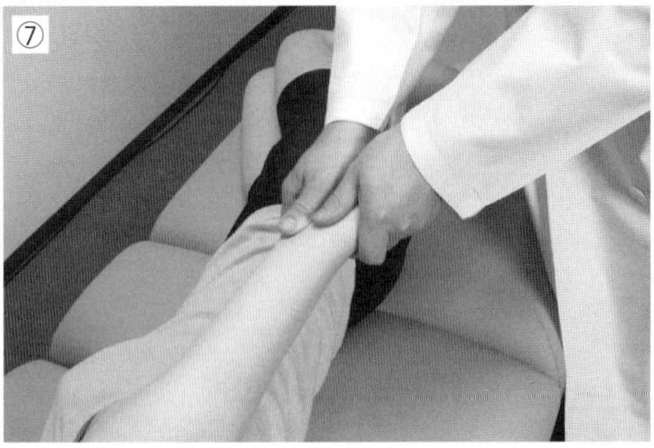

⑦術者は患側の上肢を再び体側の上に置き、その状態で両手掌を患者の上腕に当て、上腕の筋肉を把握しながら押し揉む。

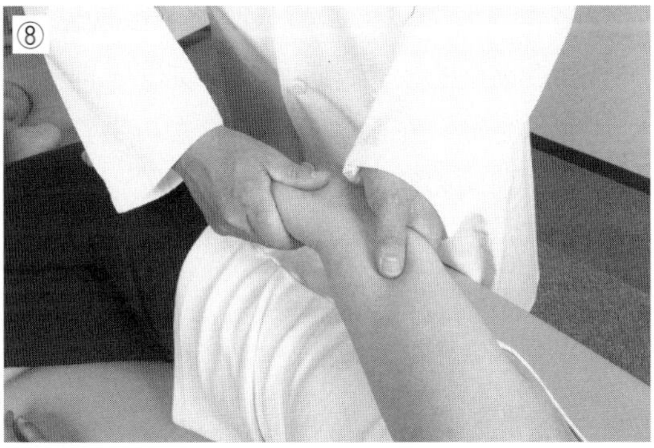

⑧術者は左手で患側の肘関節をつかみ、右手の母指で上から下へと前腕の筋肉を揉みほぐしていく。

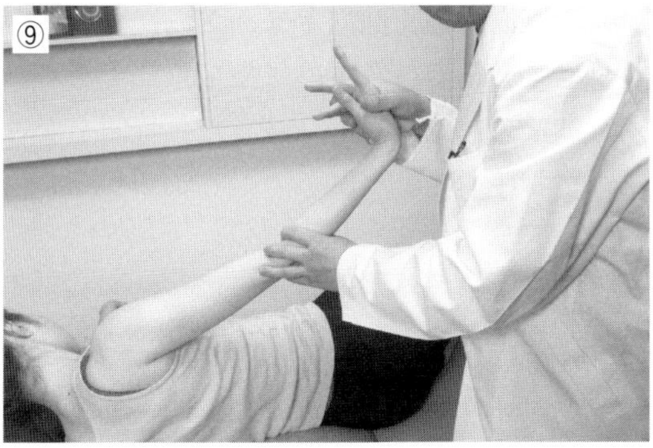

⑨術者は右手で患側の手関節をつかんで、前腕をできる限り回内させ、その前腕を宙に浮かせた上で、左手で肘頭を垂直に押す。

こうして、肘関節の周辺の血流を改善する。

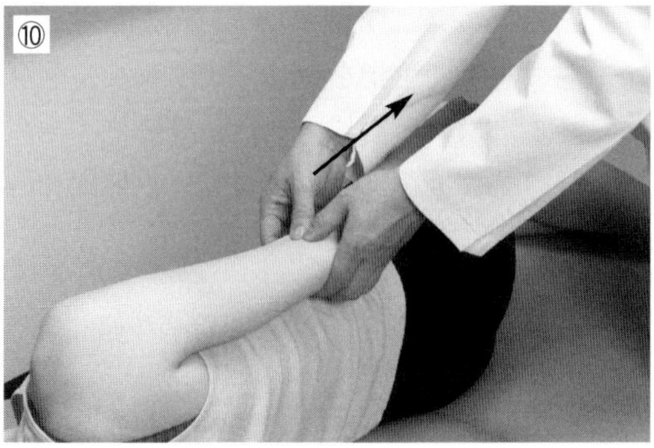

⑩術者は患側の上肢を再び体側の上に置き、その上で両手の母指を揃えて肘の上方に当て、そこから手関節の上方まで前腕の外側の筋肉を押し揉んでいく。

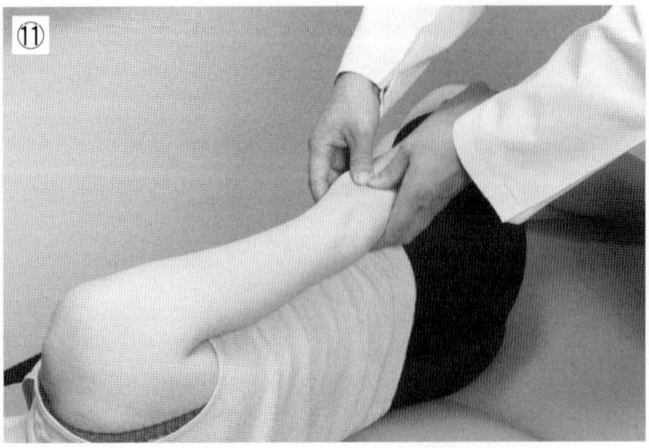

⑪術者は両手の母指で患側の曲池（図7-2）を押圧し、続いて手三里（図7-2）を押圧する。さらに、手三里に続く大腸経（図7-2）の線上を手首の上まで押圧する。

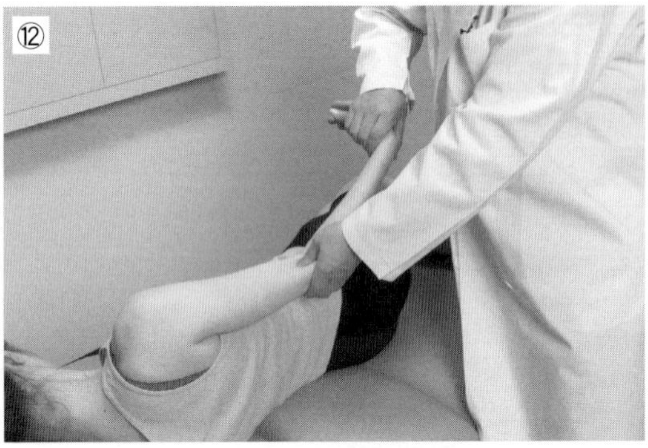

⑫術者は右手で患側の手関節をつかんで、再び前腕を大きく回内させて⑨と同じ状態にさせ、左手の母指で肘から手首の上まで前腕の筋肉を押し揉む。

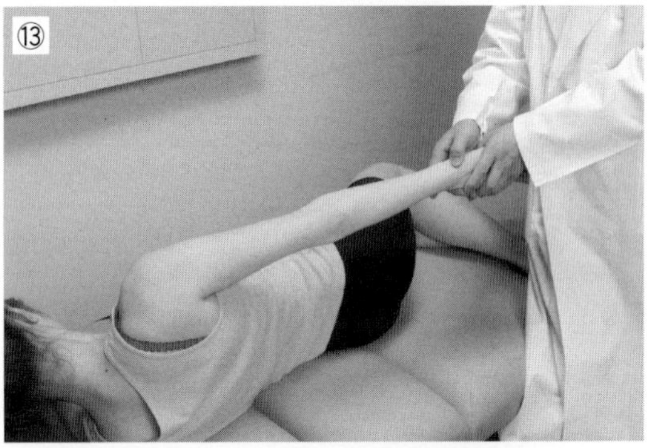

⑬前腕を大きく回内させ、さらに宙に浮かせて、術者は右手の母指を患部である手関節の尺側に当て、ゆっくり時間をかけて押圧する。

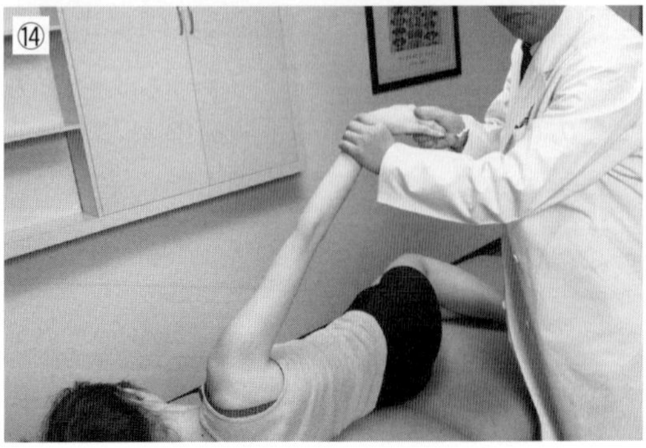

⑭術者は左手で患側の手関節の下方を持ち、右手で手指を握ってまず手を掌屈させる。次に手を橈屈させ、続いて手を尺屈させ、最後に時計まわしに手関節を回転させる。

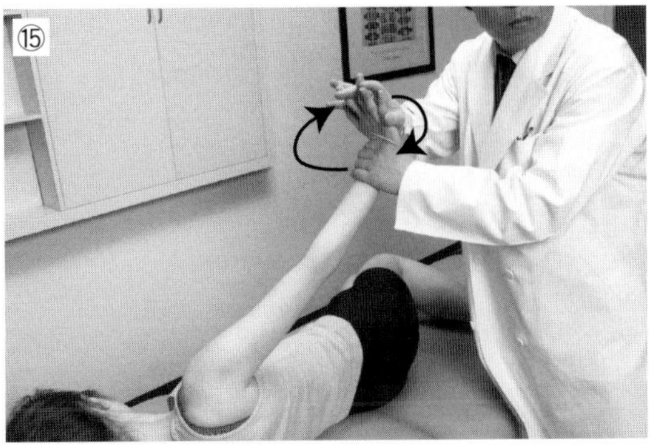

⑮術者は左手の母指と示指・中指で患者の手関節を強く絞るように握りしめて圧迫を加え、右手で患者の手指を持って手関節を回転させる。

■治療法2

患者の姿勢：背臥位

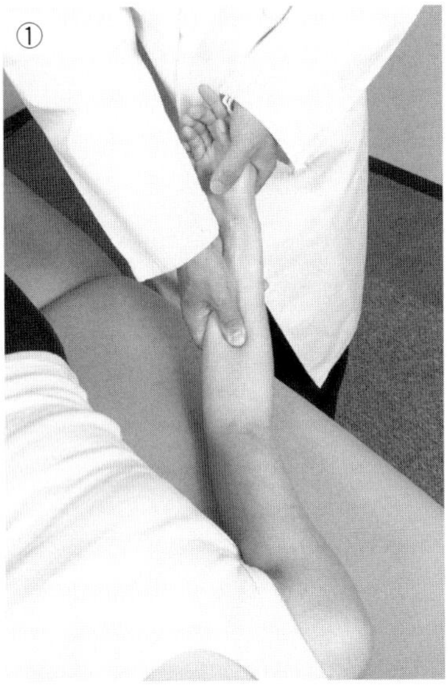

①術者は右手の母指で患者の前腕掌側の筋肉を軽く揉みほぐす。

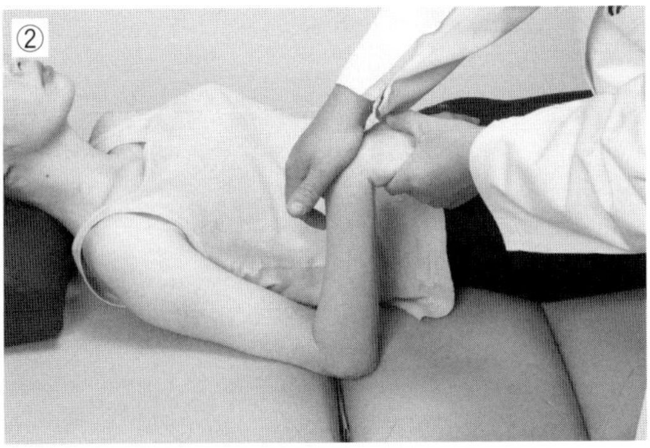

②まず患側の肘を約90度屈曲させ、その上で手を約90度近く屈曲（掌屈）させ、右手の手根部で手関節を押し揉む。

　手を掌屈させる際、あまり強く力を加えないように気をつける。

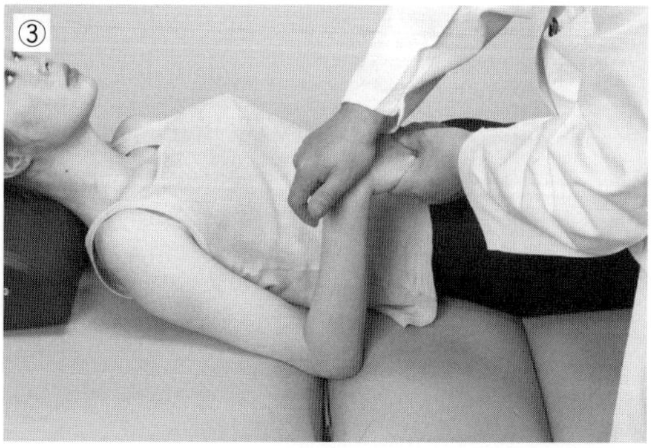

③患側の肘を約90度屈曲させた状態のままで、左手で手指を持って手の屈曲を繰り返させながら、右手の母指球で手関節を押し揉む。

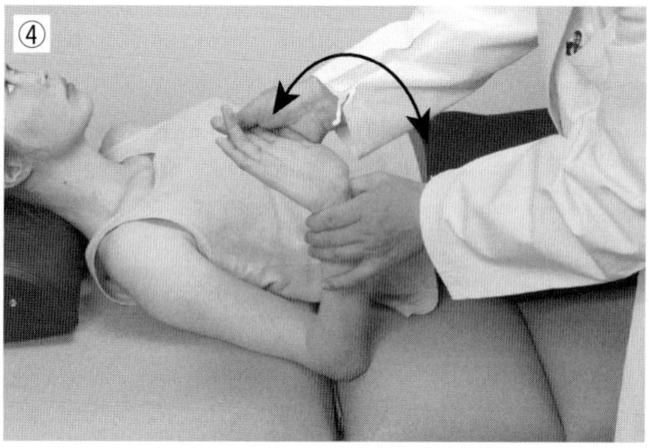

④最後に、患側の手関節を伸展させ、続いて屈曲させる。

8 腰痛症

腰痛は直立歩行を選んだ人類の宿命だといわれている。確かに、人間は直立歩行をすることで、上肢の自由を獲得し、手を使ってさまざまな道具をつくり出し、高度な文明を発達させることに成功したが、それと引き換えに、腰は常に上半身の体重という重い荷物を引き受けなければならなくなったのである。

腰痛には内臓の疾患によるもの、腰椎椎間板ヘルニア、脊椎分離症、腰椎の圧迫骨折など脊椎の疾患によるものもあるが、内臓にも問題はなく、脊椎に器質的な変化のない腰痛も多い。このような内臓や脊椎の疾患との関連が認められない慢性的な腰痛を、腰痛症と呼んでいる。

腰痛症は農業など腰を前屈した姿勢で長時間作業をする人、重い荷物を持ち上げる機会の多い仕事に従事する人に発症する頻度が高い。

一方、椅子に座って頚部を前屈気味にして仕事をするデスクワークの人も、肉体労働の人に負けず劣らず発症の頻度は高い。頚部は脊柱起立筋によって腰部ともつながっているので、頚部を前屈して長時間仕事を続けると、背部や腰部の筋肉も長時間引っ張られる結果になり、腰に痛みがあらわれるのである（従って、腰痛症を治療する際には、腰部に施術する前に必ず後頭部から頚部に手技を施す必要がある）。また、職業にかかわりなく、運動不足によって腹筋や背筋が弱体化して、腰痛に悩まされるケースも少なくない。

鑑 別 法

腰痛症は、骨盤の腸骨陵の周囲に常に痛みがある。また、腰痛症は主に第４腰椎、第５腰椎、仙骨などにも鈍痛が生じるケースが多い。加齢にともなって第４腰椎、第５腰椎は椎間板が狭窄化して、クッションとしての役割をあまり果たさなくなっているため、この周辺に鈍痛が生じているのである。この鈍痛がある部位に関しては、問診によって確認するだけでなく、触診によっても確かめる必要がある。実際に触れてみると、腸骨陵、第４腰椎、第５腰椎、仙骨の周囲が、非常にこっているのがわかるはずである。

一方、腰椎椎間板ヘルニアや坐骨神経痛は第２腰椎、第３腰椎に痛みが出るケースが多い。また、腰椎椎間板ヘルニアや坐骨神経痛は、腰痛だけでなく、下肢にしびれをともなうケースが多い。だが、慢性腰痛症の場合は下肢に広がるしびれはあまり出現しない。

また、すでに述べたように、長時間頚部を前屈気味にすることで腰痛を引き起こすケースが多いため、腰痛症の患者の大半は天柱（図8-1）の周囲に圧痛点が存在する。

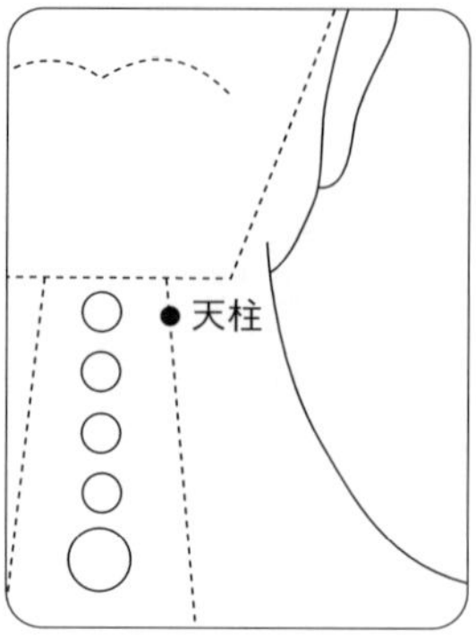

図8-1 天柱（頭部後面）

治療のポイント

腰痛症の治療においては、膝や股関節を大きく動かし、腰殿部全体を動かす他動運動が重要なポイントとなる。痛みのため、当人には困難な運動を他動的に行うことによって、腰殿部の筋肉の緊張を緩め、血液や組織液の循環を改善させるのである。

腰殿部の経穴の中では次髎（図8-2）、中髎（図8-2）が重要である。次髎（図8-2）は腰部の痛み、中髎は仙骨部の痛みに特に効果的な経穴だからである。また、委中（図8-3）も腰痛や坐骨神経痛の治療においては大切なポイントとなる経穴なので、特に念入りに手技を施す必要がある。

腰痛症の患者は脊柱起立筋とその周囲の筋も緊張しているので、いきなり腰殿部に施術するのではなく、まず頚部の経穴を刺

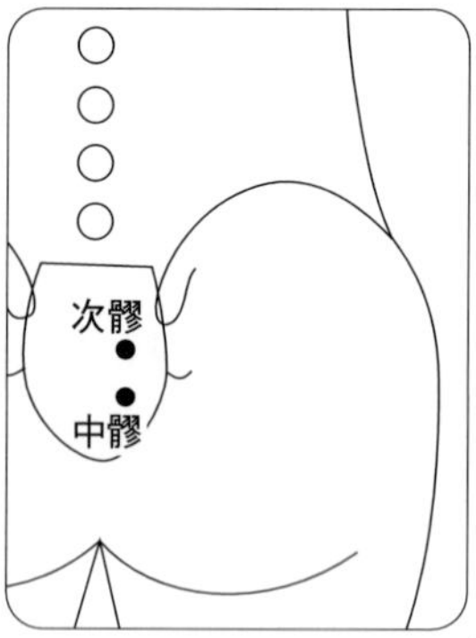

図8-2 次髎・中髎（体幹後面）

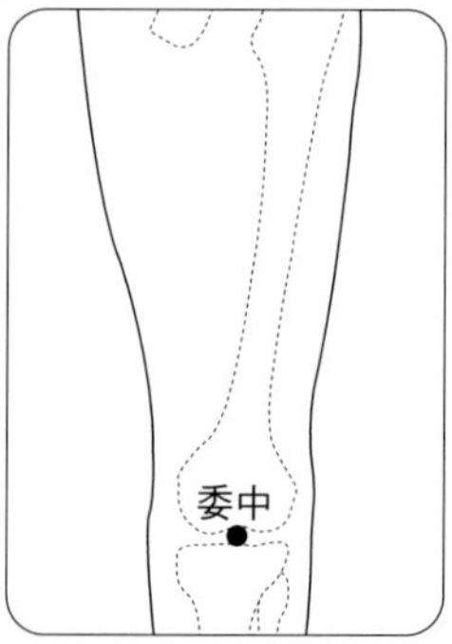

図8-3 委中（膝後面）

激して頚部の筋の緊張をほぐし、次に背部の筋（胸椎とその周囲の筋肉）に施術して、背部の筋の緊張もほぐすことから始める必要がある。前述したように、腰痛症の場合、腸骨陵の周辺は痛みが生じるケースが多く、疲れがたまりやすい部位なので、腸骨陵の周囲の筋肉に対する施術も重要なポイントとなる。

なお、腰痛症の患者に対して、腰椎の棘突起の上から垂直に押圧して力を加えると、症状が悪化することが多い。従って、腰椎に手技を施す場合は、腰椎の棘突起の上からではなく、必ず棘突起の脇から向かい側に押す必要がある。

■治療法1

患者の姿勢：腹臥位で、足の下にクッションを入れ、膝をいくぶん屈曲させる。

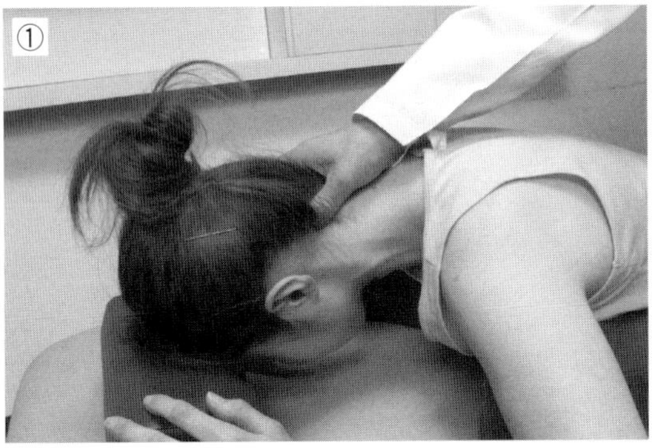

①術者は右手の母指を左側の天柱（図8-1）に当て、母指の指腹でこねるように押し揉んで、頚部の筋の緊張を緩める。

次に、術者は左手の母指を右側の天柱に当て、同様の手技を施す。

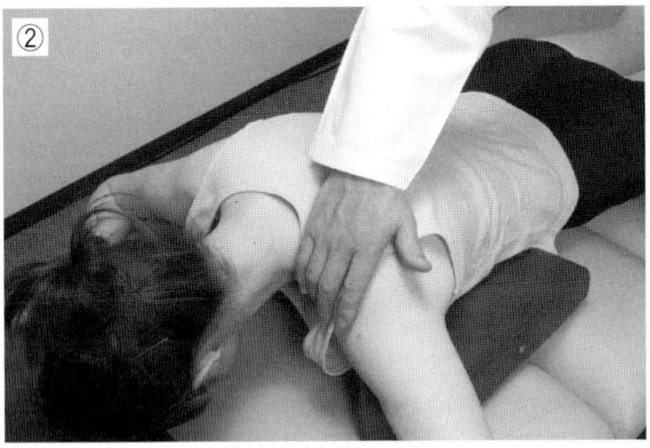

②術者は右手掌を肩に当て、僧帽筋を満遍なく揉んで、筋肉の緊張を緩める。

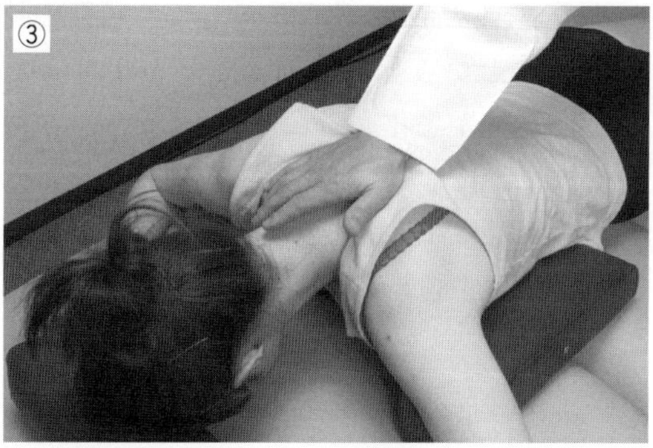

③術者は右手掌を胸椎の上に当て、右手の母指球と小指球の間に胸椎の棘突起をはさんで、楕円形を描くように揺らし揉む。

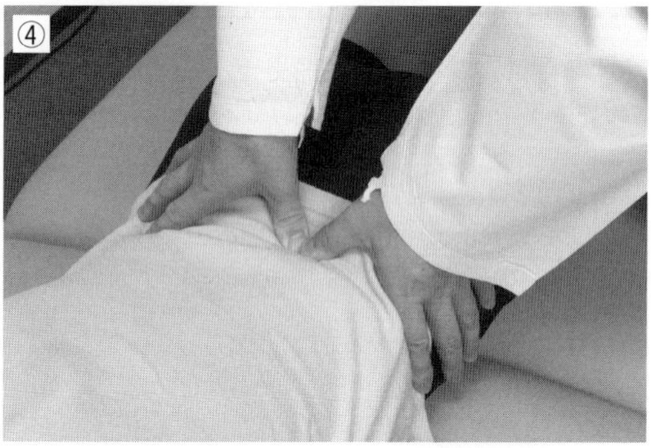

④術者は両手の母指を揃えて腰椎の棘突起の脇に当て、押圧する。

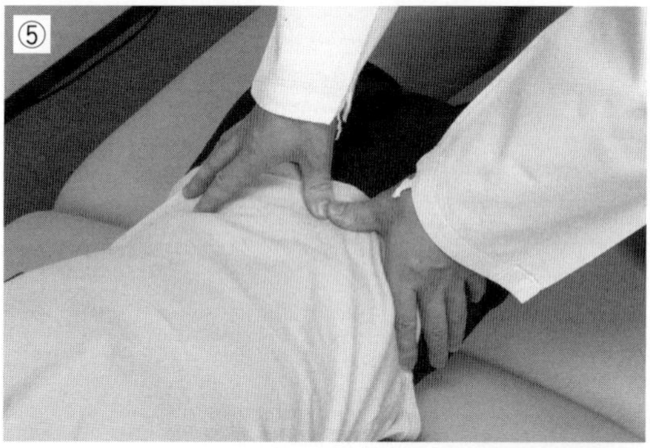

⑤術者は両手の母指で腸骨陵の周囲の筋肉を押し揉んで、筋肉の痛みと疲れをほぐす。

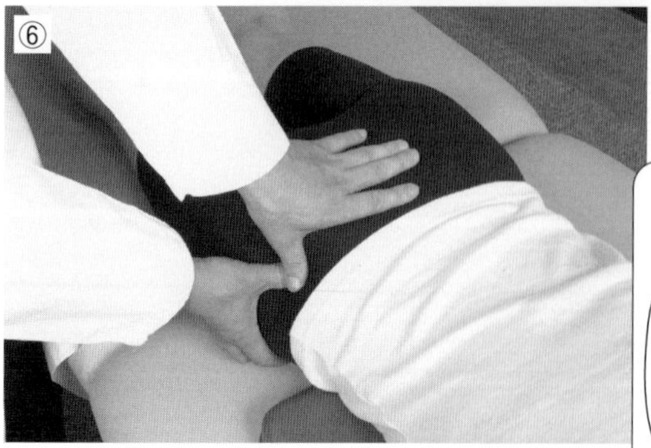

⑥術者は両手の母指を重ねて右殿部の環跳（図8-4）に当て、環跳を押圧する。続いて、左の環跳を押圧する。

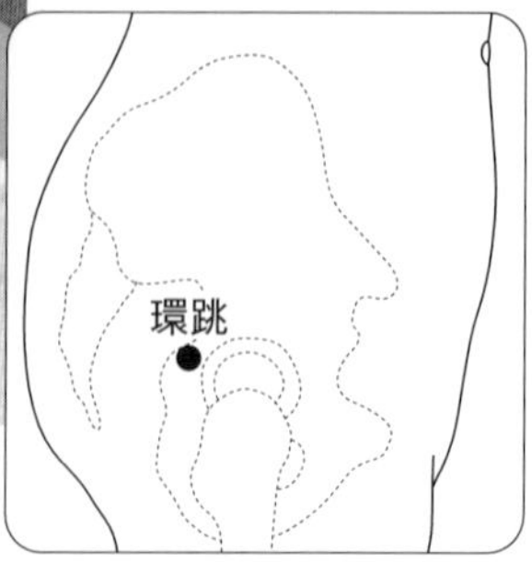

図8-4 環跳（体幹側面）

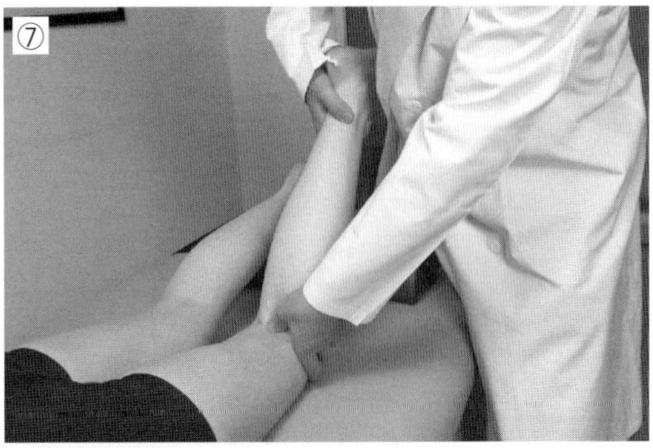

⑦術者は右手で患者の左足をつかんで下腿を持ち上げ、膝を大きく屈曲させ、左手の母指を委中（図8-3）に当て、委中をじっくり時間をかけて押圧する。

なお、手で患者の足をつかまずに、足背の下に何か高いクッションを置いて、ほぼ同じ角度に膝を屈曲させ、両手の母指で委中を押圧してもよい。

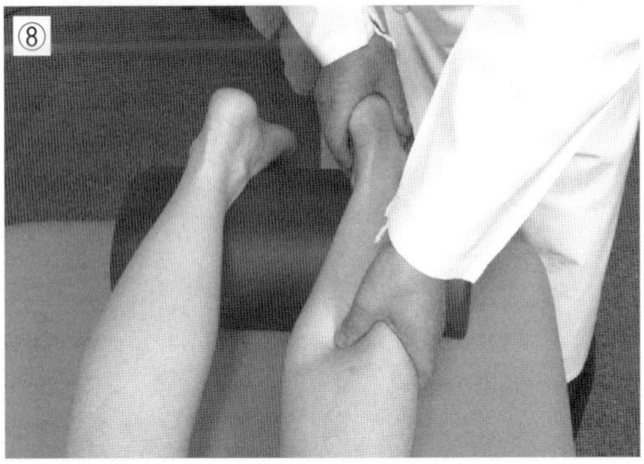

⑧術者は左手の母指で、患者の左下腿の承山（図8-5）を指圧する。左の承山の指圧が終了したら、続いて右下腿の承山を指圧する。

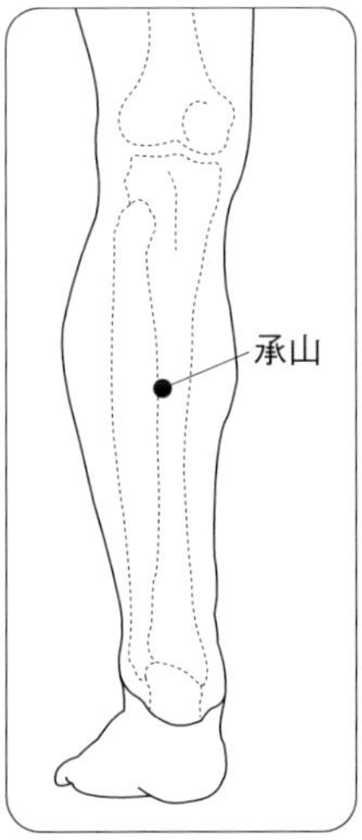

図8-5　承山
（下腿後面）

■治療法2

患者の姿勢：側臥位で、両膝を屈曲させる。ただし、両膝を重ねるのではなく、両膝はずらしてベッド上に並べる。すなわち、右膝は屈曲して左膝より前方に、左膝は屈曲して右膝より後方に並び、左右の足は多少離れる形になる。こうすることで、重い痛みがある仙骨の周囲に手技を施しやすくなる。

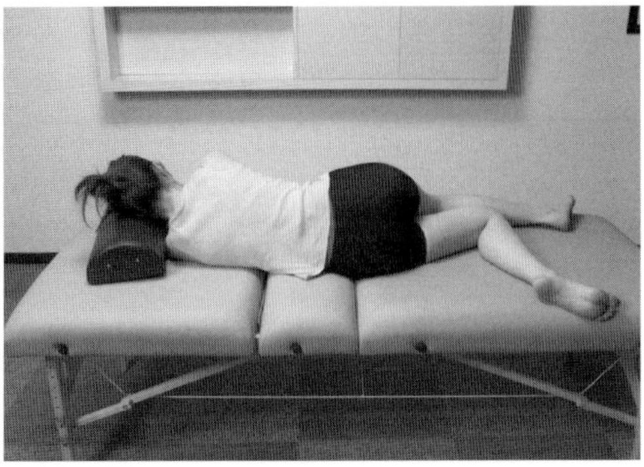

患者の姿勢

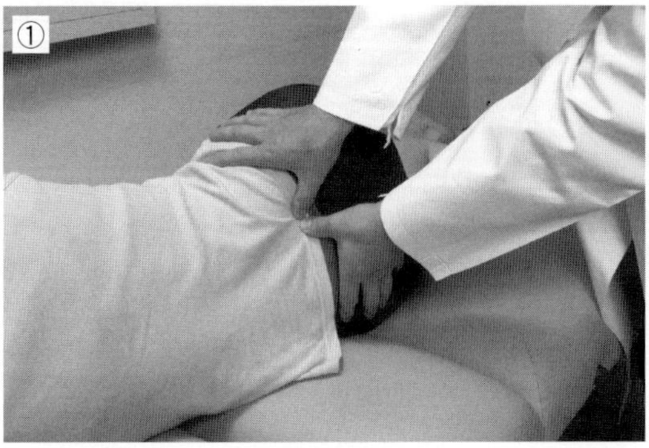

①術者は次髎（図8-2）に両手の母指を当て､臍の方向に向けてゆっくり押し揉む。続いて、中髎（図8-2）に両手の母指を当て、臍の方向に向けて押す。

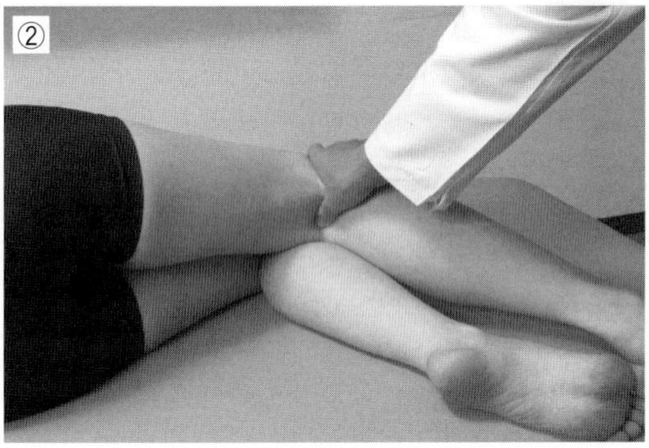

②術者は右手を右後膝部の委中（図8-3）に当て、右手の母指で再び委中をゆっくり押し揉んでいく。続いて、左の委中を押し揉む。

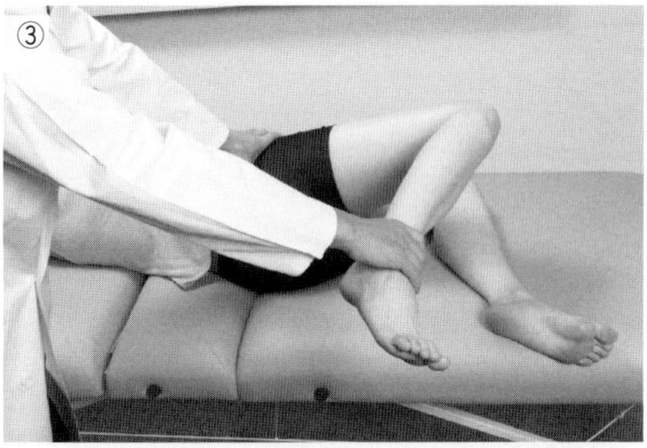

③術者は左手を患者の腰に当て、右手で足関節をつかんで持ち上げながら、後方（術者の側）に引っ張る。こうすると、患者の下肢は左膝を90度以上屈曲させ、大腿をやや外転させた状態になり、術者が手を離しても、患者は自力で下肢を宙に浮かせることができるようになる。

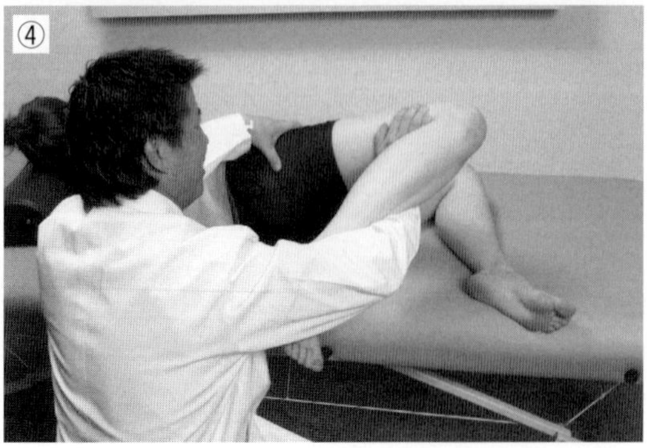

④術者は宙に浮いた状態の患者の下腿に下から右腕を差し入れ、右手で患者の大腿部をつかんで、患者の足を自分の腋窩に挟み、後方（術者の側）に引っ張る。

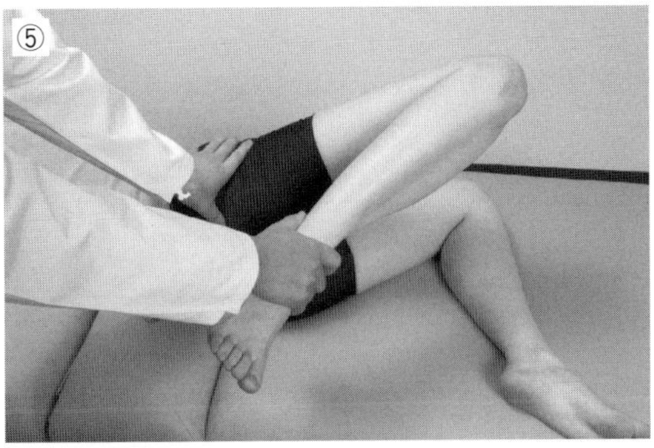

⑤術者は右手で患者の足関節をつかんでやや上方に引き上げ、さらに大腿部を外転させると同時に、後方（術者の側）に引っ張って、患者の膝を最大限屈曲させる。一方、右手の動きと連動して、左手の母指は同時に次髎、中髎を押圧する。

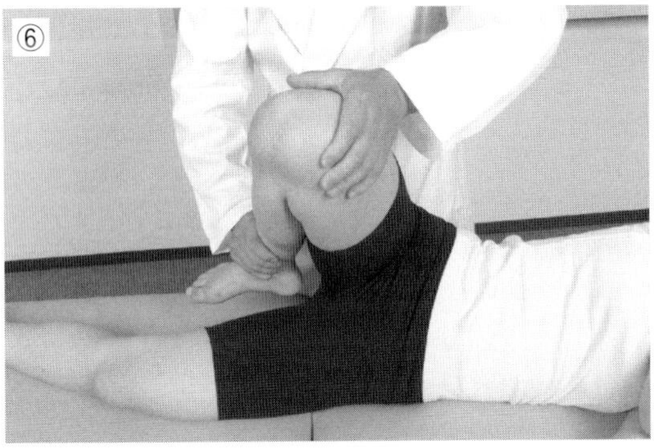

⑥術者は左手で患者の膝を持ち、右手で足関節をつかみ、屈曲した膝を引き上げて大腿を大きく外転させる。この状態で、左手で患者の膝を術者の前方に押すと同時に、右手で足関節を後方に引く。次に、右手で足を前方に押すと同時に、左手で膝を後方に引く。この動きを交互に素早く繰り返し、股関節を緩め、腰殿部の筋肉の緊張を緩める。これを５～７回繰り返す。

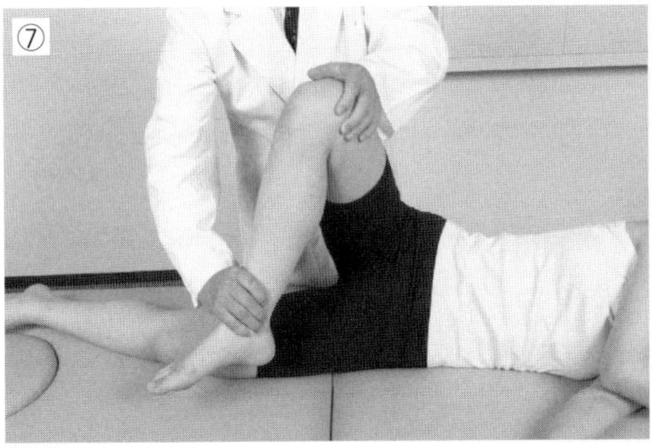

⑦術者は左手で患者の膝を、右手で足関節をつかんだまま、膝をできるだけ屈曲させると同時に膝を持ち上げ、大きく何度も大腿を外転させる。

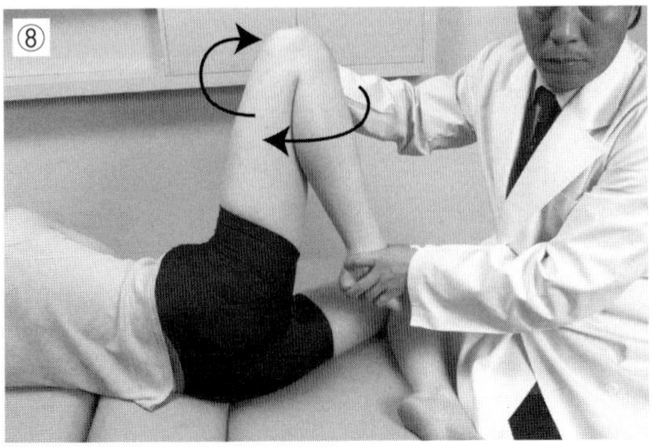

⑧術者は右手で患者の膝を、左手で足関節をつかみ、膝を大きく屈曲させたまま、大きく大腿部を回転させる。

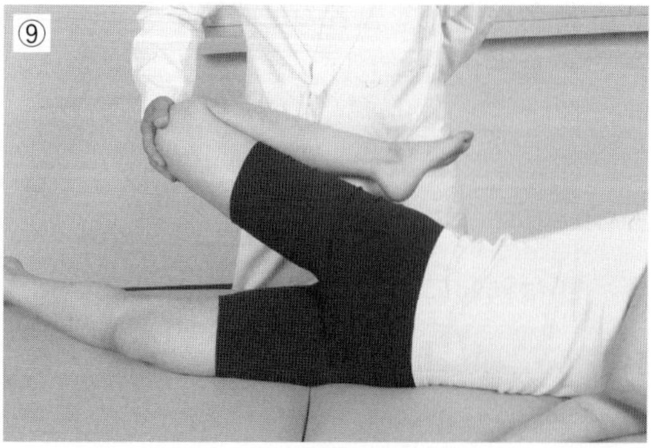

⑨術者は右手で患者の膝を持ち、患者の足背を自分の腹部に密着させ、腹部で足背を押して、膝を最大限に屈曲させ、大腿前面の筋肉を伸張させる。

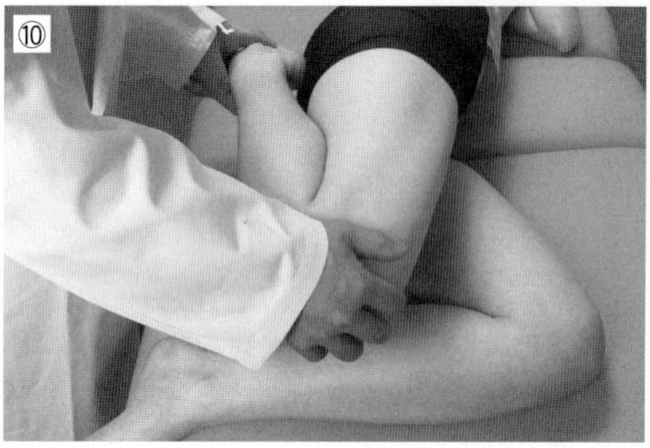

⑩術者は右手で患者の膝を、左手で足関節をつかみ、右手で患者の膝を押し下げる（膝を頭側に押すと同時に、膝を下に押し、大腿を内転させる）。

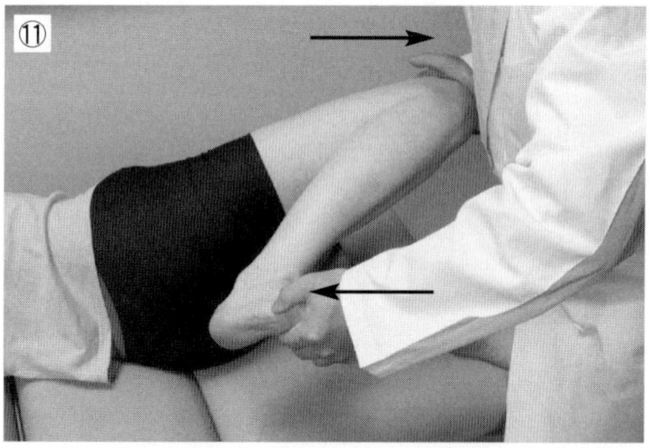

⑪術者は右手で患者の膝を、左手で足指をつかんで足を背屈させ、右手で患者の大腿を後方（術者の側）に引っ張ると同時に、左手で足を前方に押す。

⑫術者はもう一度⑨と同じ手技を施した上で、両手の母指で仙骨部の筋肉を揉みほぐす（①と同様）。

■治療法3

患者の姿勢：背臥位

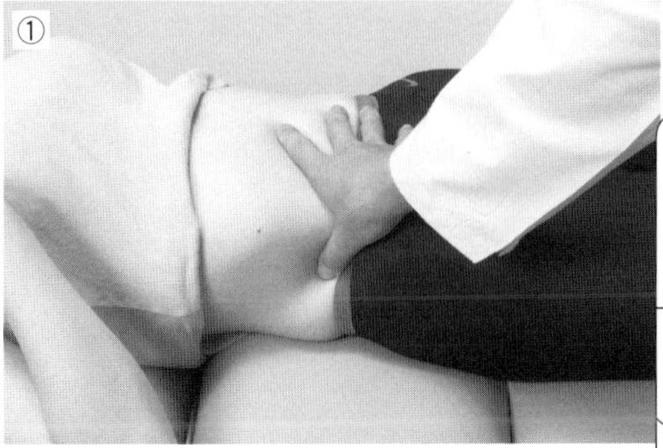

①術者は右手の母指で右側腹部の帯脈（図8-6）を押し揉んで、筋の緊張をほぐす。右の帯脈への手技が終了したら、続いて左の帯脈を押し揉む。

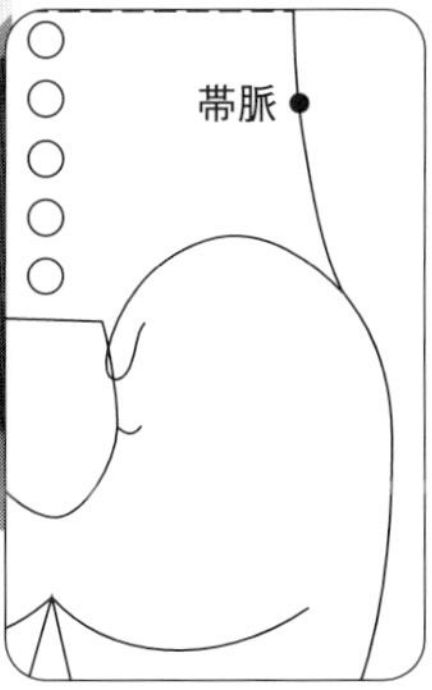

図8-6　帯脈（腰部）

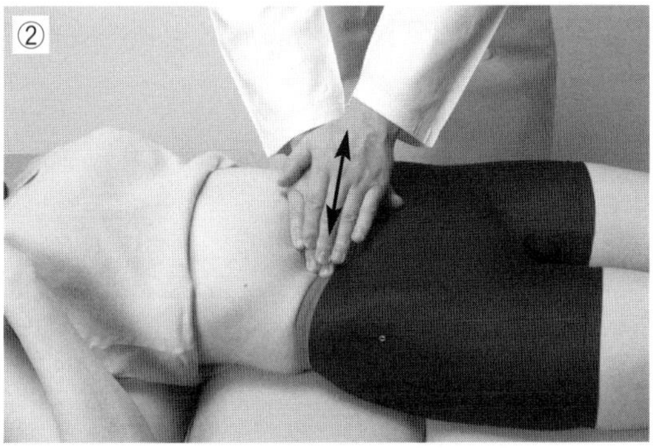

②術者は両手を重ねて臍部に当て、両手を左右に揺らすように揉む。

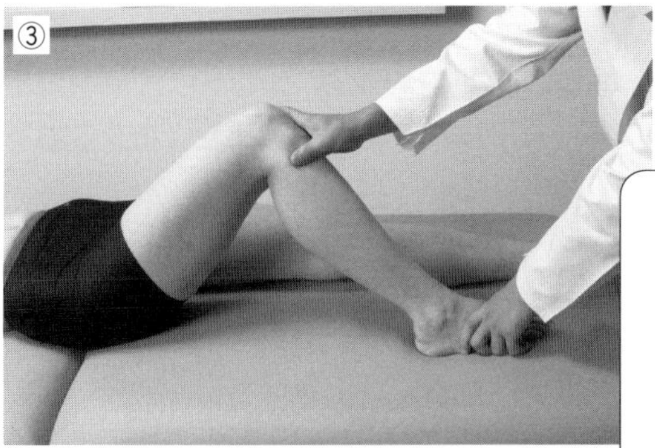

③術者は患者の右膝を持ち上げて、膝を少し屈曲させ、右手の母指で足三里（図8-7）を押圧する。足三里を押した後、右手の母指で足三里の下方、下腿外側の胃経（図8-7）のラインを上から下へ順に押していく。

術者は次に陽陵泉（図8-7）を押圧して、陽陵泉の下方、胆経（図8-7）のラインを上から下に押していく。

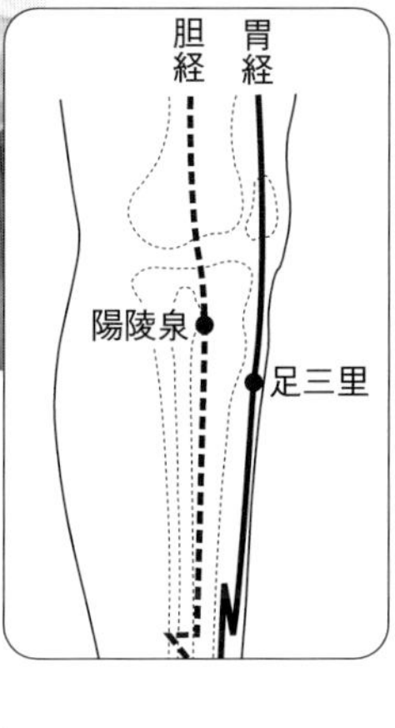

図8-7　足三里、陽陵泉、胃経、胆経（下腿外側）

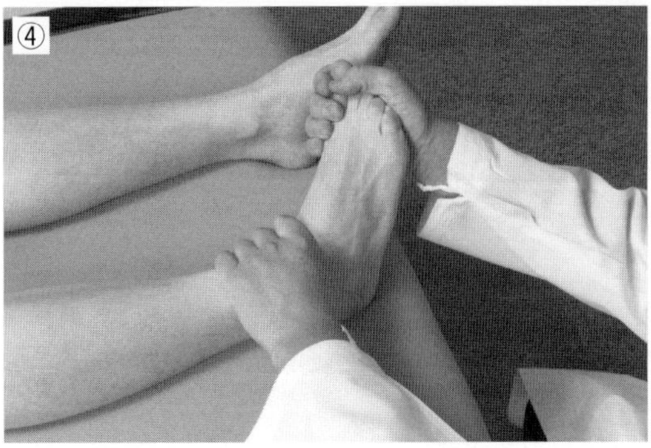

④術者は患者の右膝を伸展させ、通常の背臥位に戻す。そして、左手で患者の右の足関節を持ち、右手で足指をつかみ、ぐるぐるとリズミカルに足首を回す。次に、右手で足指を屈曲させる。そして、さらに足首を回す。

右足に対する施術が終わったら、続いて左足に対して同様の手技を施す。

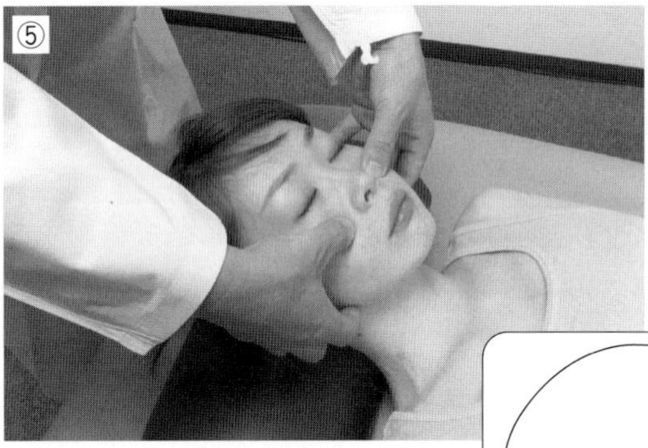

⑤術者は四白（図8-8）の下にある「腰痛点」（図8-8）と呼ばれる阿是穴に刺激を加える。すなわち、右手の母指を右頬の腰痛点に、左手の母指を左頬の腰痛点に当て、両手の母指の指腹を小刻みに震わせるようにして押し揉む。

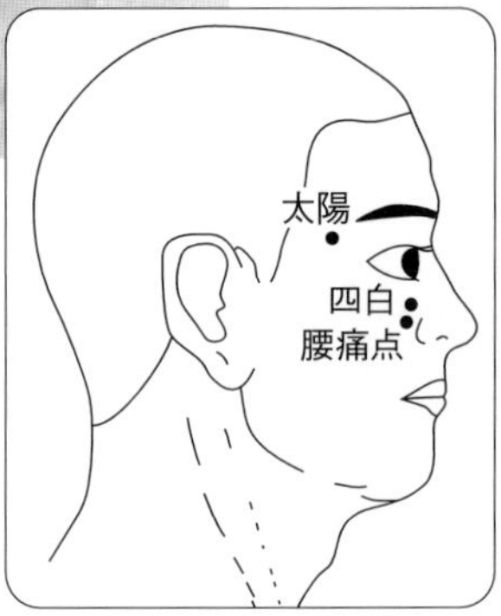

図8-8　四白、腰痛点、太陽

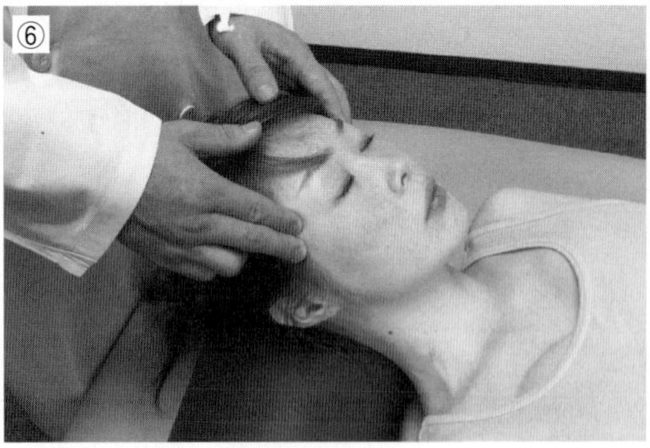

⑥術者は患者の太陽（図8-8）に両手の示指と中指を当て、それぞれ二指を震わせるようにして押し揉む。

9 ぎっくり腰

重い物を持ち上げようとした時、腰を捻った時、顔を洗っている時、歯を磨いている最中にくしゃみをした時などに急に起こる腰痛の発作で、日本では「ぎっくり腰」、西洋では「魔女の一撃」と呼ばれている。疼痛性の側弯を呈したり、腰を伸展できないために前屈みの姿勢になりやすい。歩行や立つこともできなくなるほど、激しい痛みをともなうケースもある。

ぎっくり腰の原因には、腰椎椎間板ヘルニア、脊椎腫瘍、腰椎圧迫骨折など脊椎の疾患や損傷によるものもあるが、脊椎に異常のないぎっくり腰は、筋肉が炎症を起こした筋筋膜性のぎっくり腰と、腸の硬直化とそれにともなう内臓体性反射に起因するぎっくり腰に大別される。腸の硬直化によるぎっくり腰は、腸を支配している自律神経のバランスが崩れることで、腸の硬直化が起こり、そんな腸の求心性の興奮が対応する筋肉群に影響を与え、筋の過緊張、痛みなどの症状を引き起こすのである。

鑑 別 法

ぎっくり腰は、通常の日常生活動作やクシャミやせきをした時に起こるが、そのうち重量物を持ち上げようとした瞬間、または腰を捻った瞬間に起こるぎっくり腰は筋筋膜性の急性の腰痛発作であるケースが多い。一方、顔を洗っている時にクシャミをしたり、せきが出た途端にギクッとくる類のぎっくり腰は、腸の硬直化によるものが多い。また、頻繁に（年に何度も）発作が起こる場合も、腸の硬直化によるものである可能性が高い。

筋筋膜性のぎっくり腰は、腰の筋肉か筋膜が炎症を起こしたものなので、腰部のどこか１ヵ所にはっきりとした痛みがある。また、発作が起こる前に、殿部の筋肉が重く感じることがある。

筋筋膜性のぎっくり腰は、歩き方にもはっきりとした特徴がある。アキレス腱を重く感じて、歩く時に踵が上げにくくなり、歩行時に足を地面からあまり上げられなくなって､摺り足で歩くようになるのである。しかも、歩行時の姿勢が、痛みのために椅子に座っているような姿勢、すなわち、腰が落ちて、膝が曲がり、上体が前屈みになった姿勢になる。

一方、胃腸の硬直化に起因するぎっくり腰は、背部から腰部の胸椎・腰椎の周囲、特に肩甲骨と肩甲骨の間が非常にこっている。また、胃の上部もこっていて、患者が食物を食べづらいといった傾向もある。

治療のポイント

腰に痛みがあるからといって、腰部にばかり手技を施すのではなく、背部、大腿、下腿など周辺の筋肉に手技を施し、周囲の筋肉の緊張もほぐす必要がある。また、腸の硬直に起因する症状の場合は、腰部へ手技を施す前に、まず腸の緊張を緩めないと、ぎっくり腰に対する即効性のある治療は望めない。そこで、まず最初に腹部の緊張を緩めるための手技を施さなければならない。

刺激を与える経穴の中では、風市（図9-1）は腰痛、志室（図9-3）は腰背部の痛みに効果的で、環跳（図9-4）はぎっくり腰によく効く経穴として知られている。

一方、期門（図9-4）は肝臓の疾患、大横（図9-4）は便秘や下痢など腸の疾患に効果的で、頬車（図9-2）も胃腸に効果的な刺激を与えられる経穴の1つである。また、委中（図9-1）も消化器系の病変に効果的な経穴として知られている。

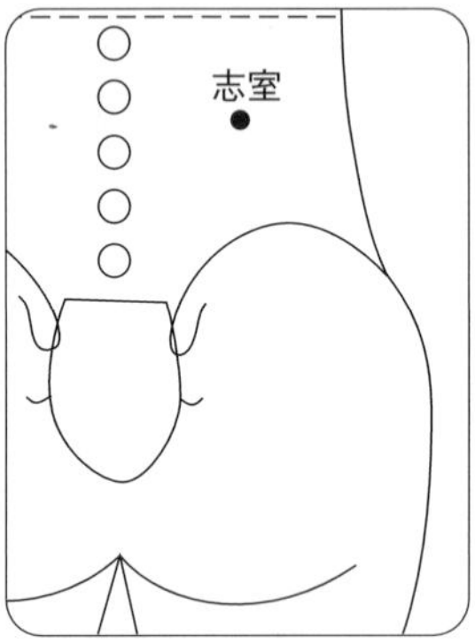

図9-3　志室（腰部）

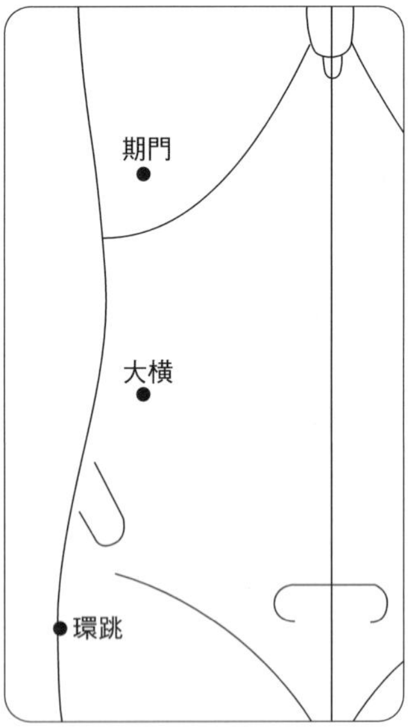

図9-4　環跳、大横、期門（体幹前面）

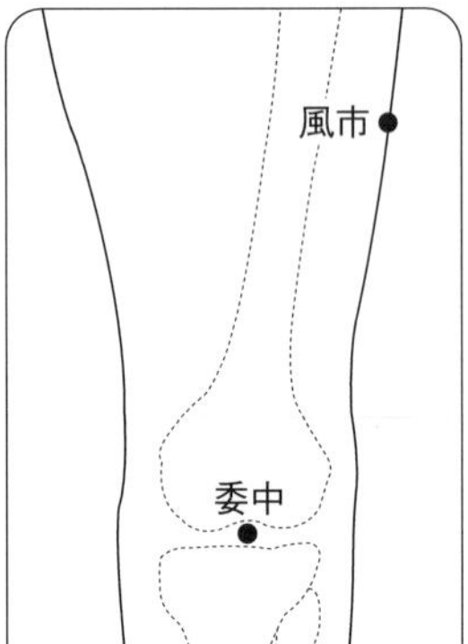

図9-1　風市、委中(大腿後面)

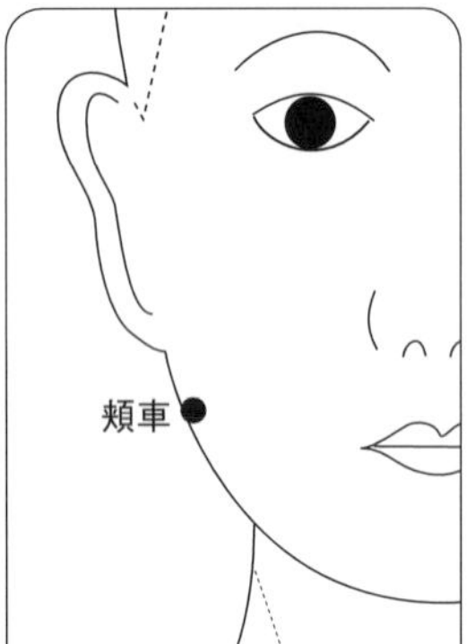

図9-2　頬車

■治療法1 ………………………………………………

患者の姿勢：背臥位で、膝の下にクッションを置いて、いくぶん膝を屈曲させる（ぎっくり腰の患者は膝を伸展した通常の背臥位は辛いので、膝の下にクッションを入れて、腰に負担のかからない姿勢にする必要がある）。

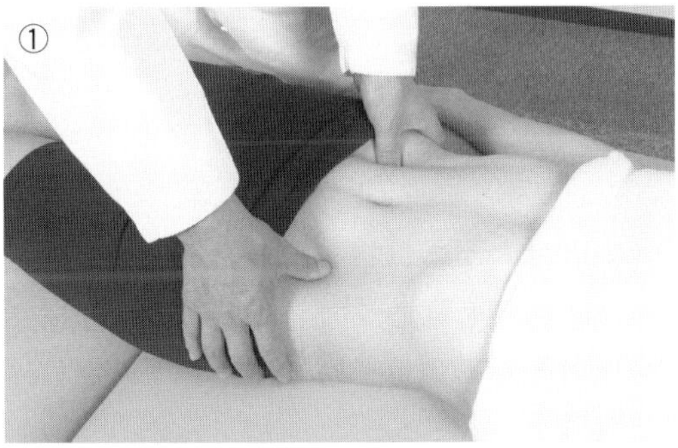

①術者は左右の大横（図9-4）に両手の母指を当て、大横を押し揉んで緊張を緩める。

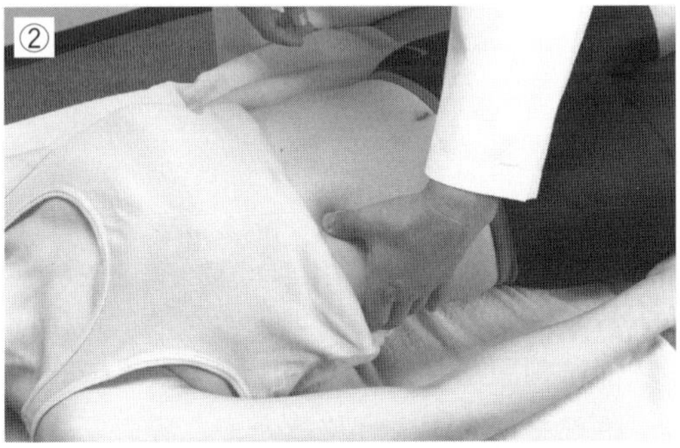

②術者は右の期門（図9-4）に左手の母指を当て、指を震わせるようにして揉む。続いて、左の期門に右手の母指を当て、指を震わせるようにして揉む。

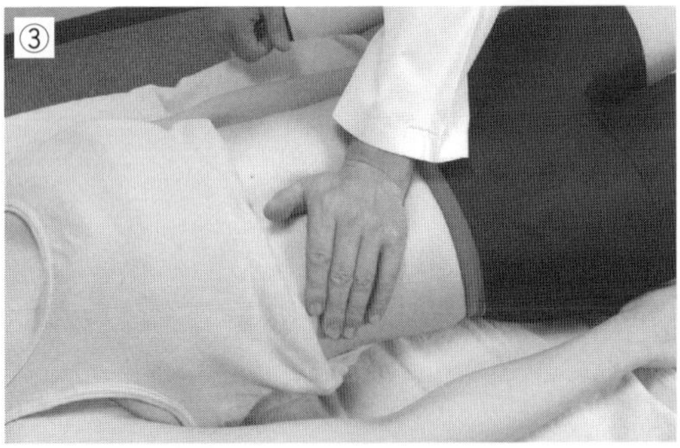

③術者は肋骨の下縁に沿って、片手の手根部と母指で側腹部を押し揉んで、腹部の緊張を緩める。

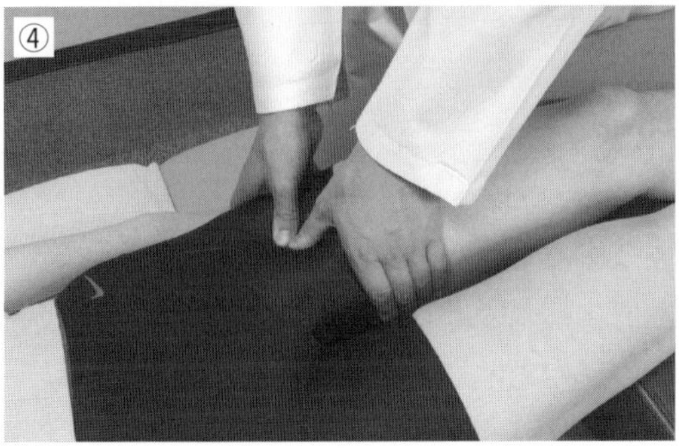

④術者は両手の母指を左大腿の上部に当て、大腿四頭筋の筋腹を起始から停止の方向に向けて軽く押し揉む。左大腿への手技を終了したら、次に右の大腿四頭筋に同様の手技を施す。

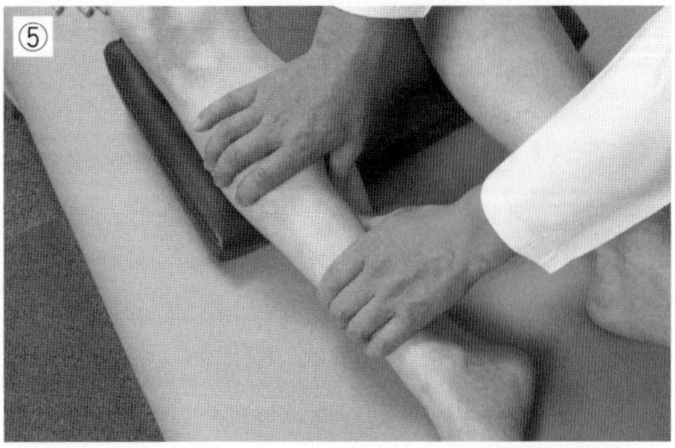

⑤術者は両手の母指を右のふくらはぎに当て、膝蓋の下方から足関節の方向に向けてふくらはぎの筋肉を軽く押し揉んでいく。右ふくらはぎへの手技終了後、続いて左ふくらはぎに同じ手技を施す。

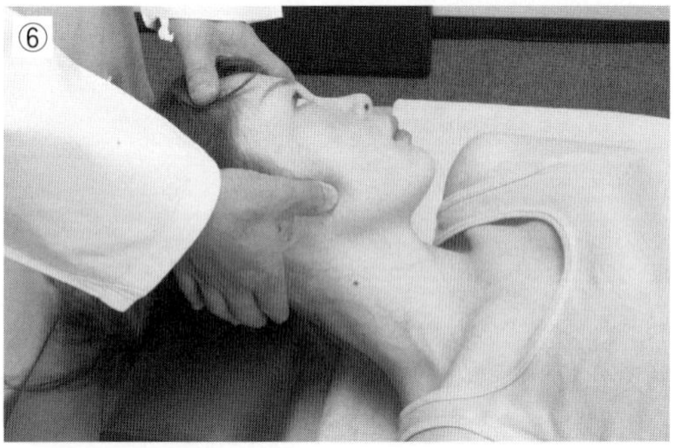

⑥術者は右手の母指で右の頬車を円を描くように押し揉む。続いて、左手の母指で患者の左の頬車を円を描くように押し揉む。

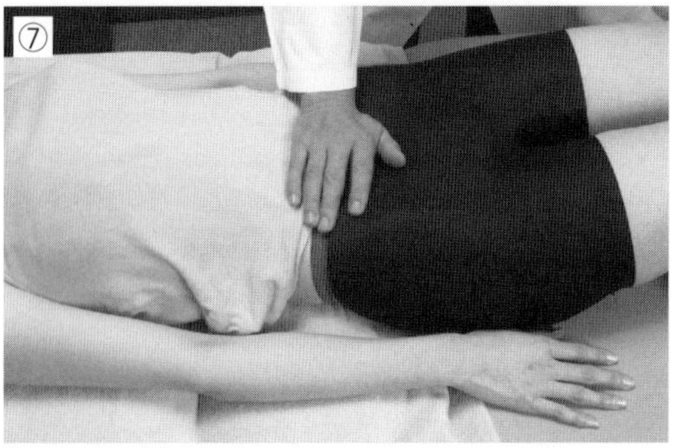

⑦術者は患者の腹部に手を戻して、再度腹部に刺激を与える。右手掌を使って主に臍部を揺らすように揉んで、腸の緊張を緩める。

■治療法2

患者の姿勢：側臥位（患者が自力で姿勢を変えようとすると、かなりの苦痛をともなうので、術者が手を貸し、まず左手でゆっくり肩を押して患者の上半身を横向きにさせ、次に右手で患者の片側の膝をもう片方の膝の上に乗せ、両手で腰と背中を押して側臥位にして、最後に肩の位置も調節する）。

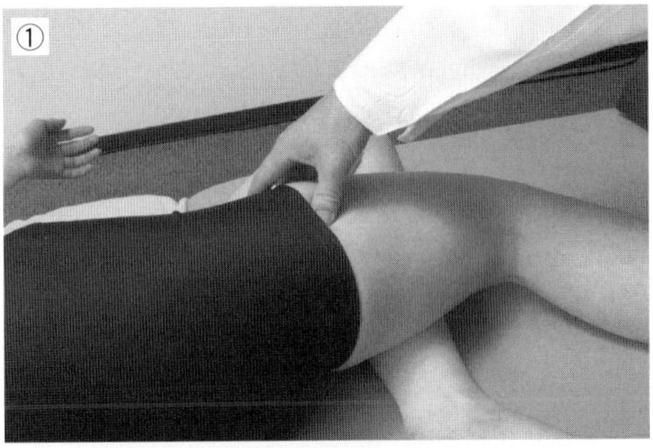

①術者は右手を右大腿の風市（図9-1）に当て、右手の母指で円を描くように押し揉んで緊張をほぐす。

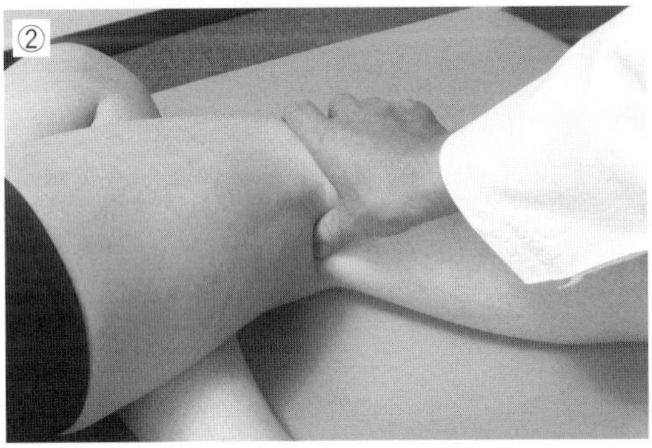

②術者は右手の母指を右膝窩の委中（図9-1）に当て、右手の母指で押し揉む。委中に対する手技を終了したら、続いて術者は右手の母指で右のふくらはぎの筋肉を委中の下方から足関節の方向に向けて軽く押し揉んでいく。

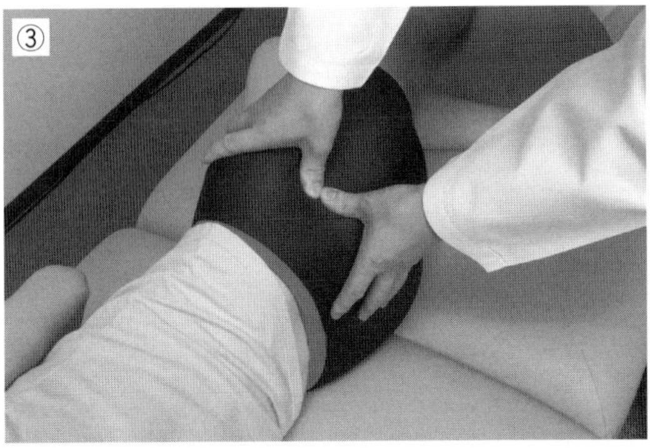

③術者は両手の母指を右の環跳（図9-4）に当て、軽く押し揉む。

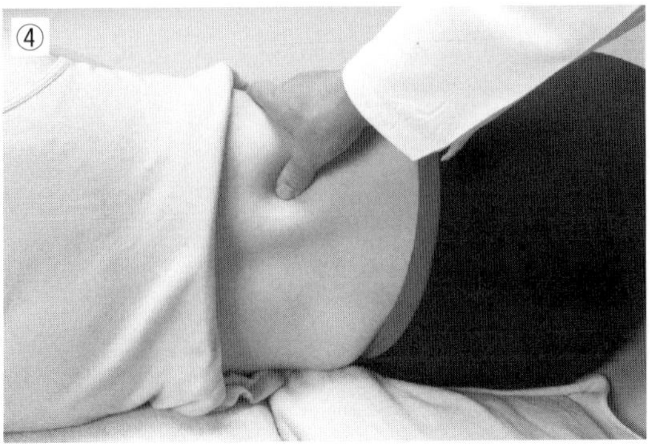

④術者は右手の母指を右の志室（図9-3）に当て、直線的に押圧する。

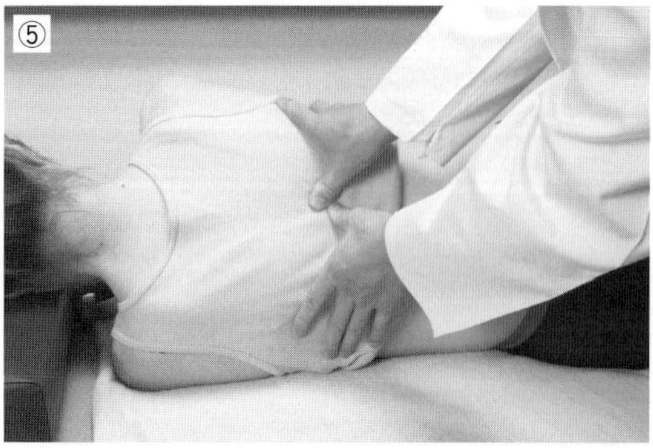

⑤術者は両手を患者の背部に当て、両手の母指で押圧したり、片手の手掌で揉んで、背部の筋肉の硬直を緩める。

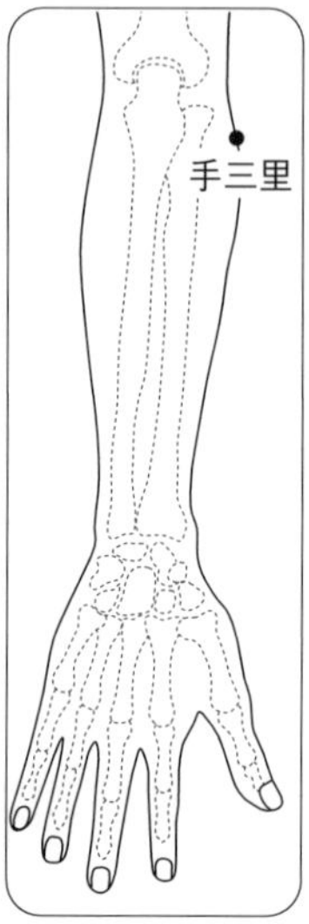

図9-5 手三里
（前腕後面）

⑥術者は右手で患者の手関節を持ち、左手の母指を手三里（図9-5）に当て、円を描くように指先を動かして押圧する。

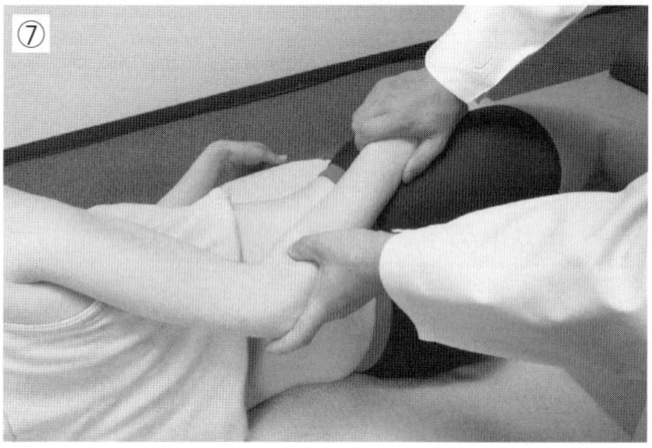

⑦再び術者が手を貸して左側を上にした側臥位に変えて、左の風市と委中、左のふくらはぎ、左の環跳、左の志室に①～④と同様の手技を施し、さらに左手の手三里に⑥と同様の手技を施す。

■治療法3

患者の姿勢：椅子座位（患者の症状がかなり軽快している場合は、自力で側臥位から起き上がり、椅子に座るよう指示する。それが困難な場合は、術者が手助けして椅子に座らせる）。

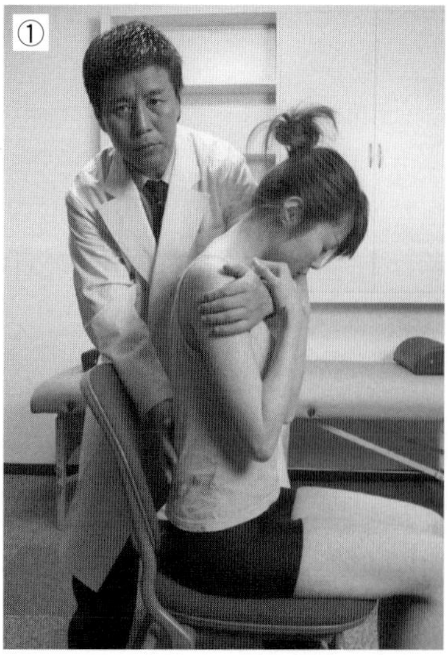

①術者は患者の胸部に左腕を回し、前腕を鎖骨の上に沿わせて、手で肩峰をつかみ、右手掌を患者の腰部（ベルトのやや上方）に当てる。この状態で、患者はできるだけ身体をリラックスさせ、両手で術者の鎖骨にまわした前腕をつかみ、胸腰部を力を入れずに前屈させる。

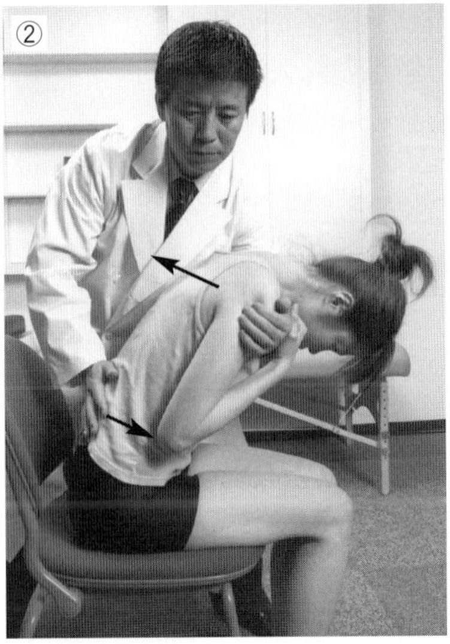

②続いて、患者は力を入れて胸腰部を前屈させ、同時に術者は鎖骨にまわした前腕で抵抗を加えながら、腰に当てた手で患者の臍の方向に向けて腰を押す。5～10秒間経過したら、患者に力を抜くよう指示を与え、同時に力を抜く。

■治療法4

患者の姿勢：腹臥位で、足背にクッションを置いて、足をやや底屈、膝をいくぶん屈曲させる。

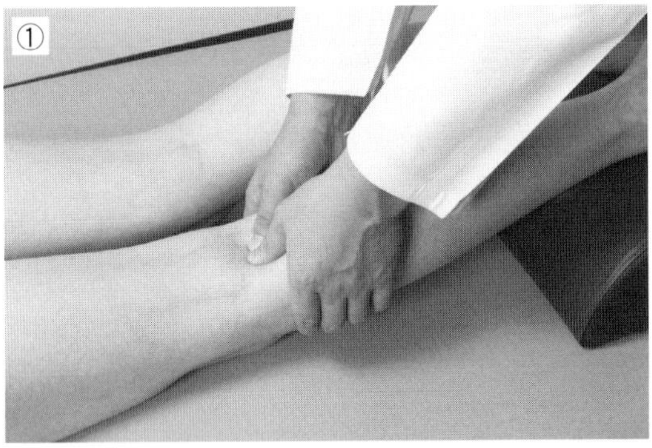

①術者は両手の母指を左の委中に当て、母指を揃えていくぶん強めに委中を押す。左膝の委中に対する手技が終了したら、続いて右の委中を押圧する。

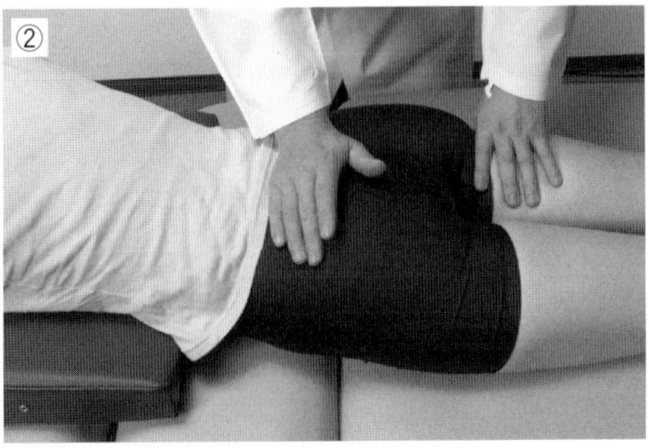

②術者は患者の腰部に右手を当て、腰椎の棘突起に沿って尾側に向かって腰部を押し揉んでいく。大きく手を動かして揺らしながら押し揉むようにする。

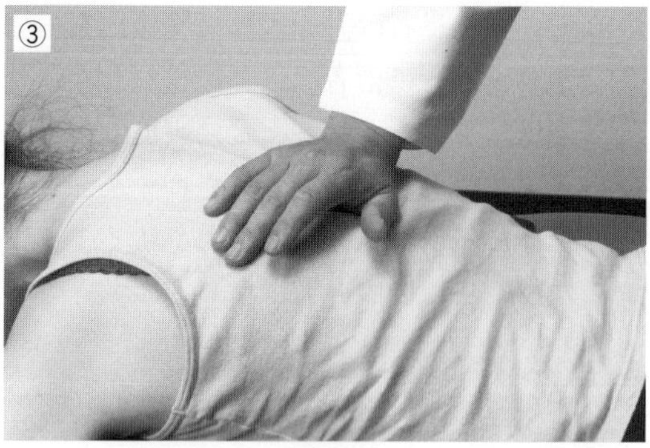

③術者は右手を肩甲骨と肩甲骨の中間に当て、胸椎の棘突起の上を両手の手根部で円を描くように押し揉む。

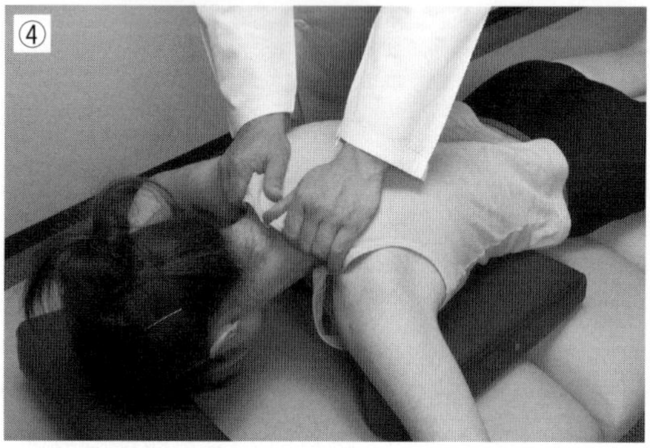

④術者は両手の手掌全体を用いて、患者の肩を揉む。

⑤再び患者の腰部に②と同じ手技を施す。

⑥最後に、①と同じ手技を再度行う。

※特に重度の患者の場合は、治療法4の手技を、交互に何度か繰り返す。

10 変形性股関節症

関節軟骨の磨耗、変性など退行性変化、骨硬化、骨棘の形成など増殖性変化を特徴とする疾患で、原因となる疾患があって、それに続いて起こる二次性股関節症と、原因となる疾患がはっきりせず、加齢にともなって起こると考えられる一次性股関節症とに大別される。

二次性股関節症の原疾患には、股関節の亜脱臼、臼蓋形成不全、先天性股関節脱臼などがある。日本では二次性の亜脱臼性股関節症が多く、患者は男性よりも女性に多くみられる。

初期の段階では運動時痛が中心で、運動の開始時や長時間歩いた後に痛みを感じるだけだが、病状が進むと痛みは持続的になり、安静時や就寝時にも痛みを感じるようになる。また、痛みは主に股関節痛だが、大腿部、腰部、殿部、背部に痛みが広がる場合も多く、坐骨神経が走行する大腿後面に痛みが生じるケースもある。

初期の段階では関節の可動域制限はあまりないが、病状の進行にともなって次第に屈曲、伸展、内旋、外転に可動域制限が認められるようになり、あぐらをかいたり、股を広げることなどが困難になる。また、痛みを避けようとするための逃避性の跛行、周囲の筋肉の筋力低下による跛行などが出現する。しかも、臼蓋形成不全が存在し、関節軟骨が磨耗すると、一層亜脱臼がひどくなるため、患側の下肢がやや短くなる場合が多い。

鑑　別　法

坐骨神経痛や腰椎椎間板ヘルニアなどでも、股関節に痛みがあらわれるケースが多いので、これらの疾患との鑑別が重要になる。その際、かなり歩行が困難な場合は変形性股関節症だと判断して間違いはないが、さほど歩行が困難でなく、疼痛性の跛行もない場合に腰椎椎間板ヘルニアとの鑑別が重要となる。

この２つの疾患の明確な相違点は、腰椎椎間板ヘルニアの場合は痛みだけでなく、しびれをともなうケースが多いが、変形性股関節症はしびれを伴うケースはほとんどないということである。

また、変形性股関節症も坐骨神経痛(P106)と同様、大腿部などに痛みがあらわれるケースはあるが、坐骨神経痛が基本的に坐骨神経の走行に沿って痛みが出るのに対して、変形性股関節症は坐骨神経の走行に沿って痛みが生じることはほとんどない。

治療のポイント

まず大殿筋や梨状筋、大腿部の筋など股関節の周囲の筋肉を刺激して、筋肉の血流をよくすることが大切である。股関節によく人工関節を置換するが、それは大腿骨骨頭の頚部は構造上血管の分布が限られており、酸素と栄養の補給が少ないため、骨頭が壊死するケースが多いからである。従って、大腿骨の骨頭に酸素と栄養を補給できるよう、まず周囲の筋肉の血液の循環を改善することが重要なのである。また、関節に支障があっても、周囲の筋肉が萎縮して、筋力が低下しなければ、筋肉が関節をカバーすることができるからである。

特に、大腿部の筋肉は鬱血しやすいので、丹念に手技を施し、血流を改善しなければならないし、アキレス腱もかなり緊張しているので、揉んで緊張をほぐす必要がある。

可動域制限がひどく、患者が自動的に外転、屈曲、伸展などの動きができない場合が多いので、術者が股関節を外転、伸展などをさせる他動運動も重要なポイントとなる。

なお、変形性股関節症には、片側性と両側性とがある。治療法では、片側性を想定して、患肢の側に対する治療法を説明しているが、両側性の患者に対しては片側だけでなく、左右の下肢に対して同じ手技を施す必要がある。また、片側性の場合も、患肢をかばっているうちに、他側になんらかの症状があらわれているケースが多いので、できれば患肢だけでなく、両方の下肢に対して施術することが望ましい。

■治療法1

患者の姿勢:患肢を上にした側臥位(両側性の場合は、まずどちらかの側を上にした側臥位で以下の①から⑫の手技を施し、次に反対側を上にした側臥位で同じ手技を施す)。

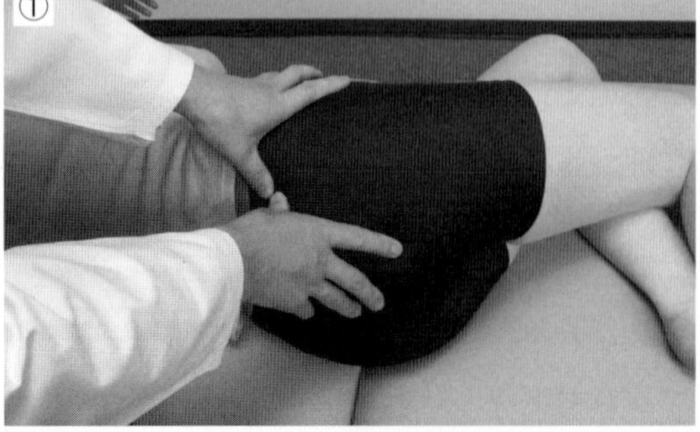

①術者は患側の腸骨陵を、両手の母指で押し揉む。続いて、両手の母指で仙骨を満遍なく押し揉み、最後に第3腰椎、第4腰椎、第5腰椎の順で腰椎を押し揉む。

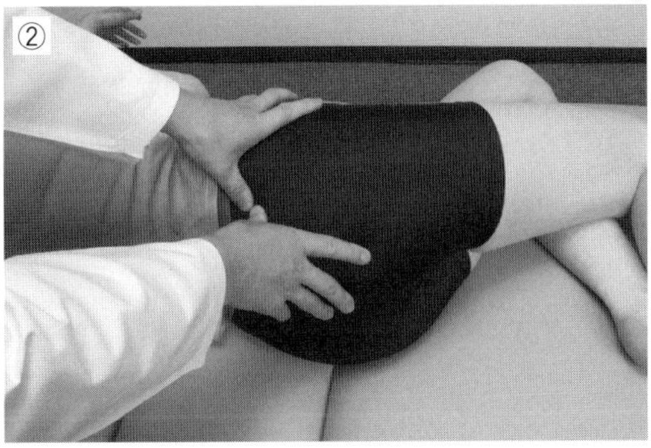

②術者は患側の大腿側面にある環跳（図10-1）の周囲を、両手の母指で揉みほぐす。

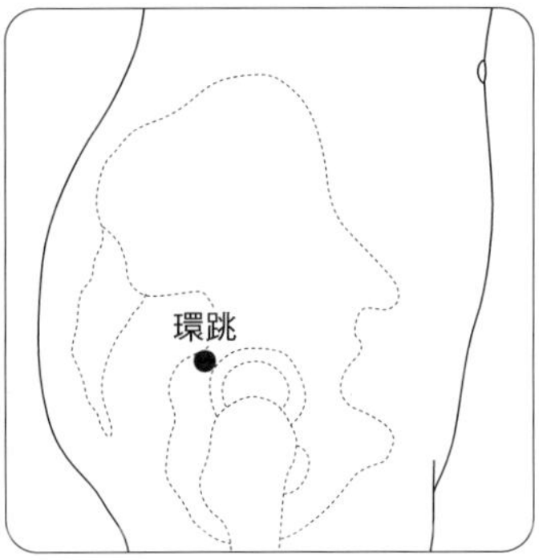

図10-1　環跳
（体幹側面）

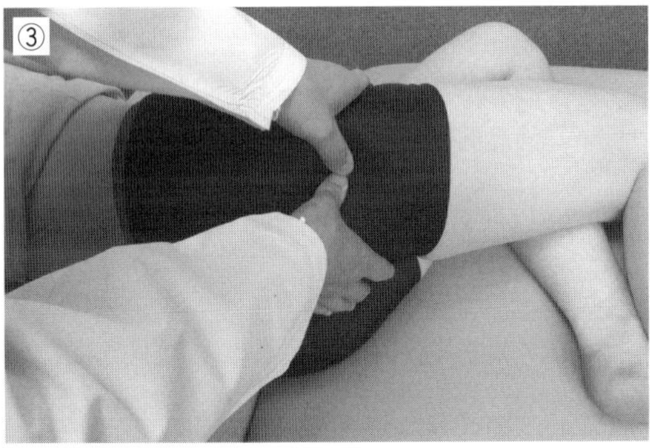

③術者は患側の大転子の後方を、両手の母指で揉みほぐす。

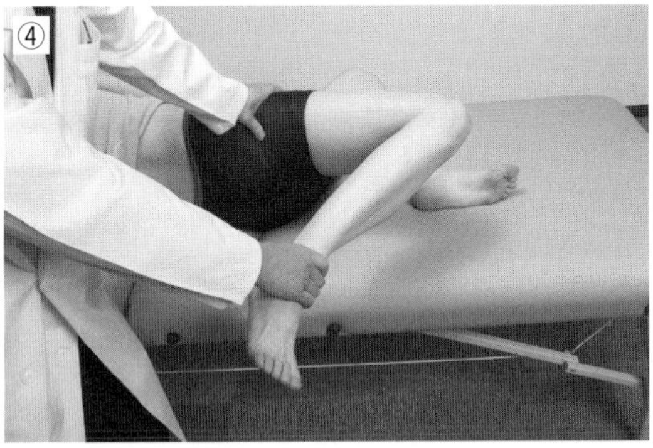

④術者は右手で患側の膝をつかんで、いったん大きく膝を持ち上げ（股関節を外転させ）、膝を約90度屈曲させる。この状態で、今度は右手で患者の足関節をつかんで、下肢を後方（術者の側）に引いて、他動的に股関節を伸展させると同時に、左手の母指で環跳を押圧する。後方に引いては、力を緩め、これを何度も繰り返しながら、経穴を押す。その際、患側の下肢と他側の下肢との間ができるだけ開いた状態、すなわち患側の股関節が大きく外転した状態にする。

こうして、股関節の可動域を広げながら、股関節の血液の循環を改善する。

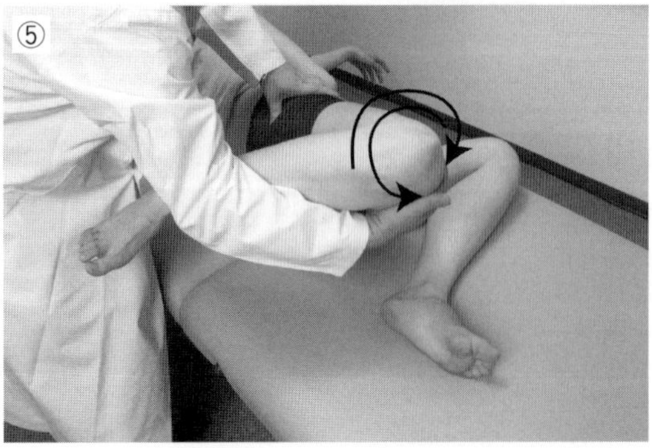

⑤股関節を外転、膝を屈曲した④の状態から、術者は右手で患側の前膝部を持って、ゆっくりと円を描いて他動的に膝を回し、股関節を回転させる。この動作を何度も繰り返す。

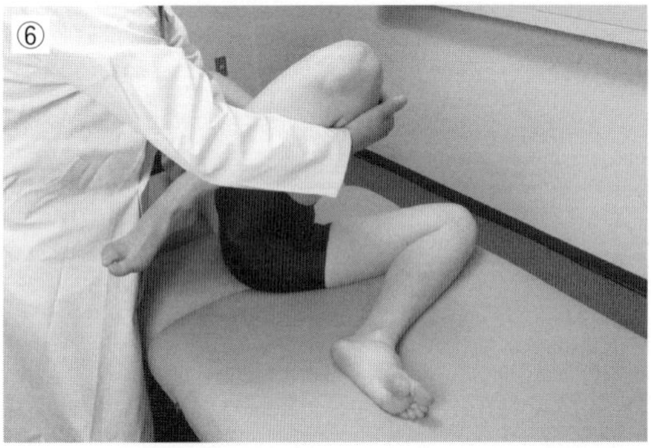

⑥術者は右手で患側の前膝部を持ったまま、大きく膝を持ち上げ、他動的に股関節を外転させ、続いて股関節を内転させる。この動作を繰り返しながら、左手で環跳を押圧する。

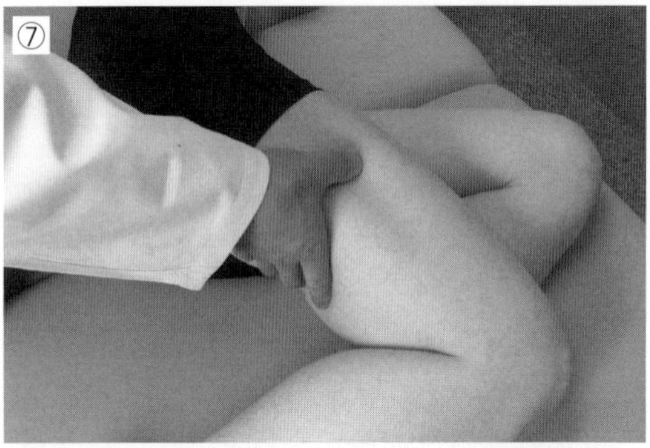

⑦術者は右手の母指を風市（図10-2）に当て、小さく円を描いて押し揉む。

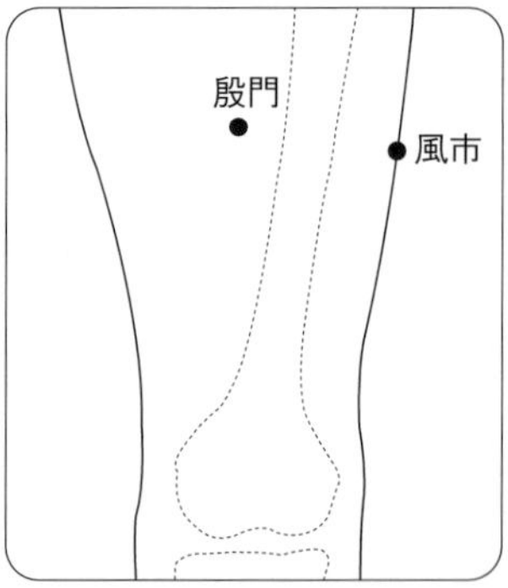

図10-2 風市、殷門（大腿後面）

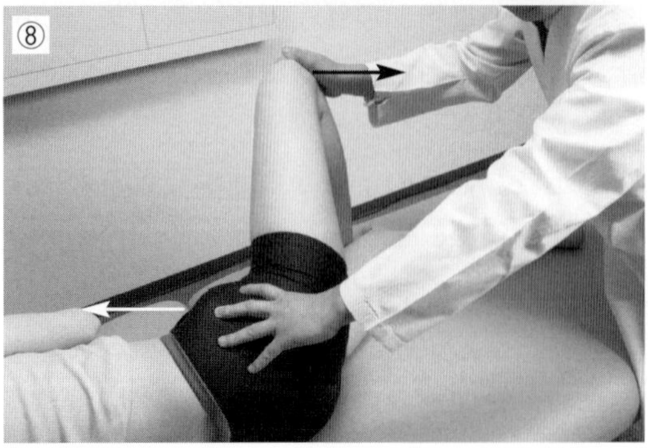

⑧術者は右手で患側の膝を持って少し持ち上げ（股関節を外転させ）た上で、患側の下腿を健側の膝の前方に出し、膝を屈曲させ、足底がベッド上に付いた状態にする。この状態で、左手を殿部に当て、右手で膝を後方（術者の側）に引くと同時に、左手で殿部を前方に押す。この動きを何度か繰り返した後、左手の母指で殿部の筋肉を揉みほぐす。

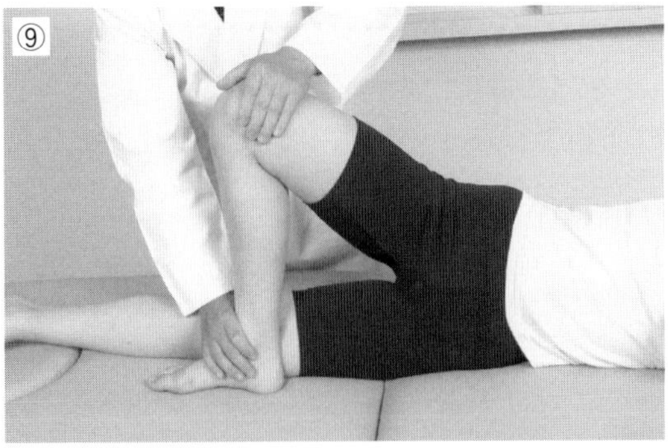

⑨膝を屈曲させ、足底がベッドの上についた状態のまま、術者は右手で患者の足首を持ち、左手を膝に当て、右手で足を押さえて固定するとともに、左手で膝を手前（術者の側）に引いて股関節を外旋させる。

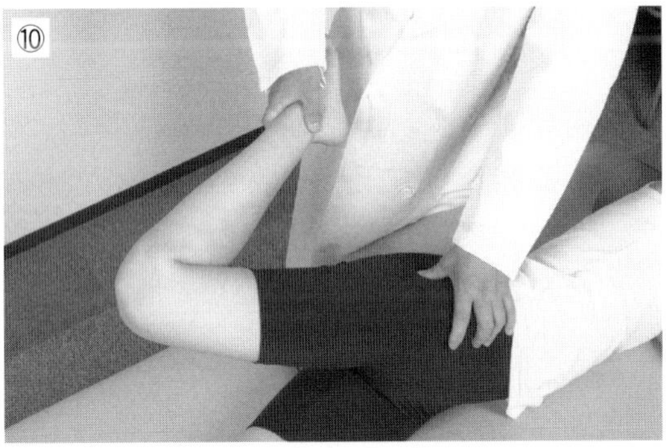

⑩術者は患側の大腿部を他側の大腿部に重ね、右手で患側の足関節をつかんで後方（術者の側）に引き、膝を最大限に屈曲させ、股関節を伸展させる。と同時に、左手の母指で環跳の周囲の筋肉を揉みほぐす。④では股関節を外転させ、両膝の間が開いた状態にしたが、⑩では股関節は外転させず、両膝の間は開かないようにする。

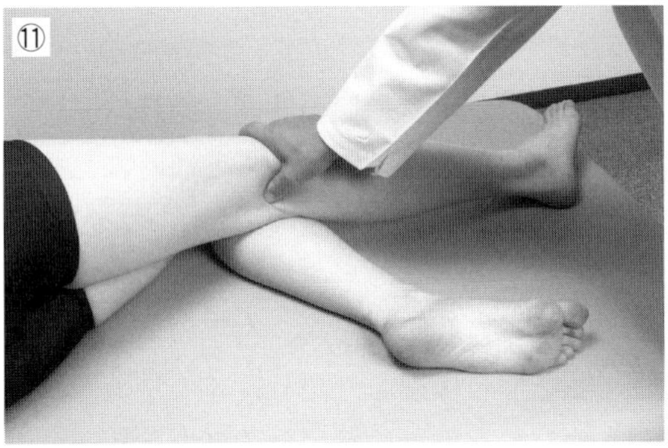

⑪術者はまず後方に引いていた患肢を元に戻し、患側の下肢をあまり屈曲させずに他側の下肢の上に重ねた上で、右手の母指で委中（図10-3）を押し揉む。

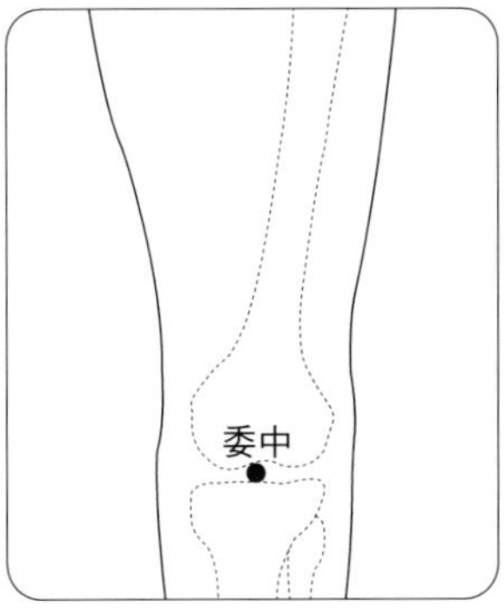

図10-3　委中
（大腿後面）

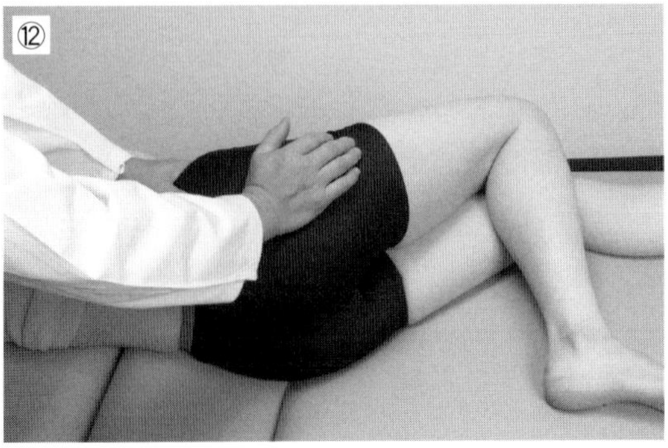

⑫術者は健肢はやや伸展させ、患肢を約90度屈曲させた状態にして、右手を大転子の上に当て、手根部で大転子の周囲の筋肉を揉む。まず術者からみて前後に小刻みに手根部を動かして揉み、次に左右に小刻みに手根部を動かして刺激する。

■治療法2

患者の姿勢：背臥位で、患側の膝の下にクッションを当てる。

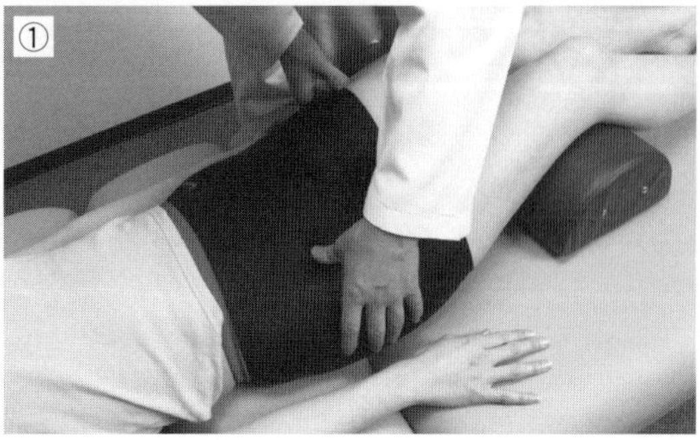

①術者は左手の母指で患側の鼡径部をひととおり押し揉む。

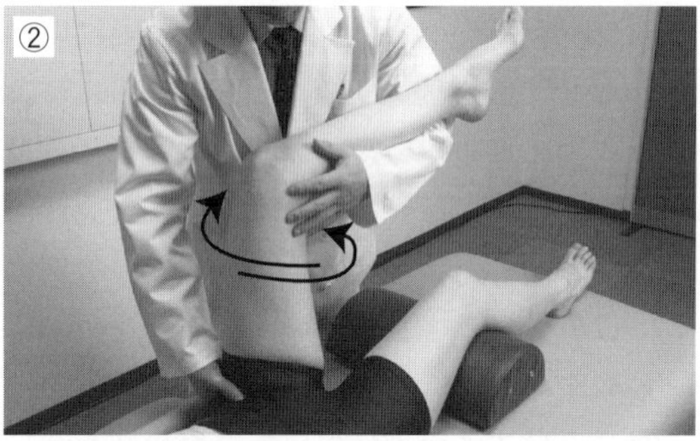

②術者は左手を患側の膝の裏側に当て、大きく膝を持ち上げ（膝を約90度屈曲させ）、左手をゆっくり回して、股関節を回転させると同時に、右手で鼡径部を押圧する。

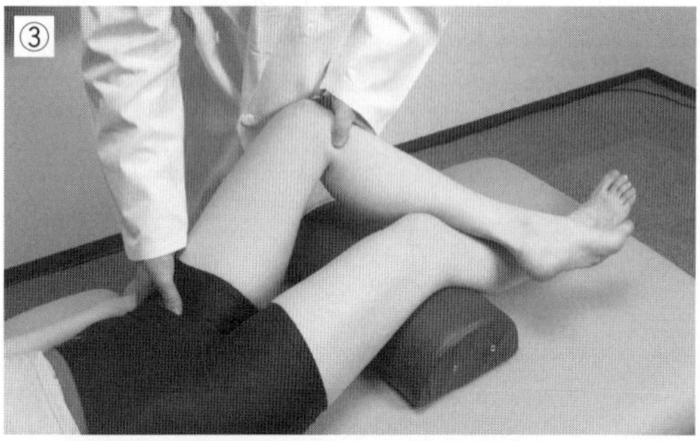

③術者は左手で患側の膝関節を持って、患側の股関節を外旋させると同時に、膝を屈曲させて他側の膝の上に置き、左右の下肢で４の字の形を作る。この状態をしばらく持続しながら、右手の母指で鼡径部を押し揉む。ただし、４の字の形に固執して、患者に無用な苦痛を与えないよう注意しなければならない。

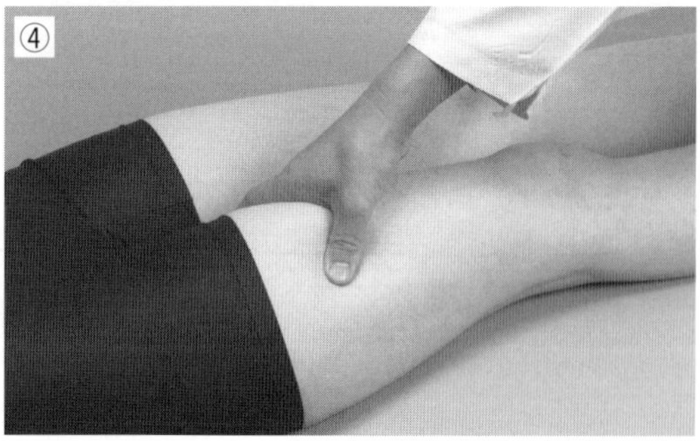

④まず患側の膝を伸展させ、膝の下のクッションもはずして、通常の背臥位の状態にした上で、術者は主に右手の母指で大腿部の筋肉を揉みほぐす。

■治療法3

患者の姿勢：腹臥位

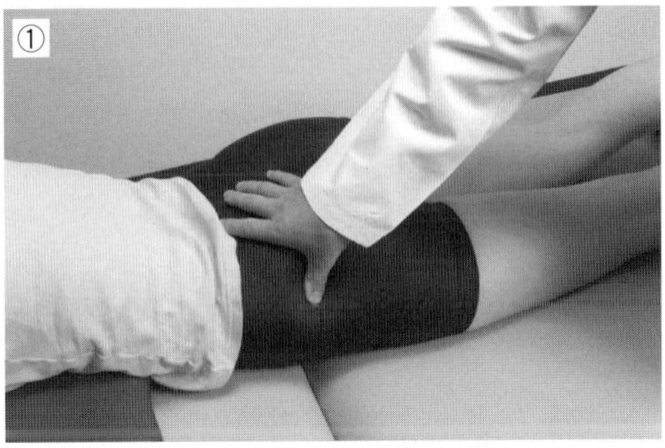

①術者は右手の母指で大殿筋を満遍なく揉みほぐす。

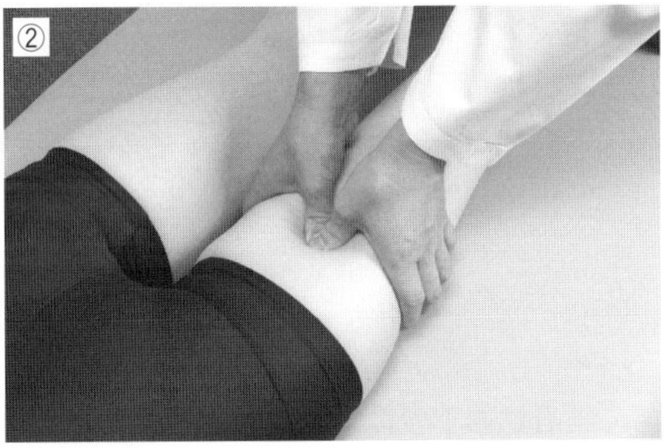

②術者は両手の母指を重ねて殷門（図10-2）に当て、この経穴を押圧する。

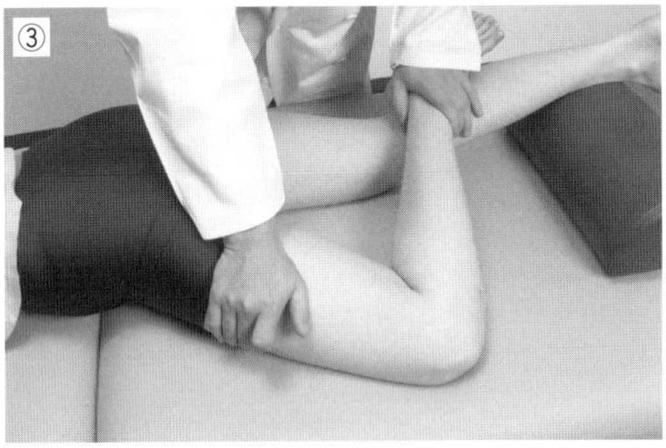

③まず患側の股関節を外旋させ、膝を屈曲させ、足を他側の後膝部に乗せた状態にして、右手で大転子の周囲の筋肉を押し揉む。

続いて、術者は右手を患側の大腿外側の上部に当て、上から下へ大腿外側の筋肉を手根部で揉みほぐして、血液の循環を改善する。

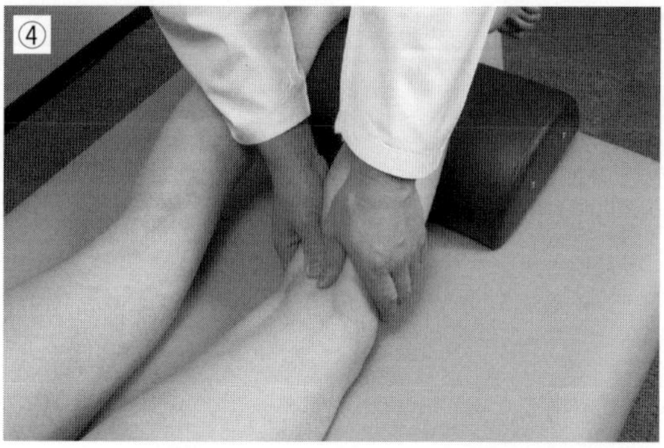

④まず股関節を外旋、膝を屈曲させた状態から通常の腹臥位に戻して、術者は両手の母指を患側の委中に当て、丁寧に押し揉む。

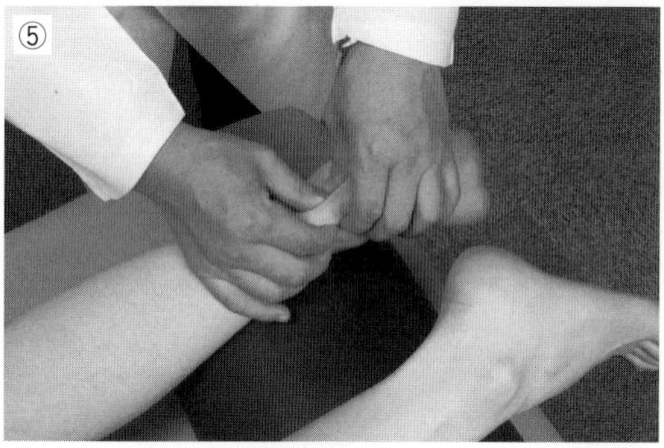

⑤術者は両手の母指を患側のアキレス腱の外側、残る八指を内側に当て、両手の手指でアキレス腱を挟んで揉みほぐす。

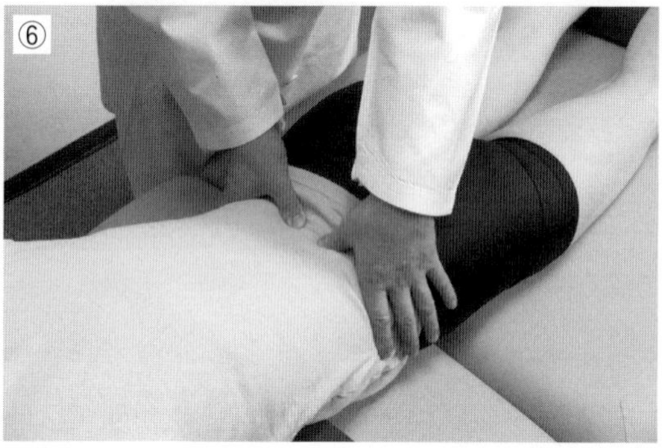

⑥術者は両手の母指を腰椎に当て、第３腰椎、第４腰椎、第５腰椎を押し揉み、続いて右手を患側の腰部に当て、手掌で腰部を満遍なく揉みほぐし、血液の循環を改善する。

11 股関節炎（単純性股関節炎）

股関節に痛みが生じる他、大腿部や膝の痛みを訴えるケースもある。患肢が外転・外旋位をとり、屈曲位での内旋が制限される傾向にある。また、痛みによる逃避性跛行がみられ、伸展や外転もかなり制限される。腰椎椎間板ヘルニアや坐骨神経痛も股関節に痛みがあらわれるケースがあり、しかも制限される動きが似通っている場合もあるので、変形性股関節症と同様、腰椎椎間板ヘルニアや坐骨神経痛との鑑別が重要である。また、腫瘍による坐骨神経痛との鑑別も必要である。

鑑 別 法

腰椎椎間板ヘルニアは膝が笑う、すなわち膝の力が抜けて、膝がガクガクするケースが多いが、股関節炎の場合は膝が笑うことはあまりない。また、腰椎椎間板ヘルニアの場合、鼡径部が重く、痛いが、股関節炎の場合は鼡径部に症状があらわれるケースは少ない。

股関節炎も大腿部に痛みが出ることはあるが、坐骨神経痛は坐骨神経の走行に沿って痛みが出るのに対して、股関節炎はあまり坐骨神経の走行に沿って痛みが生じることはないので、鑑別はしやすい。

また、腹部の腫瘍が原因で坐骨神経痛の症状が出て、股関節炎と区別がつきにくい場合もあるが、股関節炎は適切な治療を受ければ軽快するのに対して、腫瘍による坐骨神経痛は延々と長引く。つまり、腫瘍を摘出しない限り、完全には治らないのである。しかも、腫瘍による坐骨神経痛は、患部を押すと痛みがひどくなり、痛みを感じる部位が移動するが、股関節炎は痛みを感じる部位が移動するケースはあまりない。

なお、股関節炎に対する治療法は、変形性股関節症に対する治療法（P68～74）を適用する。

12 変形性膝関節症

関節軟骨の磨耗、骨棘の形成、関節の可動域制限などが起こる疾患で、軟骨の磨耗に代表される退行性変化と、骨棘の形成に代表される増殖性変化が特徴である。外傷など明らかな原因によって発症する二次性関節症と、明らかな原因は認められない一次性関節症に大別される。

一次性関節症は発症のメカニズムが完全に解明されたわけではないが、通常肥満と内反膝（O脚）の人がなりやすい。肥満は膝に余分な体重の負荷がかかるため、内反膝は関節軟骨の摩擦を促進するためではないかと考えられる。

運動時痛が主体で、特に歩行の開始時、階段の昇降時、長時間におよぶ歩行で膝に痛みが生じる（安静時痛はあまりない）。基本的には、片側性である。中高年に好発し、特に男性より圧倒的に女性の発症率が高い。高齢化社会の到来によって、増加の一途をたどっている疾患の１つである。

鑑 別 法

変形性膝関節症の患者の多くは、いよいよ膝の内反変形がひどくなり、歩行時に膝を完全に伸展することができなくなる。変形の進行にともなって、膝の周囲の靱帯も癒着し、筋肉なども硬直化して、いわば石膏で固めたようになるので、膝の完全伸展ができなくなるのである。また、膝の伸展が制限されるため、立位の時に膝をやや屈曲して立つようになる（ただし、稀に伸展ではなく、屈曲が制限されるケース、完全伸展と完全屈曲の両方が困難になるケースもある）。

治療のポイント

変形性膝関節症の治療においては、前膝部以上に、後膝部に手技を施すことが重要なポイントとなる。後膝部には下腿や足に向かう多くの神経、血管などが集中しているため、ここを刺激すると、血液の循環が改善され、痛みも軽減するからである。

だが、最初に後膝部を刺激するのではなく、股関節の外側部にある環跳（図12-1）、仙骨孔にある次髎、中髎（図12-2）などを刺激する手技から始めるべきである。膝の痛みにともなって、殿部の筋肉にストレスが溜まり、この部位が鬱血した状態になりやすいからである。また、痛みを避けようとして変則的な歩き方（股関節をあまり動かさない歩き方）をするため、股関節の外側部の筋肉にもストレスが溜まる。そこで、股関節の外側部の筋肉の緊張をほぐす必要もある。同様に、大腿部、下腿部の筋肉へのアプローチも欠かすことはできない。

また、膝関節と股関節の可動域が制限されているケースが多いので、膝を完全屈曲させたり、股関節を外旋、あるいは内旋させる他動運動法もきわめて重要なポイントとなる。

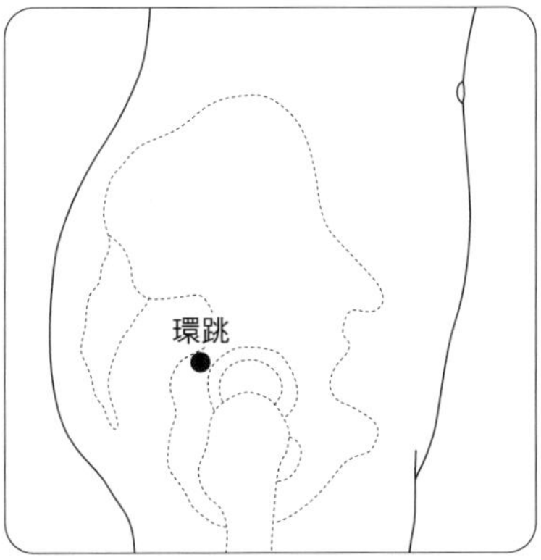

図12-1　環跳（体幹側面）

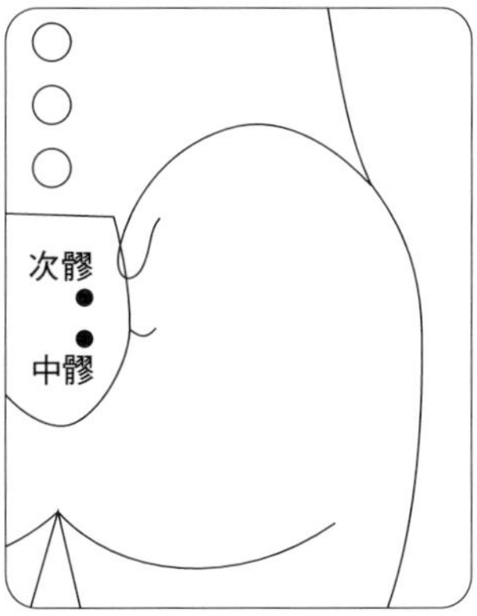

図12-2　次髎・中髎（腰部）

■治療法1

患者の姿勢：腹臥位で、患側の足の下にクッションを当てる。

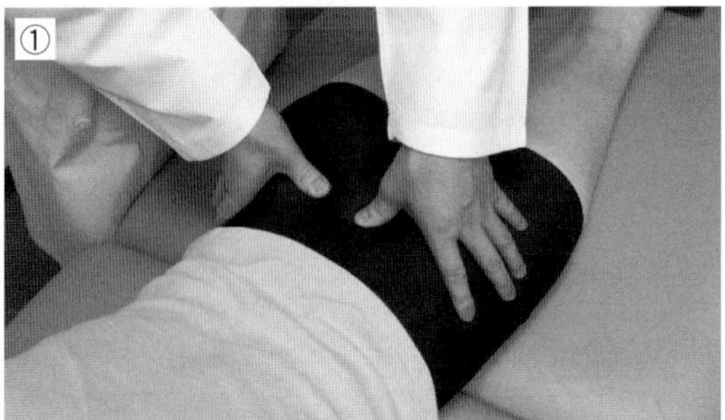

①術者は両手の母指を患側の次髎（図12-2）、続いて中髎（図12-2）に当て、２つの経穴の周囲の筋肉を押し揉んで筋肉をほぐす。

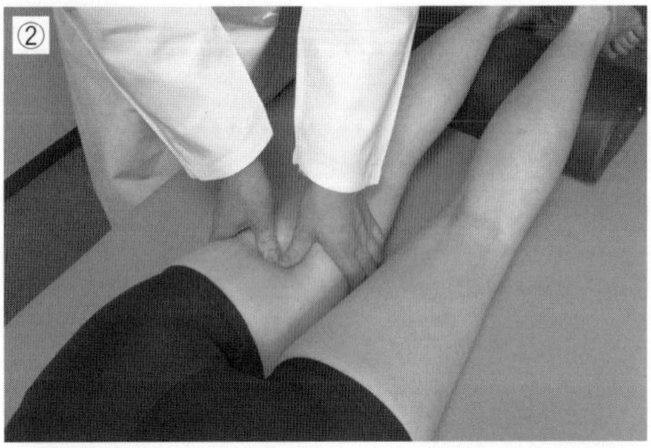

②術者は両手の母指を患側の大腿後面に当て、坐骨神経の走行に沿った線上を上方から下方に向けて両手の母指で押圧しては揉んで、筋肉をほぐす。

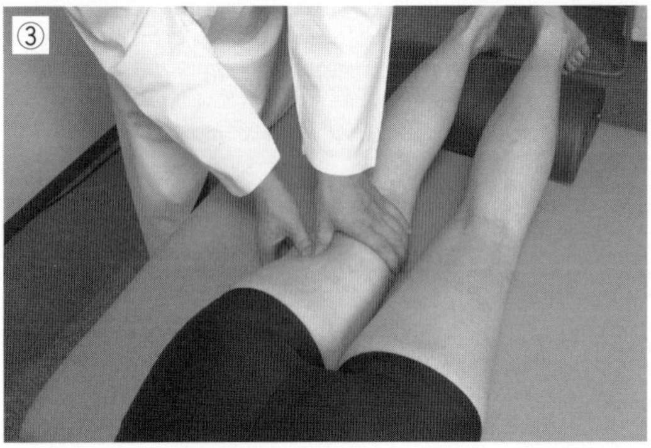

③術者は両手の母指を患側の大腿後面のやや側方（坐骨神経のラインより約 3 cm外側）に当て、このライン上を②と同じ手技を施す。

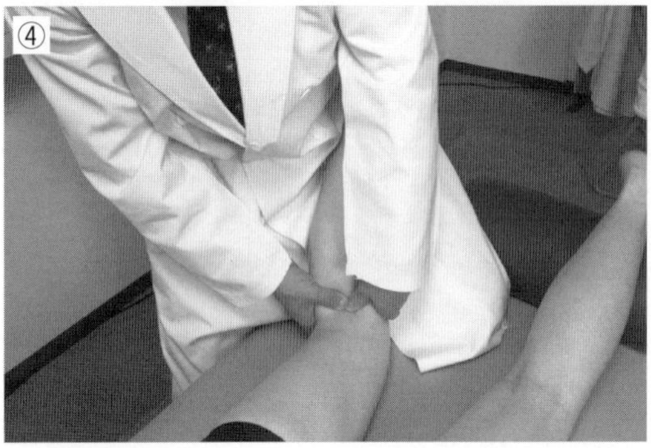

④まず患側の膝を屈曲させ、術者の左の下肢を正座した状態にして、ベッド上に乗せ、自分の大腿部の上に患者の足を乗せる。こうして膝をかなり屈曲した状態で固定し、両手の母指で膝窩を押し揉む（陰谷（図12-3）、委中（図12-3）、委陽（図12-3）を結んだ横のラインを押し揉む）。

術者の大腿部に患者の足を乗せるのではなく、適度な高さのクッションをあてがってもよい。

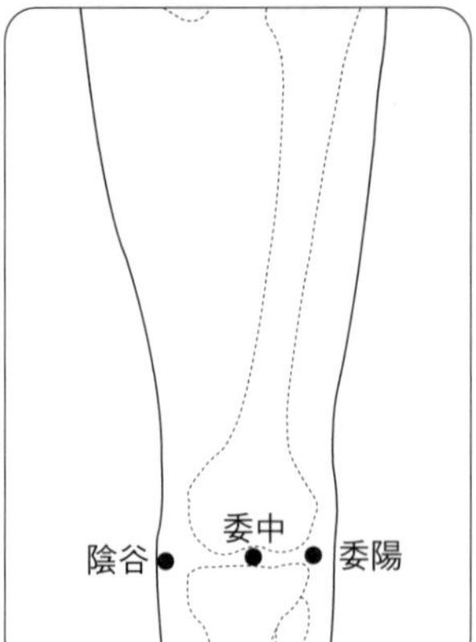

図12-3　陰谷・委中・委陽（膝後面）

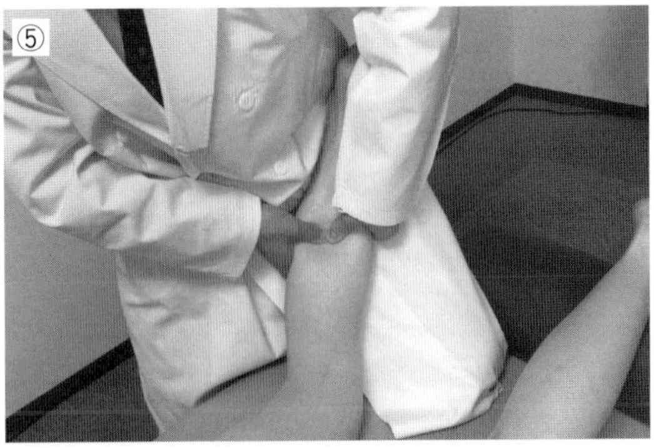

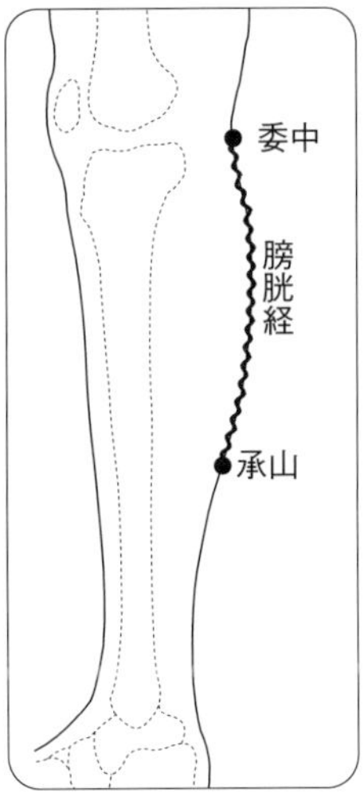

図12-4　委中・承山（下腿内側）、膀胱経

⑤術者は自分の大腿部の上に患者の足を乗せたまま、両手の母指で委中から承山を結んだ膀胱経のライン（図12-4）を押し揉んで、ふくらはぎの筋肉をほぐす。

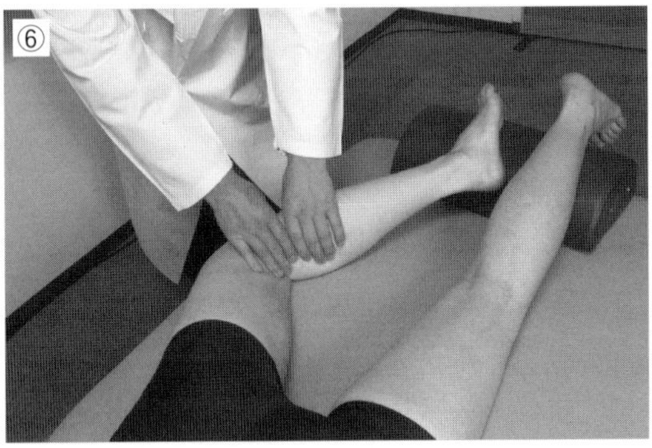

⑥まず患側の膝を屈曲させ、足部を外旋させた状態で、術者は両手を膝の外側に当て、両手の八指で膝の外側の腱と筋を揉みほぐす。

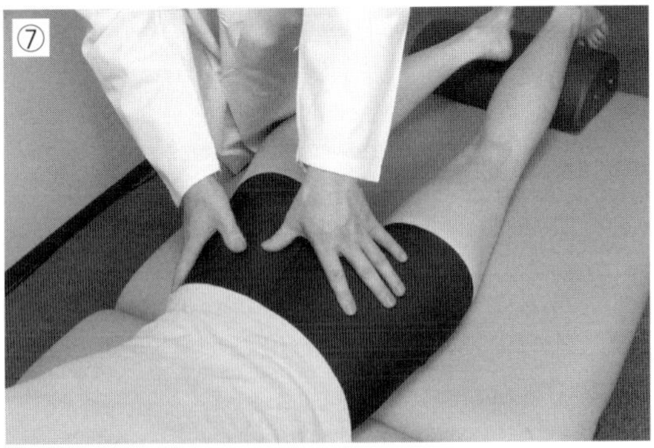

⑦患側の膝をやや屈曲させ、足部を外旋させた状態で、患者の下肢をベッド上に置く（こうして、患側の下肢は通常の腹臥位のように後面が上になるのではなく、大腿も下腿も外側が上になる）。

この状態で、術者は両手の母指を患側の次髎、中髎に当て、２つの経穴の周囲の筋肉を押し揉む。

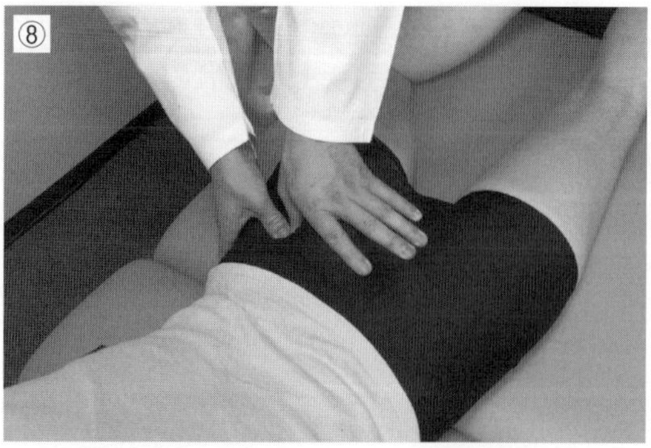

⑧術者は両手の母指を患側の環跳（図12-1）に当て、押圧したり、円を描くように揉む（患側の下肢の姿勢は⑦から変わらない）。

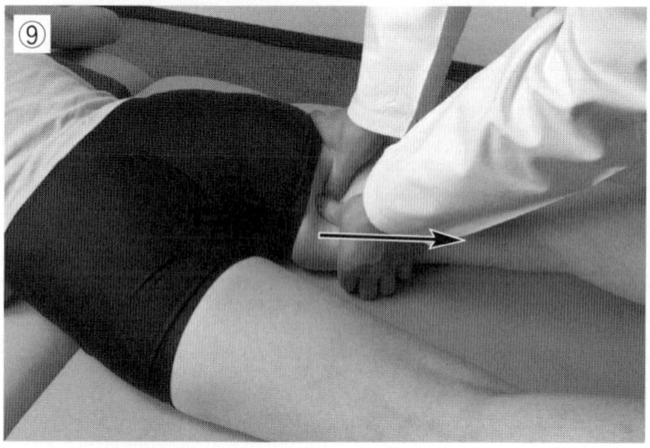

⑨術者は両手の母指を患側の大腿後面に当て、坐骨神経のライン上を上方から下方に向けて、両手の母指で押し揉んで筋肉をほぐす（患側の姿勢、下肢の状態は⑦と同様である）。

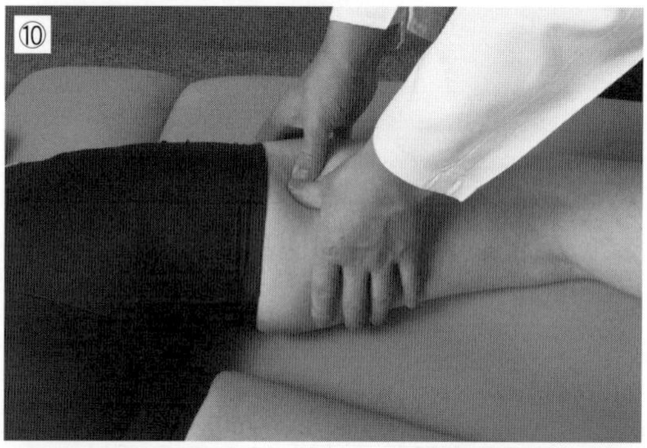

⑩術者は両手の母指を大腿後面の坐骨神経より約３cm外側に当て、この線上を押し揉んで筋肉をほぐす（患側の下肢の状態は⑦と同じである）。

⑪術者は患者の下肢を④の状態にして、膝窩に④と同じ手技を行う。

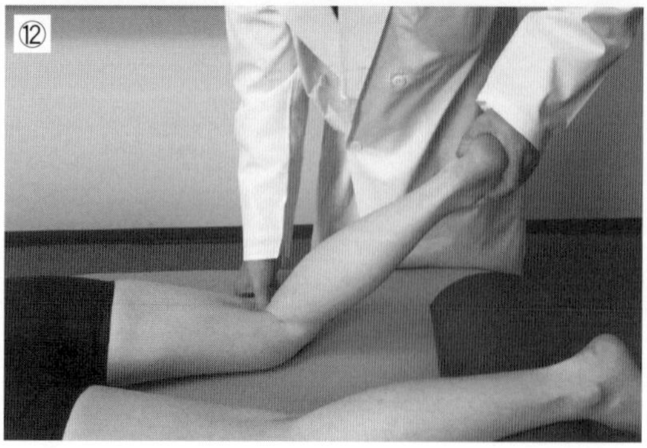

⑫術者は左手で患側の足をつかみ、患者の膝を屈曲させるとともに、下腿をいくぶん外旋させ、右手の母指で膝関節の外側の大腿二頭筋腱を押し揉む。

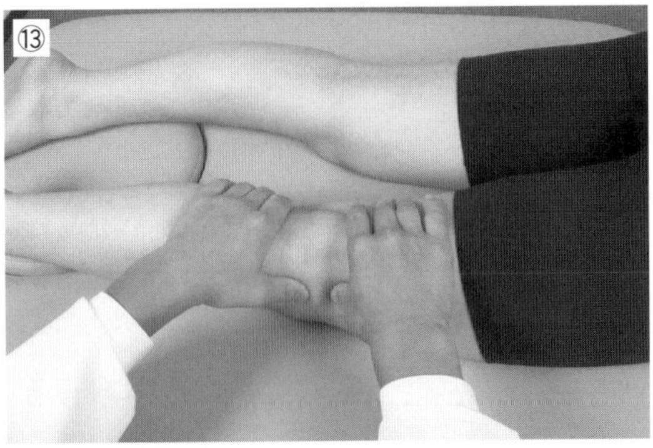

⑬術者は両手の母指を患者の膝の外側に当て、外側の腱と靱帯と筋を押し揉む。

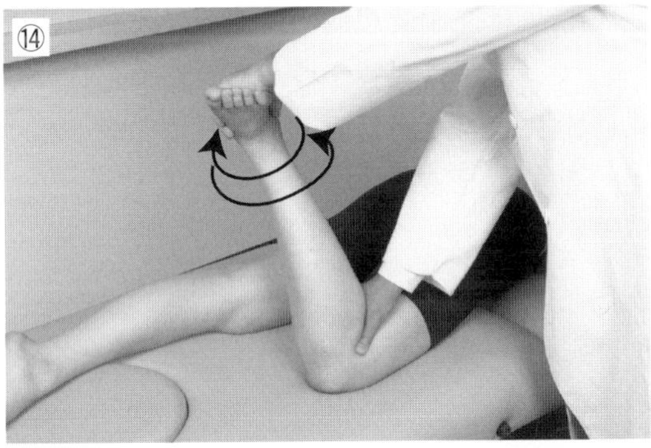

⑭術者は左手で患者の足底を握って膝をやや屈曲させ、右手で患側の腱と靱帯と筋を押圧する。そして、右手で患側の腱と靱帯と筋を押し続けながら、左手で患者の足をゆっくり回転させる。

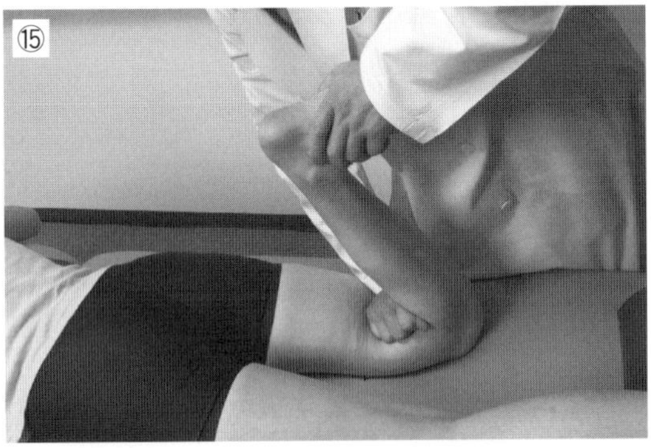

⑮術者は右手で拳を作って患者の後膝部に当て、左手で患者の足底を持って膝を最大限屈曲させる。つまり、屈曲する膝の間に手の拳が挟まる状態になり、後膝部はかなりの圧迫を受けることになる。

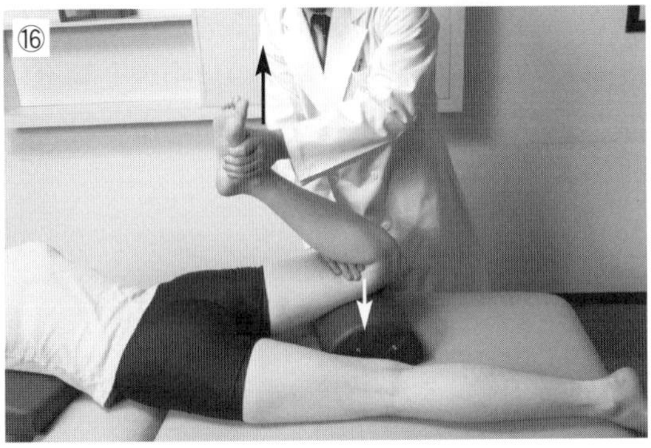

⑯術者は右手を患側の膝窩に当て、少し膝を持ち上げ、患側の下肢をいくぶん宙に浮かせ、左手で足関節部を押さえ、左右の手で反対方向に力を加える。すなわち、左手で膝を持ち上げると同時に、右手で足を下方に押す。

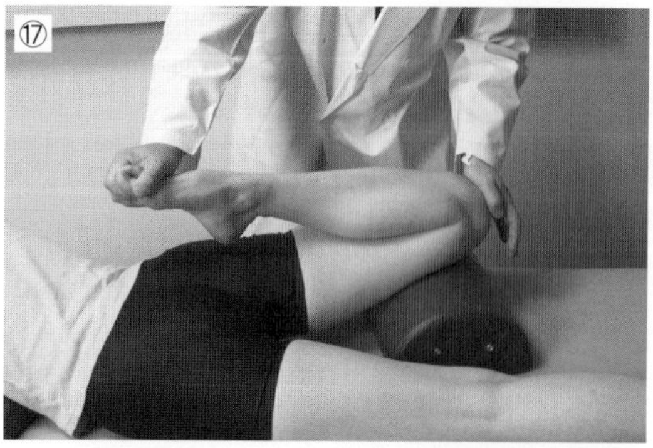

⑰術者は患者の大腿部の中央にクッションを置き、大腿から下腿を宙に浮かせる。この状態で、術者は右手で足の指、左手を膝蓋に当て、患者の膝を最大限屈曲させる。

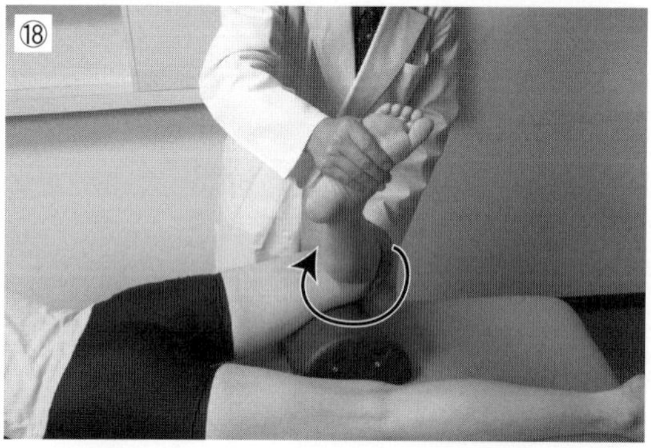

⑱術者は左手を患側の後膝部の大腿側に当て、右手で足背をつかみ、右手を時計回りに回して患側の下腿から足をゆっくり回転させる。

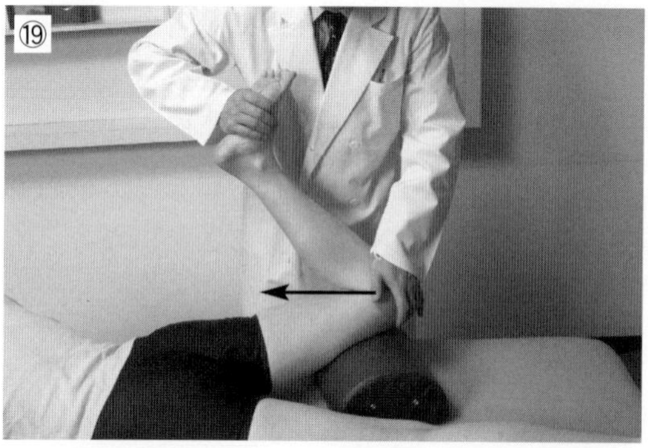

⑲術者は右手で患者の膝を大きく屈曲させ、左手を前膝部に当て、手掌全体で膝蓋を刺激する。すなわち、母指球で押しさすり、五指で膝蓋をつかみながら頭側に向かって押す手技を繰り返し、手全体を円を描くように動かす。

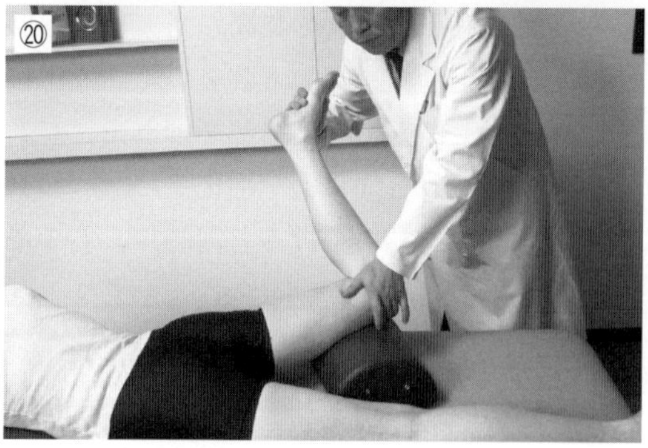

⑳患者の膝を約90度屈曲させ、左手を患側の前膝部に当て、左手の母指球を輪上に動かしながら膝蓋靱帯（通称膝蓋腱）を押し揉む。

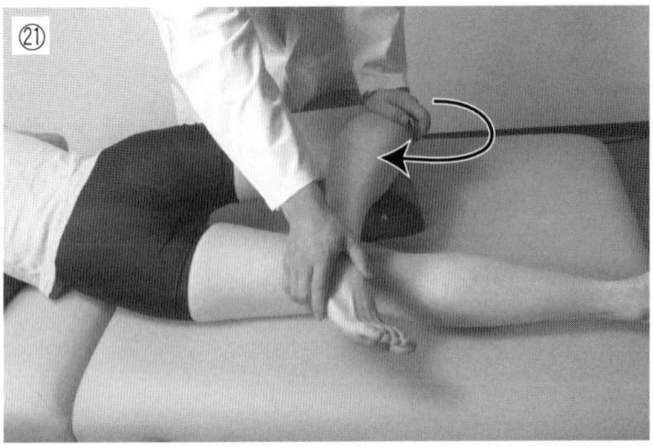

㉑術者は右手で患側の足関節をつかんで、患側の足を健側の下肢の上に倒して健側の膝に乗せる。すなわち、患側の膝は約90度屈曲したまま、下腿を内旋させて健側の大腿部の上に水平に乗せ、左右の下肢を4の字のような形にする。

この状態で、患側の膝の外側側副靭帯を、片手の母指球で円を描くように押し揉む。

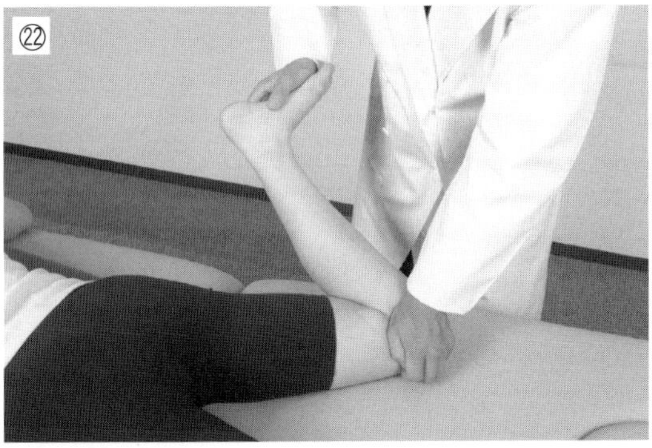

㉒術者は左手で患側の足関節をつかんで、㉑とは逆の側に下腿を倒す。すなわち、膝は約90度屈曲したまま、下腿をいくぶん外旋させる。この状態で、術者は患側の膝の内側側副靭帯を母指球で円を描くように押し揉む。

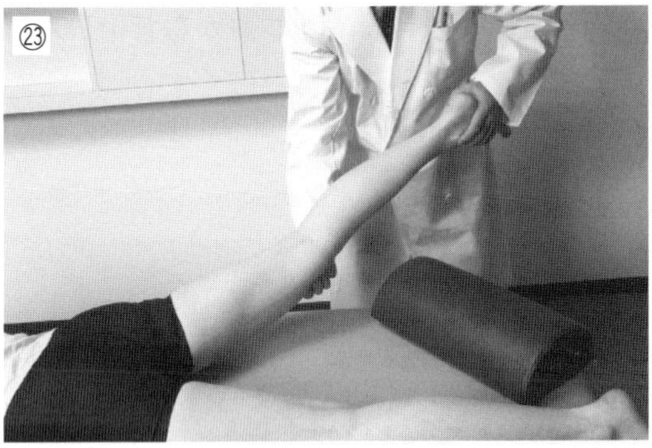

㉓術者はまず患者の大腿部の下に当てていたクッションをはずし、通常の腹臥位（膝が伸展した状態）に戻す。その上で、右手で患側の膝を持ち上げて、下肢をいくぶん宙に浮かせ、左手で足関節をつかみ、左手を上下に揺らして、膝蓋に刺激を与える。

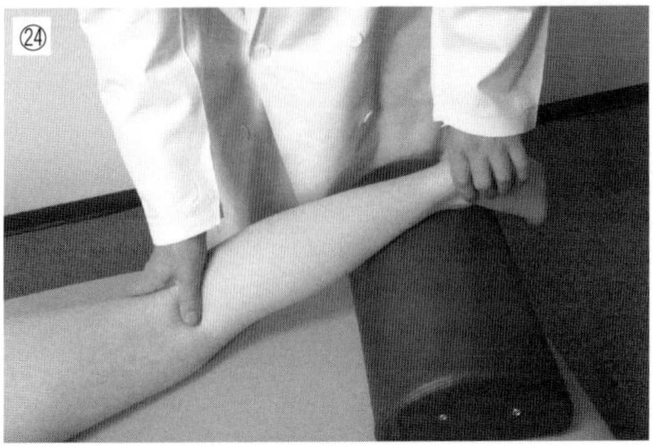

㉔術者は右手を膝窩に当て、右手の母指で軽く委中（図12-3）を押し揉む。

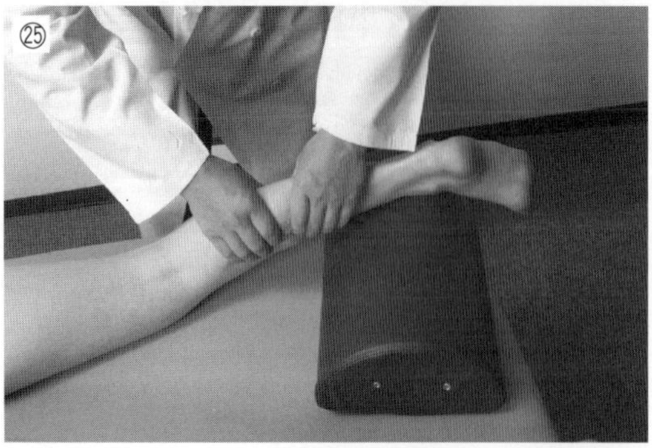

㉕術者は両手の母指をふくらはぎの外側、両手の八指をふくらはぎの内側に当て、ふくらはぎを上から下へと押し揉んでいく。

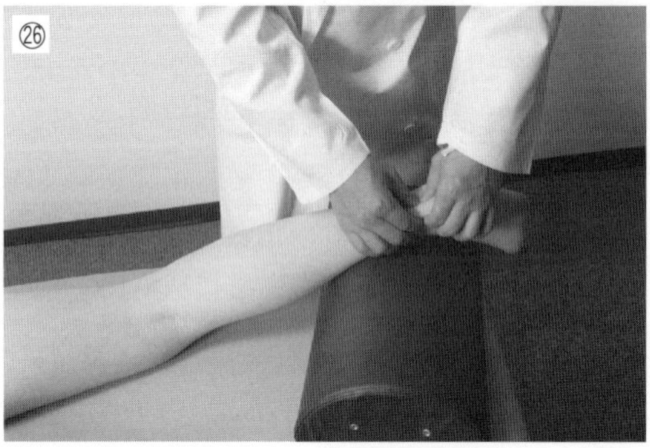

㉖術者は両手の母指を患側のアキレス腱の外側に当て、両手の八指をアキレス腱の内側に当て、アキレス腱を軽くつまみながら押し揉む。

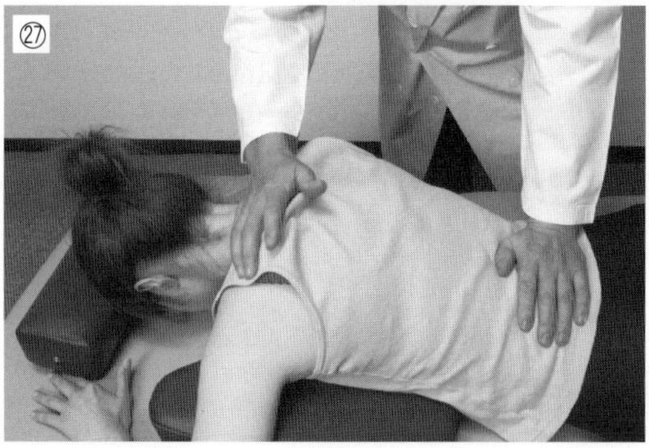

㉗術者は右手を肩に当て、右手掌で肩の筋肉を軽く揉みほぐす。肩から背中にかけて広範囲に筋肉を揉みほぐす。

■治療法2

患者の姿勢：背臥位で、膝の下にクッションを置く。

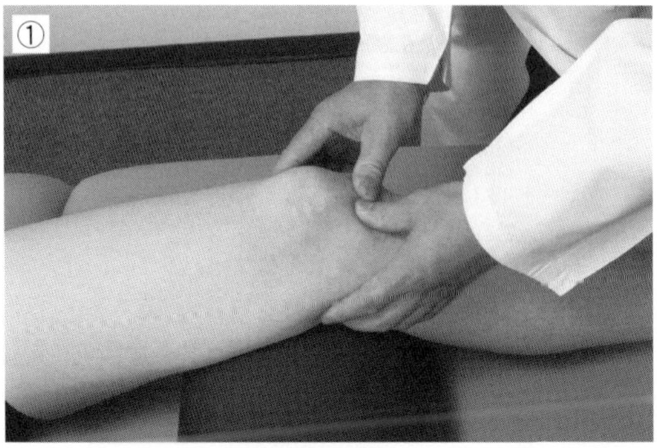

①術者は両手の母指を患側の膝蓋に当て、膝蓋、および膝蓋靱帯を押圧する。また、両手で膝を覆ってつまみ揉んだり、片手の母指を震わせながら膝を揉む。

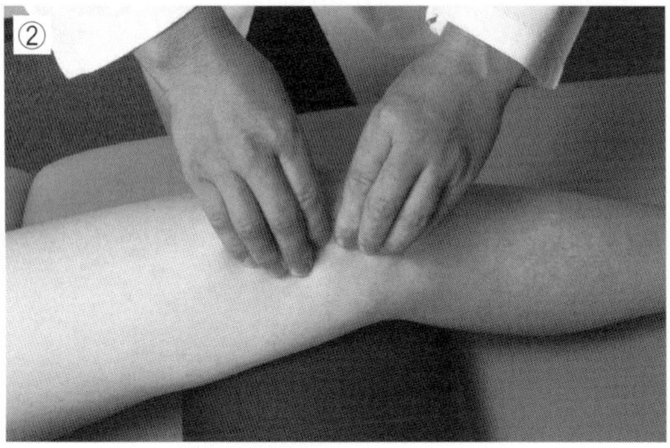

②術者は両手の母指を患側の膝の外側に、両手の残る八指を膝の内側に当て、膝蓋骨を揺するように揉む。

ただし、この手技は膝蓋骨や半月板に損傷のある患者に用いてはならない。患者が膝蓋骨や半月板に損傷がある場合は、この手技は省いて、①の次に③の手技を行う。

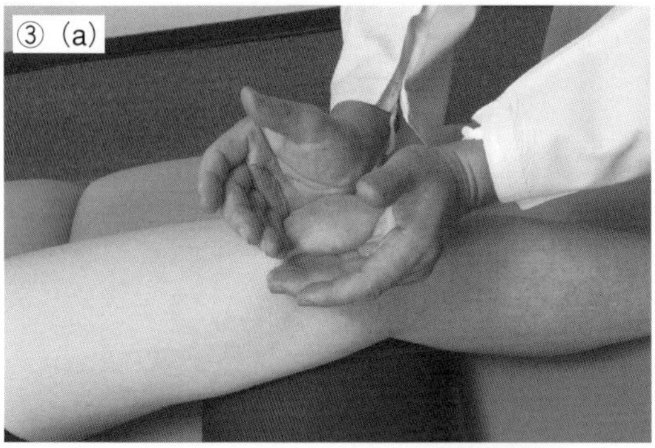

③ (a) 術者は左右の手の尺側（小指と小指球の側方）を患側の膝蓋骨の内側と外側に当て、膝の周囲（左右）の筋肉をこねるように揉む。

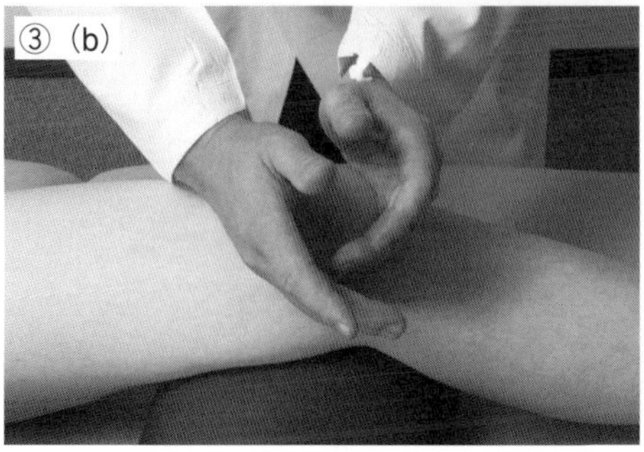

(b) 続いて、左右の手の尺側を膝蓋骨の上方と下方に当て、膝の周囲（上下）の筋肉をこねるように揉む。

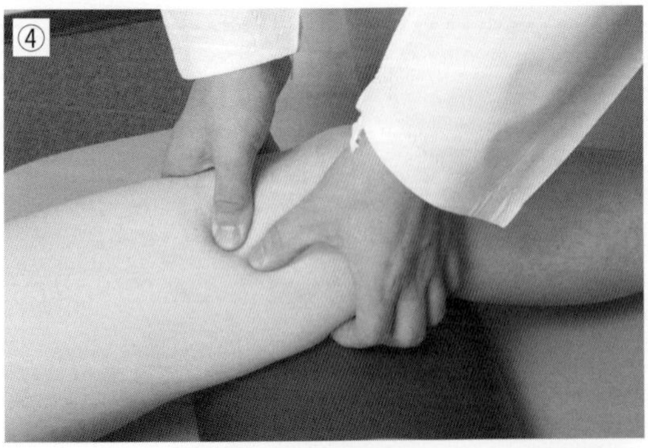

④術者は両手の母指を患側の大腿部の縫工筋に当て、膝蓋の上方まで縫工筋を押し揉む。

続いて、右手掌を膝蓋の上方に当て、筋肉を軽く揉みほぐす。

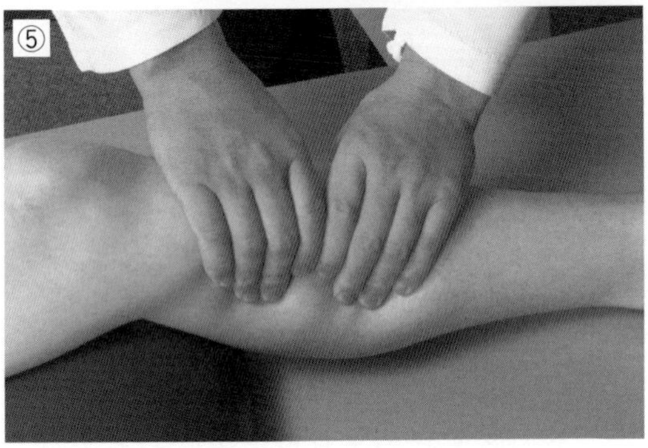

⑤術者は両手の母指を患側の下腿の外側、残る八指を揃えて下腿の内側に当て、膝蓋の下方から内踝と外踝まで、下腿の筋肉を軽く揉んで筋肉の緊張をほぐすと同時に下腿の胃経、胆経、脾経（図12-5）などの経絡を刺激する。

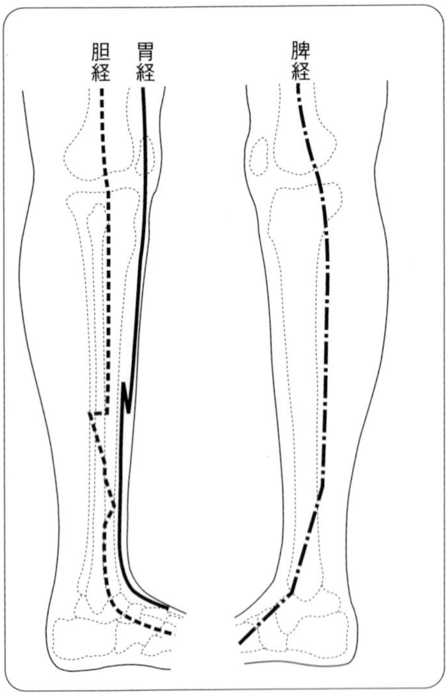

図12-5 胃経・胆経・脾経（下腿外側・内側）

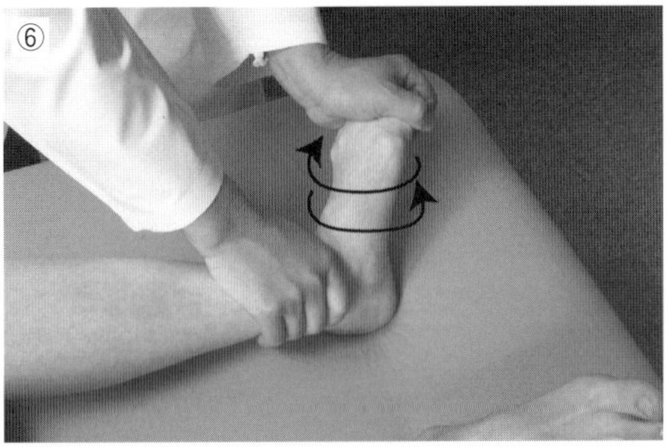

⑥術者は右手で内踝と外踝のあたりを押さえ、左手で足の指をつかみ、左手を回して足を回転させる。

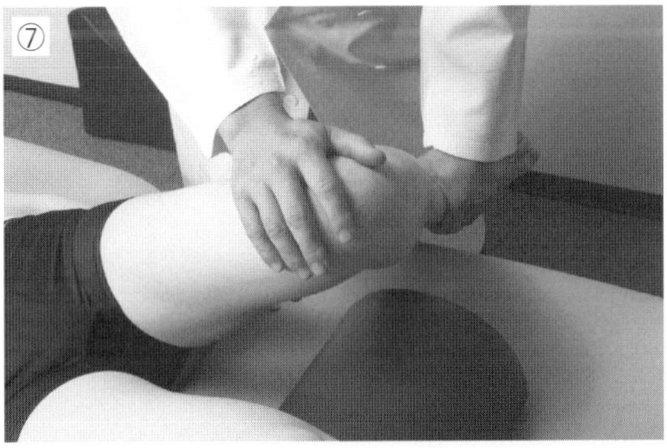

⑦術者は右手を患側の膝の上方に当て、左手で足関節を持ち、膝を約90度屈曲した状態で下腿を外旋させ（下肢は宙に浮いた状態になる）、他動的に膝関節と股関節を緩める。

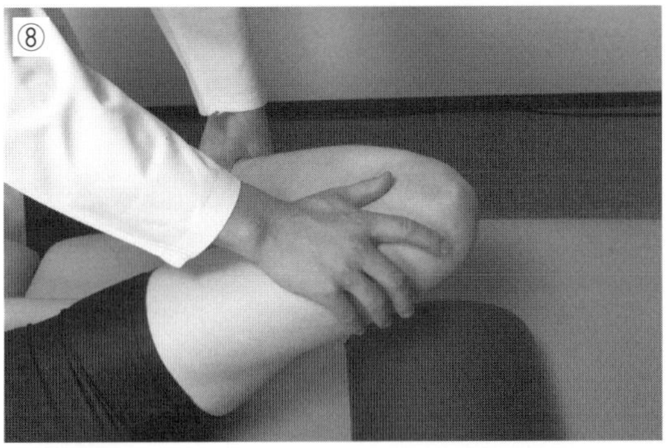

⑧術者は左手で患側の足関節を持って、膝を完全屈曲させた上で、患者の下肢を可能な限り外側に倒して（股関節を外旋させ）、膝関節と股関節を調節する。

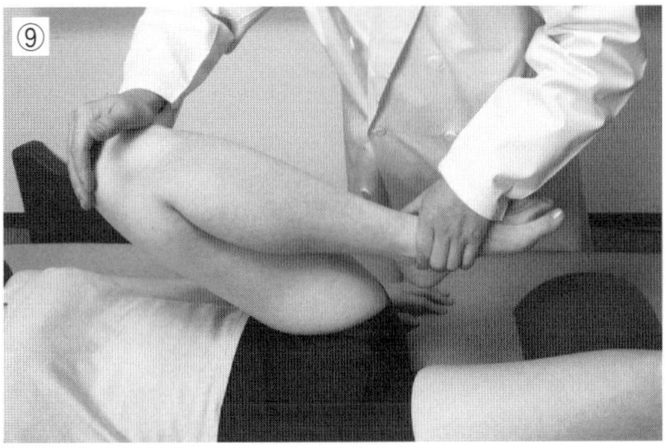

⑨術者は左手で患側の足関節を持って、膝を完全屈曲させた上で、患者の下肢を⑧とは逆に内側に倒す（股関節を内旋させる）。

第2章
末梢神経疾患

13 顔面神経麻痺（ベル麻痺&ウイルス性麻痺）

顔面神経は一部知覚神経線維と副交感神経線維を含んでいるが、主要には顔の表情筋を動かす運動神経である。この神経が血行不全によって浮腫を生じ、浮腫によって圧迫を受けて麻痺したため、顔面の表情筋も麻痺し、顔面の動きが不自由になるのが顔面神経麻痺（ベル麻痺）である。また、帯状疱疹ウイルスなどウイルスの感染によって炎症を引き起こし、顔面神経が麻痺したウイルス性の顔面神経麻痺もある。

顔面神経麻痺になると、顔の片側の表情筋はすべて麻痺し、患側の目を閉じることができず、患側の口の動きが不自由になる。そのため、洗顔時に目に石鹸が入ったり、お茶や水を口に含むと患側の唇の端からこぼれたり、食事中は患側の口に食物がたまり、口笛を吹くこともできなくなる。また、患側の前頭部だけ皺がなくなり、患側の眉は上がらなくなる。

その他、脳腫瘍によって神経が損傷を受けて、顔面神経が麻痺する中枢性の麻痺も、顔面神経麻痺に極めて症状が酷似している。

鑑 別 法

脳腫瘍による中枢性の麻痺は、顔面の麻痺だけでなく、顔面の痙攣をともなう。一方、ベル麻痺やウイルス性麻痺の場合は、麻痺した状態で静止したようになり、顔面の痙攣はともなわないケースが多い。

治療のポイント

顔面神経麻痺の治療では、患側の表情筋や皮膚に対する刺激が大切である。特に、麻痺した前頭部に対する手技、オトガイ孔や耳介に対する手技も重要となる。そして顔面神経麻痺に対する手技は、同じ手技を他の疾患に使う時よりも強めに用いるべきである。早期に顔面神経の機能を回復させようと考えるなら、ある程度は強めの刺激が必要だからである。

経穴の中では口眼歪斜（口や眼が歪んで閉じることができないという意味の言葉で、顔面麻痺のこと）に有効な翳風、四白、承漿（図13-1）、嚥下困難に有効な扶突（図13-1）などへの刺激が重要である。

なお、ベル麻痺に比べると、ウイルス性の麻痺の方が治りにくいが、ウイルス性の麻痺は手技による治療に加えて、灸による治療を併用すると、早く顔面神経の機能を回復させることができる。灸を用いると効果的な経穴は、四白、頬車、寛骨、地倉（図13-1）である。

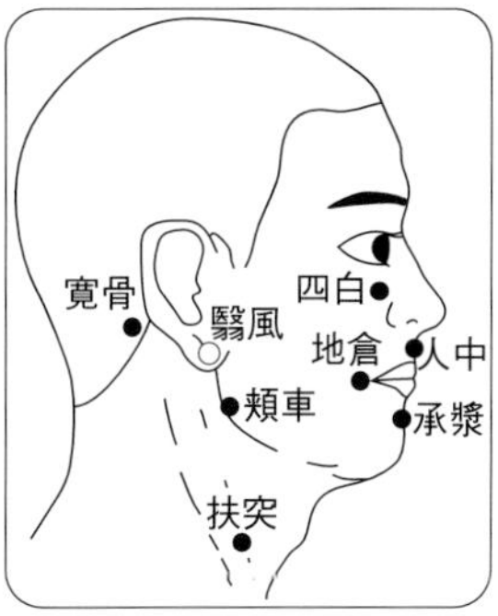

図13-1　翳風、四白、承漿、扶突、寛骨、地倉、人中、頬車

■治療法1

患者の姿勢：背臥位

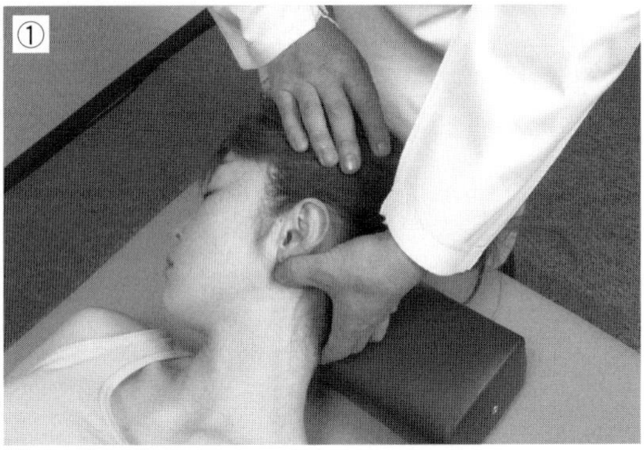

①術者はまず患者の頚部を左右どちらかに回旋させ、患側の顔面を上にする。その状態で、片手の母指を患側の翳風（図13-1）に当て、時間をかけて丁寧に押し回す。

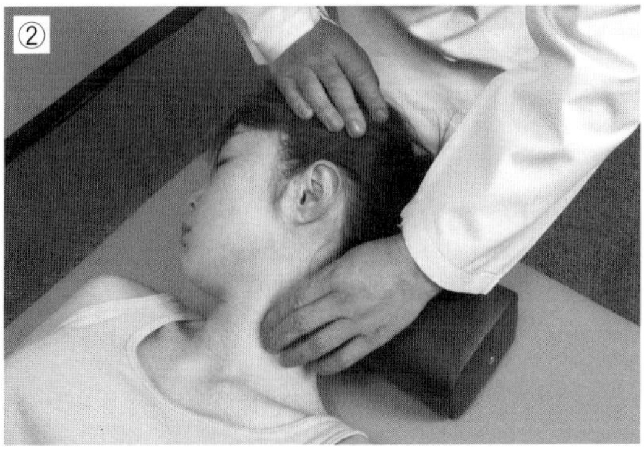

②術者は片手の示指と中指で患側の扶突（図13-1）を、小さく円を描いて押し揉む。

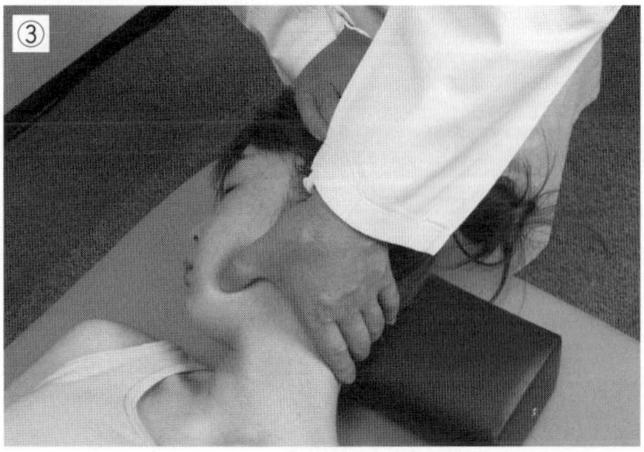

③術者は片手の母指を患側のオトガイ孔に当て、オトガイに向かって押し揉んでいく。オトガイに達したら、今度は反対側に辿ってオトガイ孔を母指で押圧する。耳の方向に向けて力を加える。

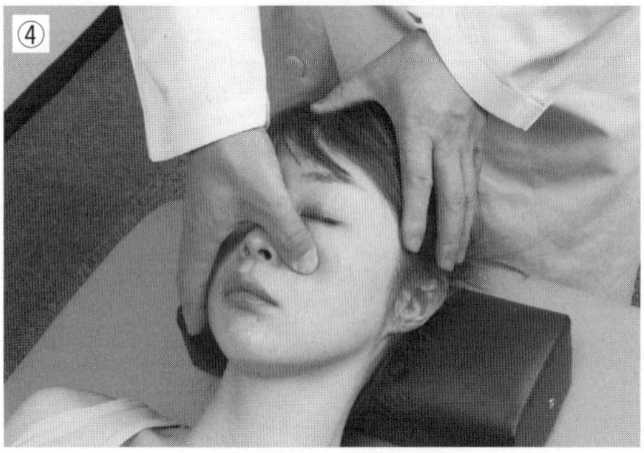

④術者は左右どちらかに回旋していた患者の頚部を元に戻し、右手の母指を患側の四白（図13-1）に当て、ほぼ垂直に力を加えて押し揉む。

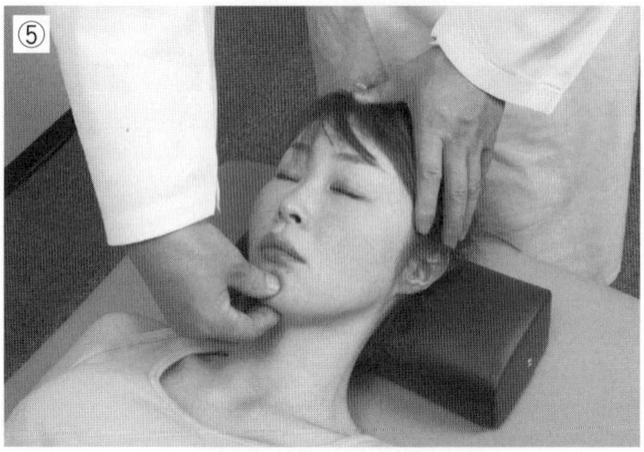

⑤術者は右手の母指を承漿（図13-1）に当て、左右に細かく指を揺らしながら揉む。

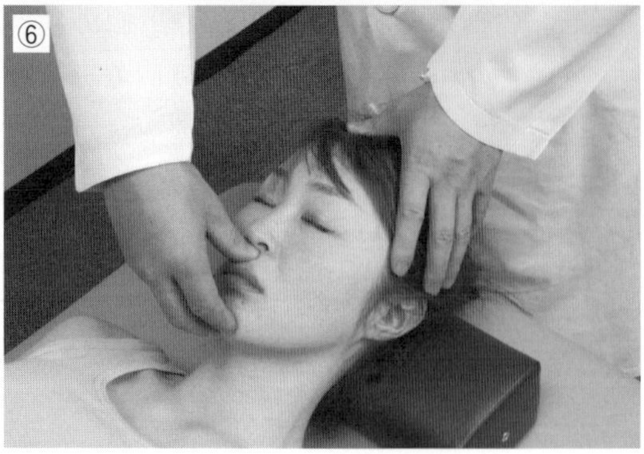

⑥術者は右手の母指を人中（水溝：図13-1）に当て、指だけでなく爪も立てて押圧する。

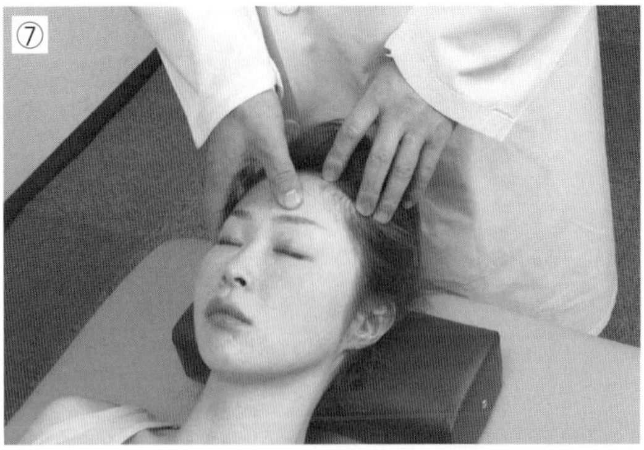

⑦術者は右手の母指を患側の額（前頭部）に当て、らせんを描くように母指を動かしてやや強めに押し揉む。内側から外側へと、何度もらせんを描いて麻痺した額を満遍なく押し揉む。

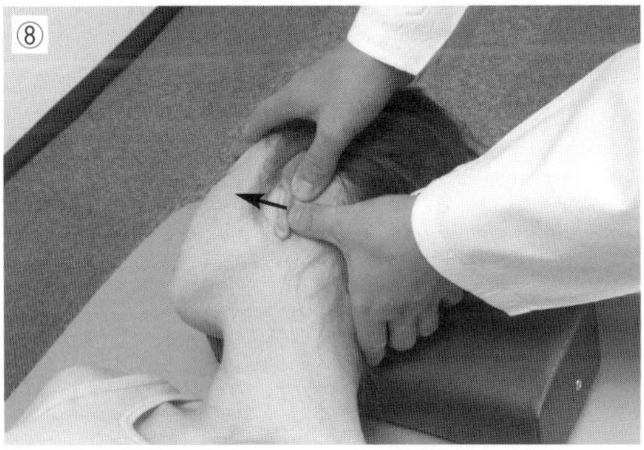

⑧術者は再び患者の頚部を右回旋させ、患側の顔面を上にした上で、両手の母指を患側の耳の後方の付け根に当て、前方に向けて両手の母指で耳介を押す。この手技によって耳介はほぼ前に倒れ、外耳道をあらかた塞ぐようになる。

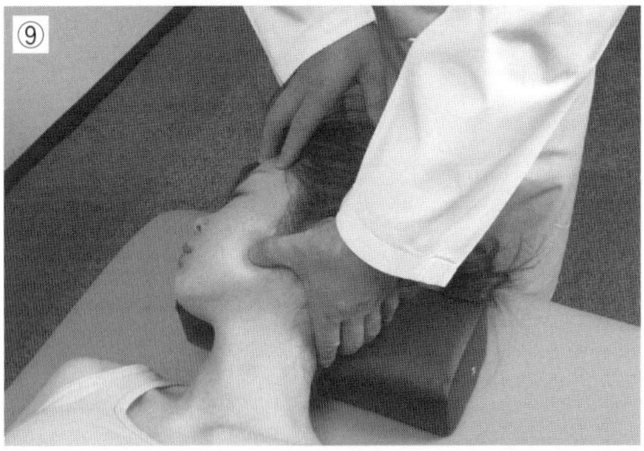

⑨術者は左手の母指を患側の頬車（図13-1）に当て、小さく円を描いて押し揉む。

⑩術者は健側の顔面の経穴、オトガイ孔、前額、耳介などに対しても①から④までと⑧から⑨までと同じ手技を施す。その際、必要に応じて患者の頚部を反対の側に回旋させる。

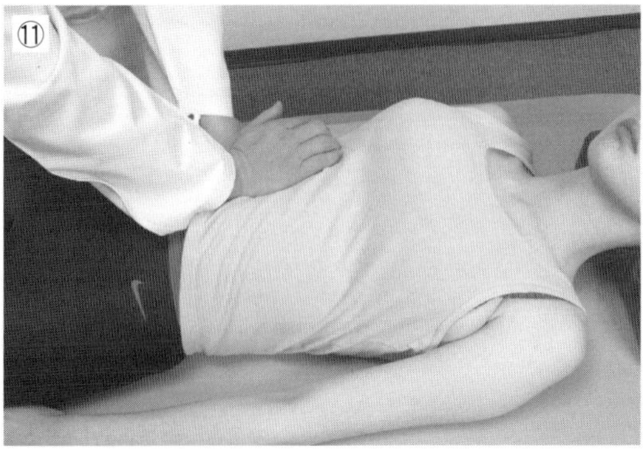

⑪術者は両手を右側腹部（肝臓の上）に当て、左手の母指と右手の手根部を使って肝臓に向かって押し揉む。両手を重ねて、揺らし揉んでもいい。

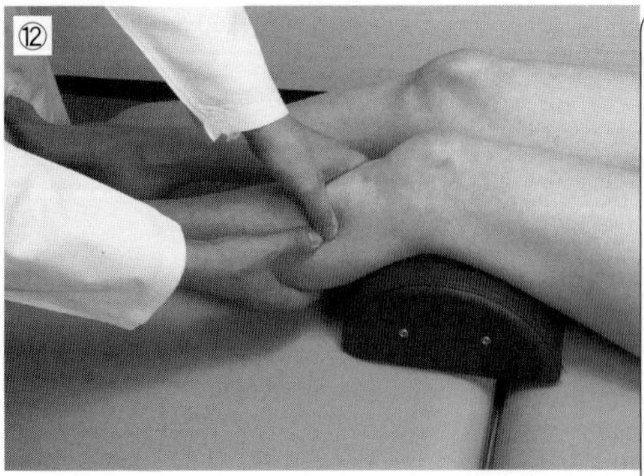

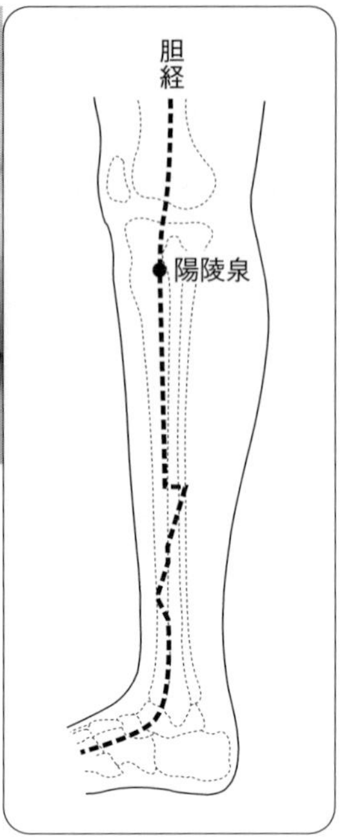

図13-2　胆経、陽陵泉（下腿外側）

⑫術者は両手の母指を揃えて患者の左膝の下方に当て、陽陵泉（図13-2）から外踝まで胆経上（図13-2）を軽く揉みほぐす。続いて、右下腿外側の胆経を揉みほぐす。

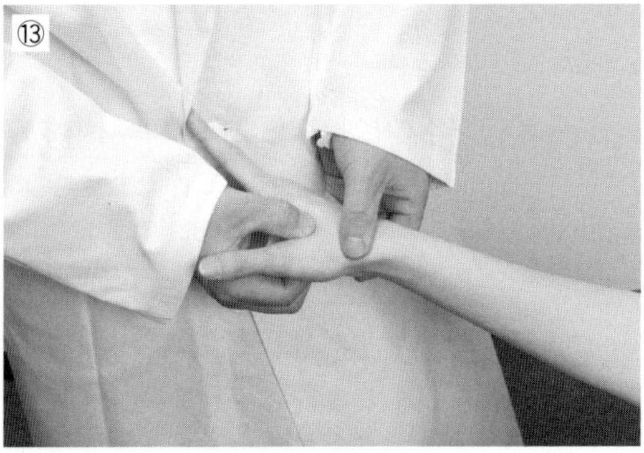

⑬術者は左手で患者の右の手関節を持ち、右手の母指を合谷に当て、小さく円を描いて押し揉む。続いて、左手の合谷（図13-3）にも同じ手技を用いる。

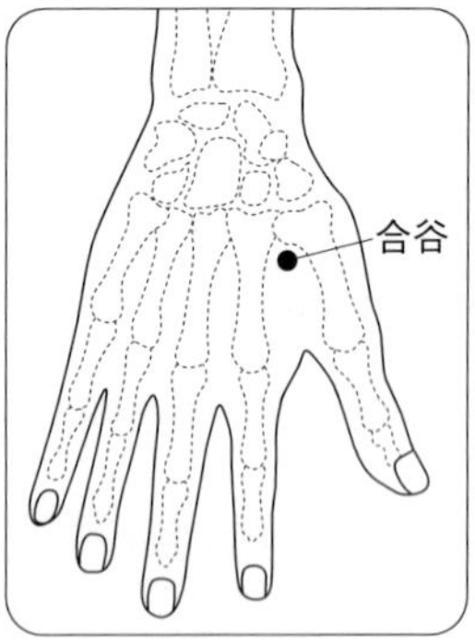

図13-3　合谷（手背）

14 三叉神経痛

三叉神経は太い脳神経（大部分が知覚神経だが、一部運動神経が含まれる）で、知覚神経節（三叉神経節）から三叉に分かれるので、こう名付けられた。知覚神経節から枝分かれする３つの枝は眼神経、上顎神経、下顎神経で、それぞれかなり広範囲に顔面の皮膚や粘膜に分布している（３つの枝の支配する領域を合わせると、顔面の大半を占めているといっても過言ではない）。

この三叉神経が分布する領域の一部に痛みが生じるのが三叉神経痛で、顔面のかなり広い範囲に痛みを引き起こす。特に、頬から顎の周囲に痛みが生じるケースが多い。切られるような、刺されるような鋭い痛みが特徴で、これが繰り返し起こる。また、口を開ける、歯を磨くなど顔面の皮膚を動かすと、激しい痛みに襲われることが多い。主に季節の変わり目などに発症する。

なお、蓄膿症や副鼻腔炎、耳の内部の炎症、ウイルス性の疾患などが原因となって、三叉神経痛を引き起こすケースもある。

鑑別法

三叉神経痛は頬から顎の周囲にかけて、鋭利な刃物で切り裂かれるような痛みが生じ、あまりにもその症状が際立っているので、他の疾患との鑑別は極めて容易で、間違える可能性は薄い。

治療のポイント

三叉神経痛に対する手技では、三叉神経節を押圧する手技、下顎骨の下縁に対する手技、後頭骨外後頭隆起に対する手技が重要なポイントとなる。四白（図14-1）に近接する三叉神経痛によく効く阿是穴に対する手技も重要である。また、消化器系の疾患だけでなく、顔面部の疾患にも有効な肝兪、胆兪（図14-2）に対する手技も大切である。翳風（図14-1）も、顔面部の症状には欠かせない経穴である。

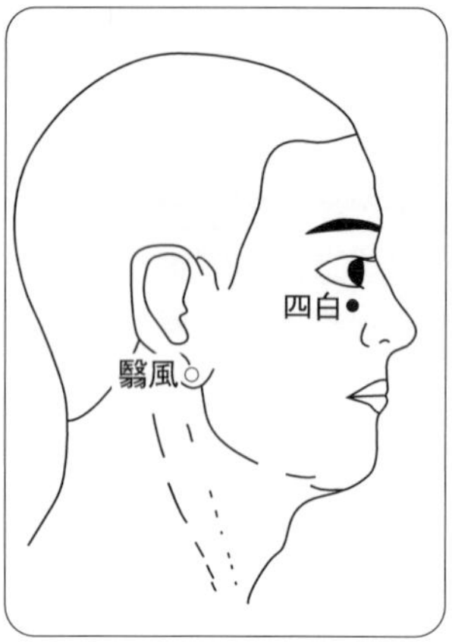

図14-1 四白、翳風

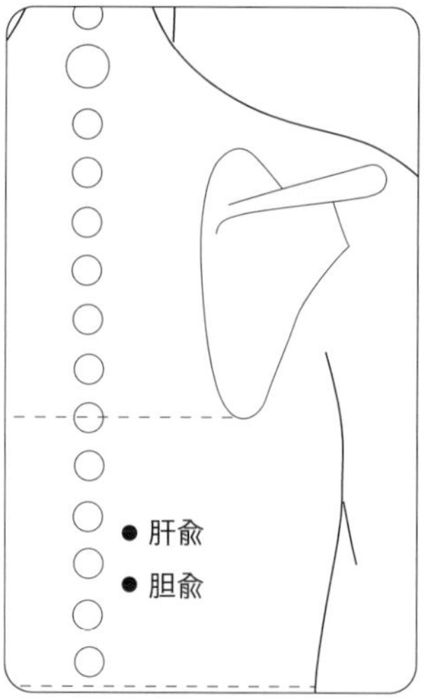

図14-2 肝兪、胆兪（体幹背面）

■治療法1

患者の姿勢：右側を上にした側臥位で、両膝は屈曲させて重ねる。

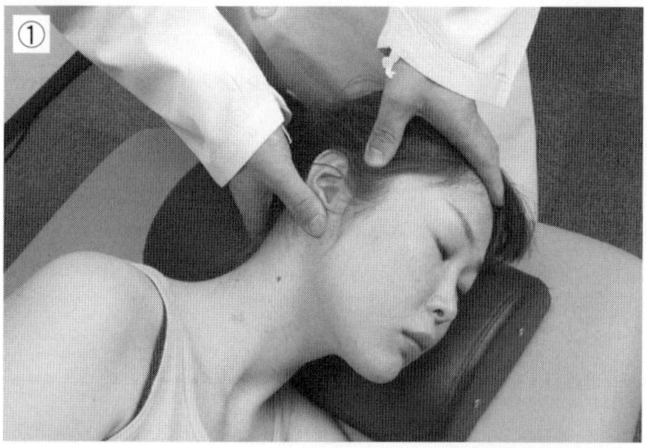

①術者は右手の母指を翳風（図14-1）に当て、ゆっくり時間をかけて押し揉む。

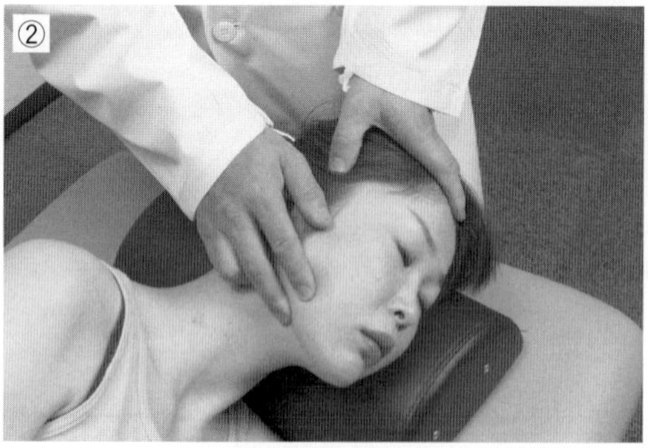

②術者は右手の中指を下顎骨の下縁の圧痛点に当て、中指を食い込ませて揺らして揉む。

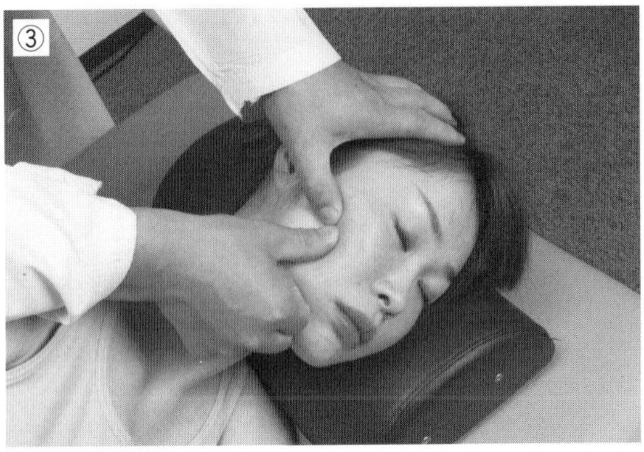

③術者は両手の母指を三叉神経節の上に当て、右手の母指で頭側に向かって押圧する。
④患者の姿勢を左側を上にした側臥位に変え、①から③までの手技を施す。

■治療法2

患者の姿勢：背臥位

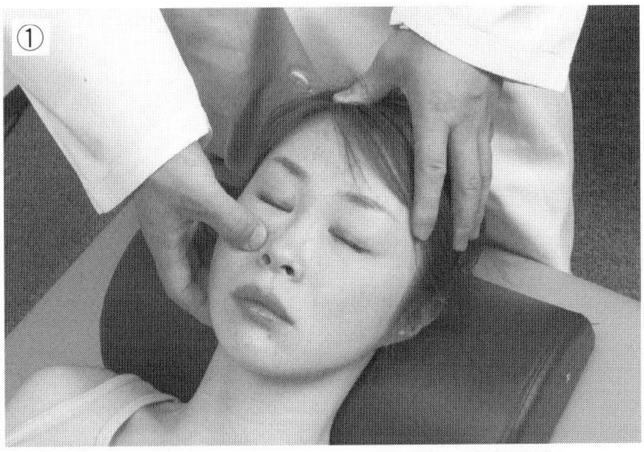

①術者は右手の母指を患者の右頬の三叉点（四白より鼻に近い）に当て、小さく円を描いて押し揉む。
　続いて、左側の三叉点にも同じ手技を用いる。

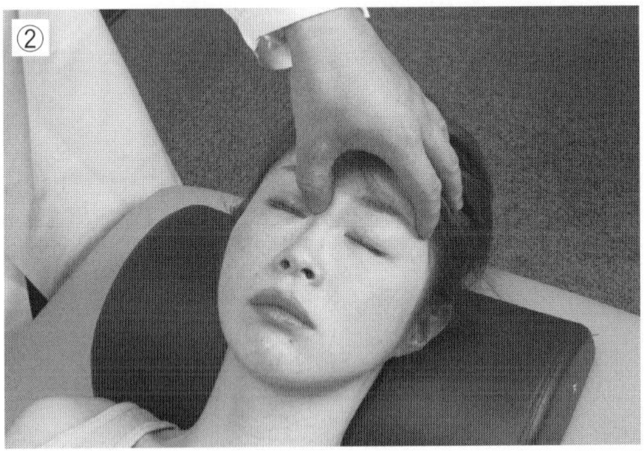

②術者は左手の母指を患者の右の睛明（図14-3）に当て、左目の方に向かって力を加えて押圧する。次に、左側の睛明（図14-3）にも同じ手技を行う。

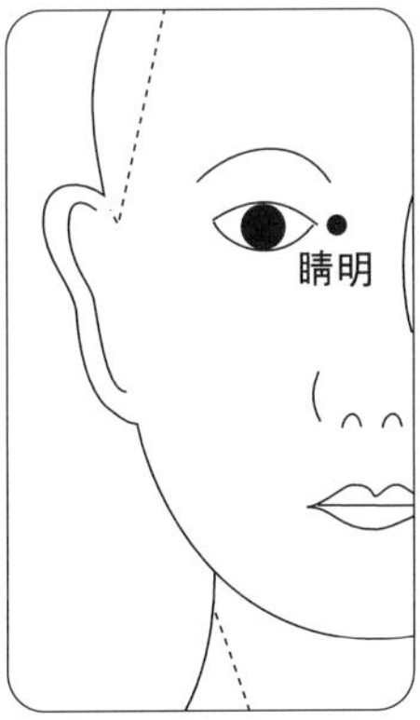

図14-3　睛明

■治療法3

患者の姿勢：腹臥位

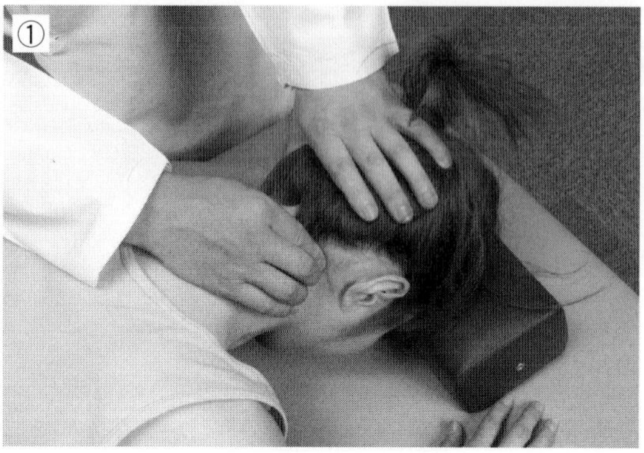

①術者は右手を後頭骨外後頭隆起に当て、右手の母指と示指で挟んで揉みほぐす。

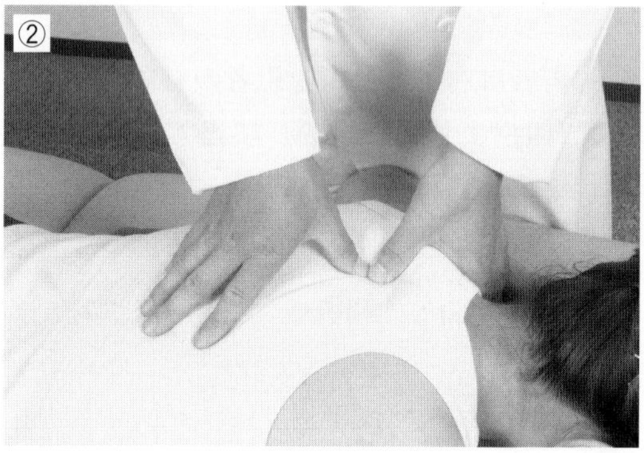

②術者は両手の母指を左の膏肓（図14-4）に当て、大きく揺らしながら揉む。

　続いて、右の膏肓に対しても同じ手技を用いる。

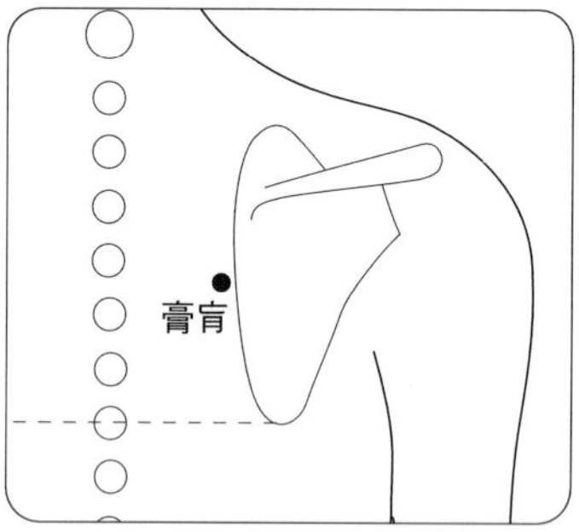

図14-4　膏肓（体幹後面）

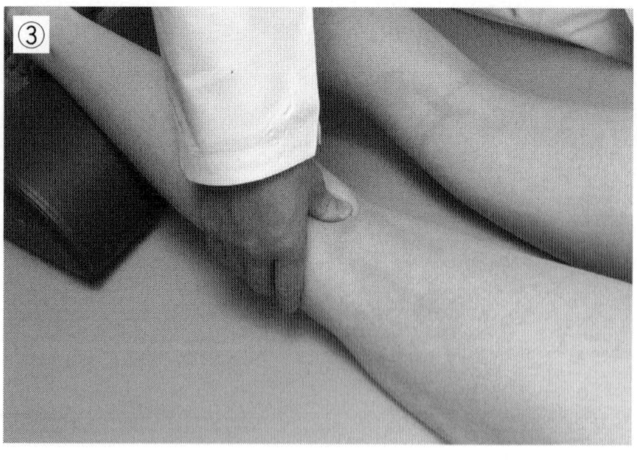

③術者は右手の母指を右膝の委中（図14-5）に当て、母指の指腹で円形に押し揉む。その後、左膝の委中にも同じ手技を施す。

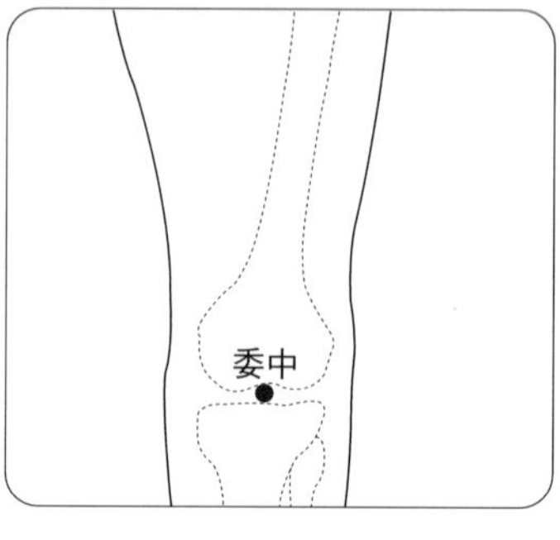

図14-5　委中（膝後面）

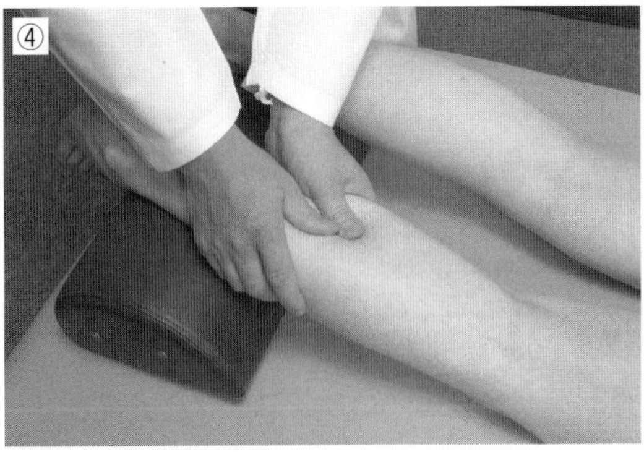

④術者は両手を右膝の委中のすぐ下に当て、そこから内踝と外踝のあたりまで、両手の全部の指を使ってふくらはぎの筋肉を揉みほぐす。

右を揉みほぐしたら、左ふくらはぎにも同じ手技を行う。

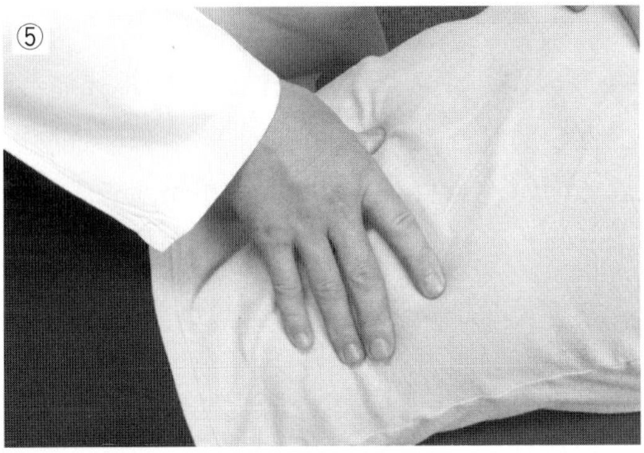

⑤術者は右手の母指を患者の左の肝兪（図14-2）に当て、輪状に指を動かして軽く押し揉む。左の肝兪（図14-2）に続いて、右の肝兪にも同じ手技を用いる。

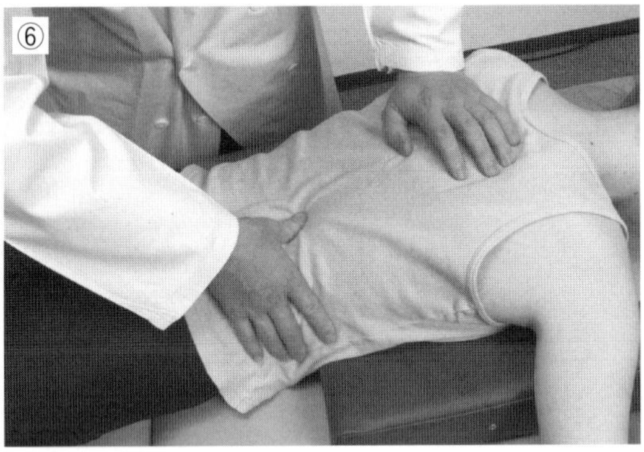

⑥術者は右手の母指を患者の右の胆兪（図14-2）に当て、輪状に軽く押し揉む。

続いて、左の胆兪にも同じ手技を用いる。

15 肋間神経痛

12対ある胸神経の前枝が肋間神経と呼ばれ、各肋骨の下縁に沿って肋間隙を走行し、肋間筋、腹筋、胸壁、腹壁の皮膚などに分布する。この肋間神経の走行に沿って痛みが生じる疾患が、肋間神経痛である。

肋間神経痛は明らかな原因がわからない原発性の肋間神経痛と、原因のはっきりした続発性の肋間神経痛に大別される。続発性肋間神経痛で最もよくみられるのが、ヘルペスウイルス感染症による帯状疱疹が原因となって引き起こされるものである。その他、肋間神経痛には、疲労が原因で起こるもの、脇腹を打った打撲傷によって起こるものもあるが、これらの原因で発症するケースは極めて稀である。また、一時的な症状に過ぎないが、胸部など肋間神経の分布する領域に一過性の痛みが生じるケースもある。

鑑 別 法

まず肋間神経痛なのか、一過性の肋骨周辺の痛みなのかを見極める必要があるが、両者を見分けるポイントは、以下の4点である。

①肋間神経痛の好発部位は、第5肋骨から第9肋骨なので、まず患者の症状が好発部位に生じているかどうかを確かめる必要がある。

②肋間神経痛は、筋肉がねじれるような激痛が走る。特に、女性の場合は乳首の周囲、乳根（図15-1）のあたりに激痛が走る。このような痛みであるかどうかを確認しなければならない。

③肋間神経痛は、痛みを感じる部位に軽く触ると痛みがひどくなるが、その部位を押圧すると、痛みは軽減する。この点も、触診によって確かめる必要がある。

④肋間神経痛の患者は振動に対して敏感な

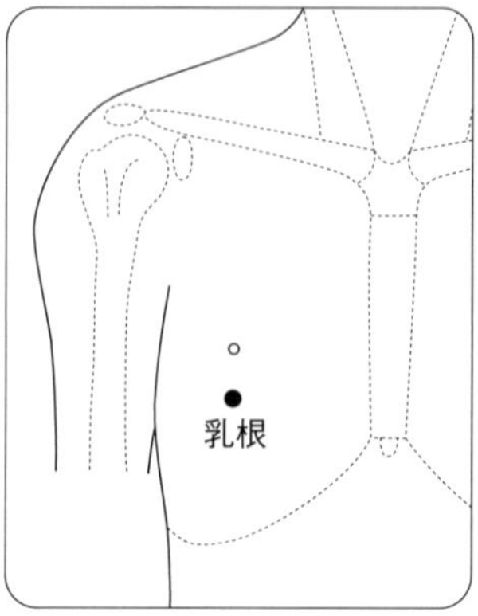

図15-1 乳根
（体幹前面）

ので、軽く叩いても響いて痛い。

この4点の特徴によって、見分ける必要がある。

なお、ヘルペスウイルスが原因で引き起こされる肋間神経痛は、ビタミンの不足、とりわけビタミンB_1やビタミンB_{12}が不足することによって、末梢神経の栄養のバランスが崩れて、いわば末梢神経炎のような症状が肋間神経の末端にあらわれているのである。従って、患者に対しては、ビタミン剤を飲む、あるいは、ビタミンを豊富に含んだ食べ物を食べるようにアドバイスする必要がある。

治療のポイント

まず側臥位で後方の肋間隙を、さらに背臥位で前方の肋間隙を押圧して、直接肋間神経に刺激を与える手技が重要なポイントとなる。

瘂門（図15-2）を押し揉む手技も重要である。この経穴をじっくり押し揉むことで、脳内ホルモンの分泌を促し、肋間神経痛の症状を軽減することができるからである。瘂門など特定の部位に時間をかけて手技を施すと、その部位が炎症を起こし、その炎症を抑えるために、脳内に炎症や痛みを抑えるホルモンが分泌され、このホルモンが肋間の痛みに対しても鎮痛効果をもたらすのである。

迷走神経を刺激する手技も、重要性の高い手技である。迷走神経は頚部、および胸部と腹部のほとんどの内臓に分布して、内臓の運動と分泌機能を調節する役目を果たしている。この迷走神経を刺激して、内臓の機能を向上させると、内臓が身体に必要な物質を分泌するため、身体全体の機能を修復することができるのである。また、翳風（図15-2）に対する手技も、単に経穴への刺激というだけに止まらず、ここを通る耳下腺、顎下腺などを刺激する目的がある。後述の治療法3の①と⑤の胸椎を押圧する手技も、肋間神経痛には欠かせない手技である。

なお、治療法3の②と③で下肢に対して施術するのは、主に背部の筋肉のこりをほぐすためである。

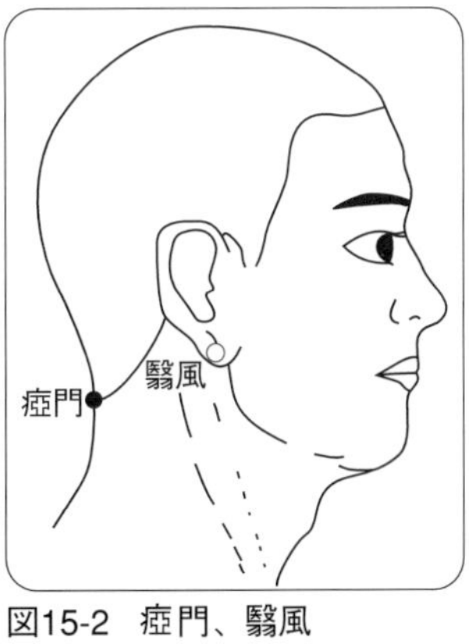

図15-2 瘂門、翳風

■治療法1

患者の姿勢：側臥位

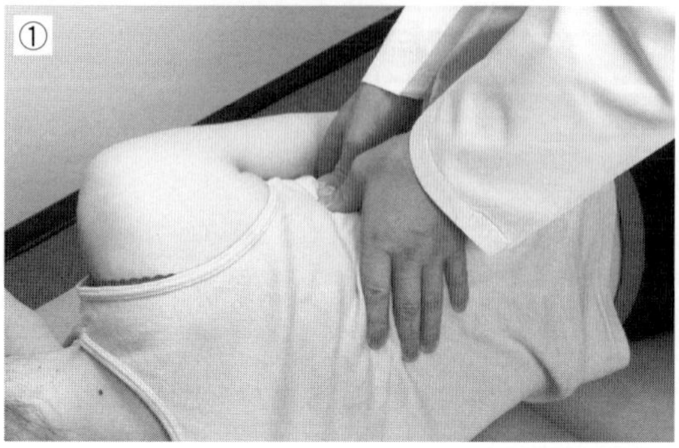

①術者は患者が痛みを訴える部位の肋間隙（脊髄のすぐ外側）に両手の母指を当て、頭側に向けて斜めに力を加えて押して、肋間神経を圧迫する。痛みのある部位の肋間隙に、すべて同じ手技を施す。

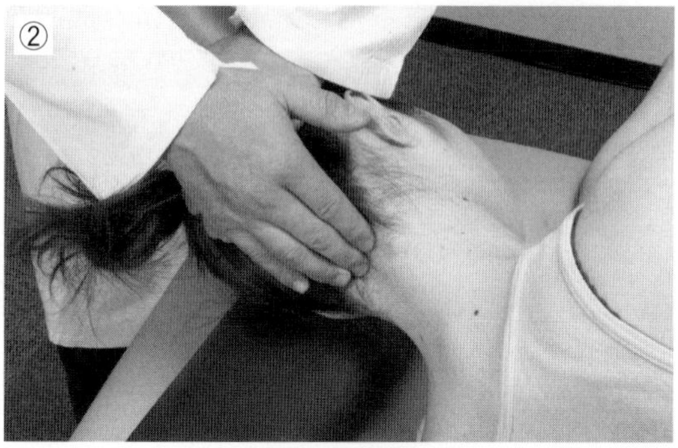

②術者は瘂門（図15-2）に右手の中指を当て、円を描くように指を動かしてじっくり時間をかけて押し揉む。中指1本ではなく、中指と示指で施術してもよい。

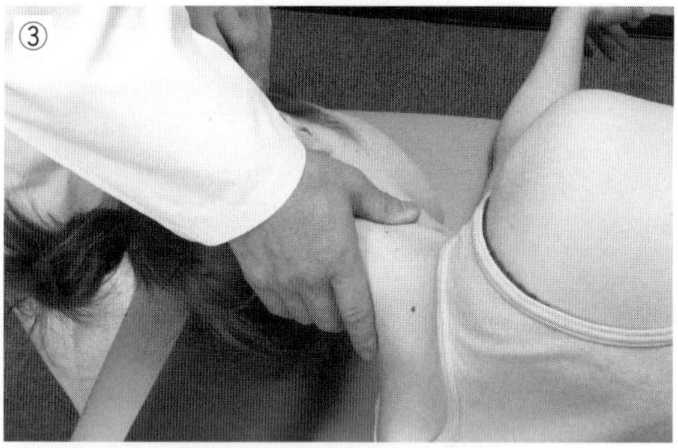

③術者は頚部に右手の母指を当て、頚部を走る迷走神経を押して刺激する。

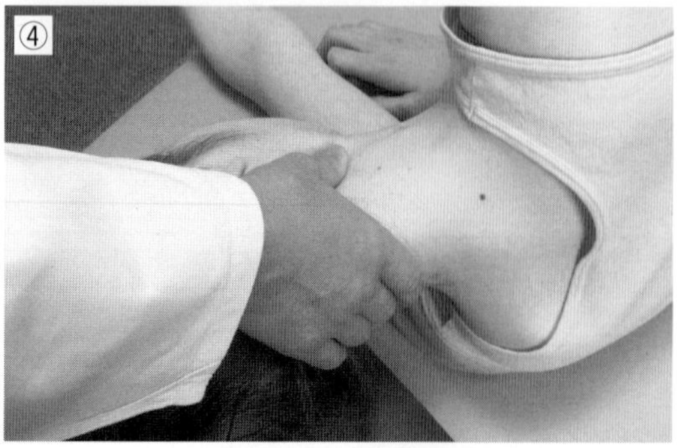

④術者は翳風に右手の母指を当て、小さく輪状に押し揉む。

⑤術者は再び痛みのある部位の肋間隙を、両手の母指で押圧する。できるだけ直線的に押圧し、揉む動き、揺らす動きなどを加えないよう注意する。

■治療法2

患者の姿勢：背臥位

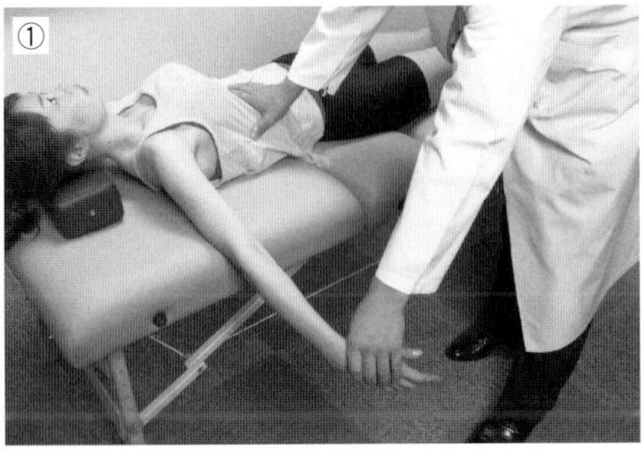

①術者は患者の前面の肋間隙に手技を施す。まず、上腕を約90度外転させた上で、前方の肋間隙に片手の母指を当て、直線的に押圧する。男性の場合は胸骨に近い胸部の肋間隙を押圧してもよいが、患者が女性の場合は胸部を避けて、乳房の外縁に沿って各肋間隙を押していく。この場合もすべての肋間隙を押すのではなく、患者が痛みを訴える部位の肋間隙にだけ手技を施す。

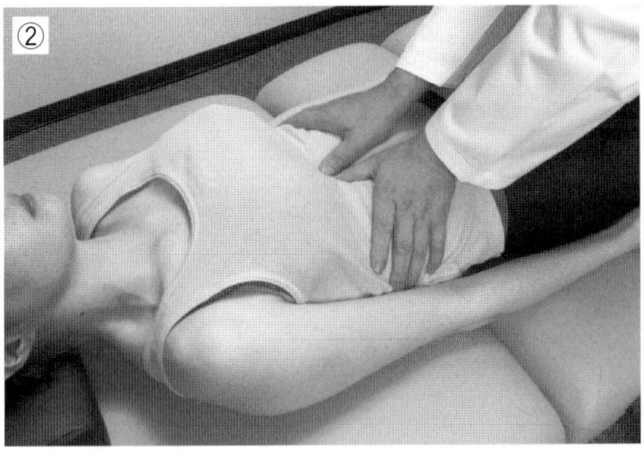

②術者は両手の母指を鳩尾と中脘（図15-3）の間に当て、上腹部全体を軽く押圧する。

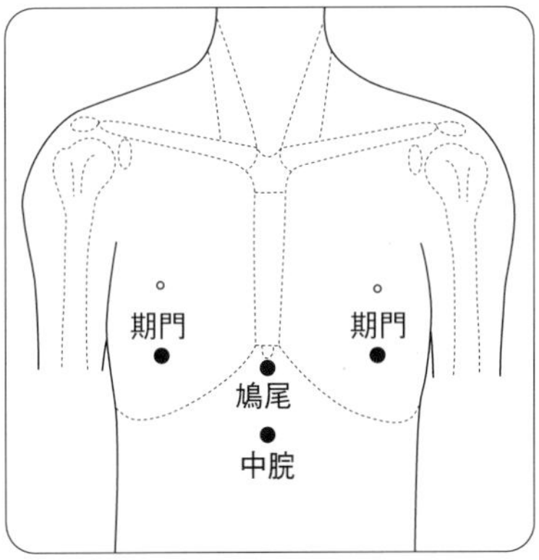

図15-3　鳩尾、期門、中脘（体幹前面）

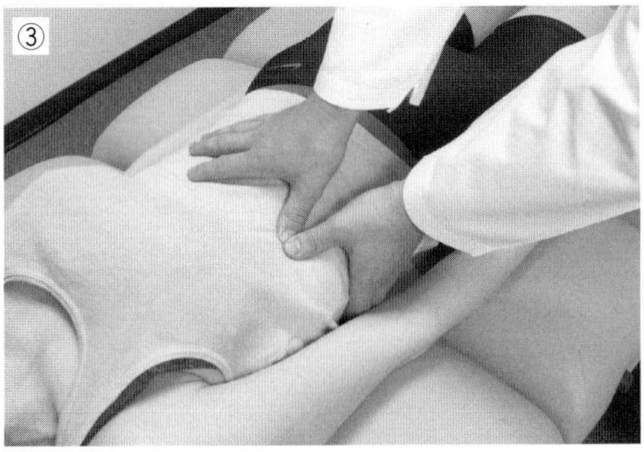

③術者は両手の母指で右の期門（図15-3）を押圧する。右の期門（図15-3）に続いて、左の期門にも同じ手技を用いる。

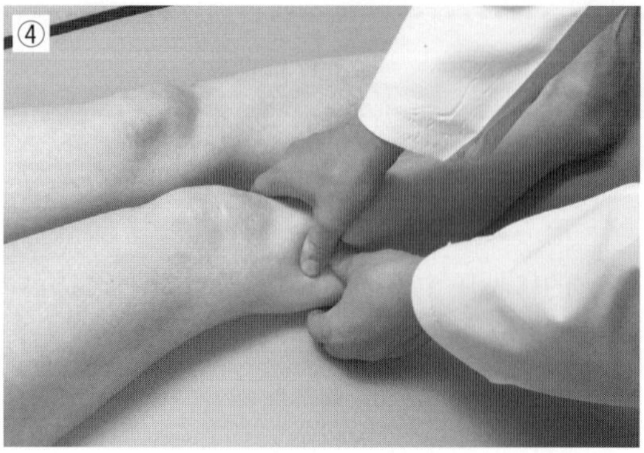

④術者は両手の母指を陽陵泉（図15-4）に当て、じっくり時間をかけて押し揉む。終了後、もう片側の陽陵泉にも同じ手技を施す。

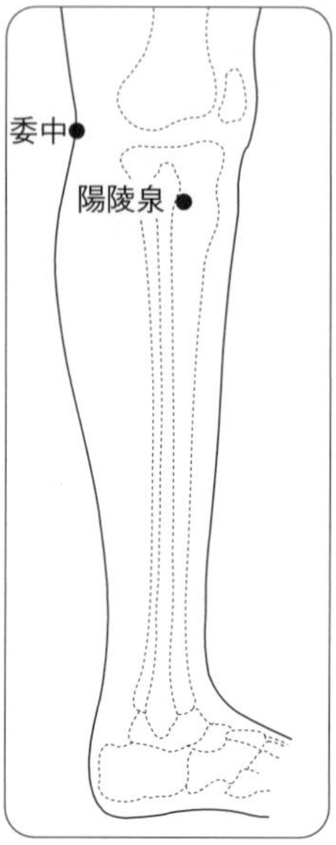

図15-4　陽陵泉、委中（下腿側面）

■治療法3

患者の姿勢：腹臥位

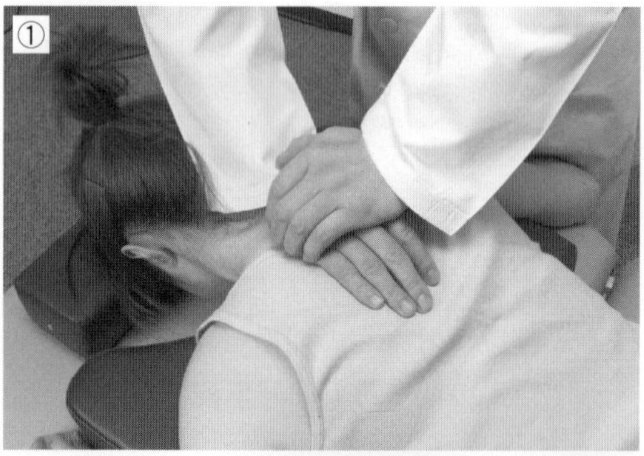

①術者は両手を重ねて痛みが生じている部位の背側にある胸椎の上に当て、下になった手の母指球と小指球の間に胸椎の棘突起を挟んで、上から下へ押していく。これは肋間神経痛には特に効果的な手技なので、時間をかけて丁寧に手技を施すようにしたい。

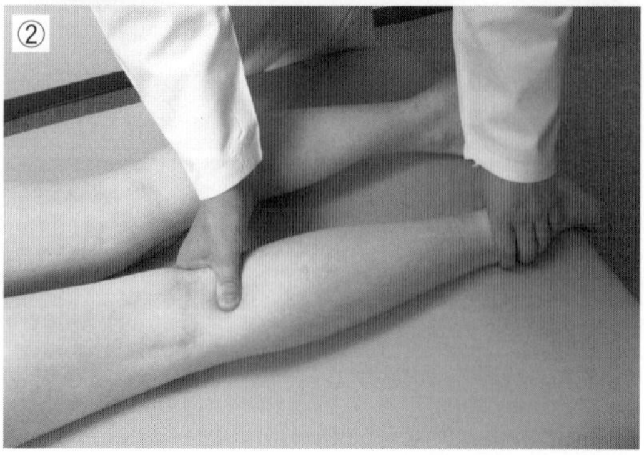

②術者は右手の母指を左膝窩の委中に当て、円を描くように指を動かして押し揉む。続いて、右の委中（図15-4）にも同じ手技を用いる。

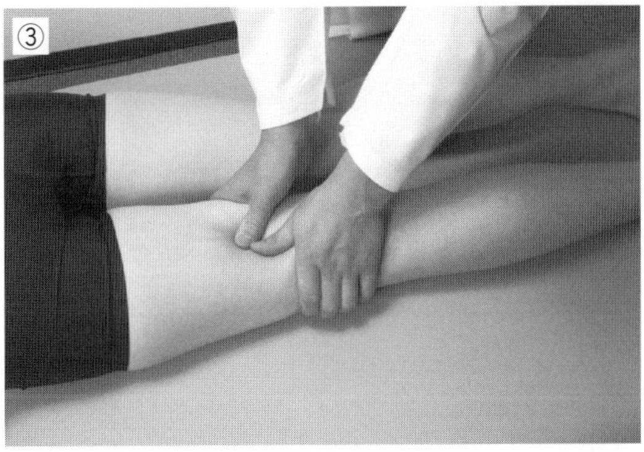

③術者は両手の母指を左の大腿後面に当て、坐骨神経の走行に沿って軽く押し揉んで、下肢の筋肉の緊張をほぐす。

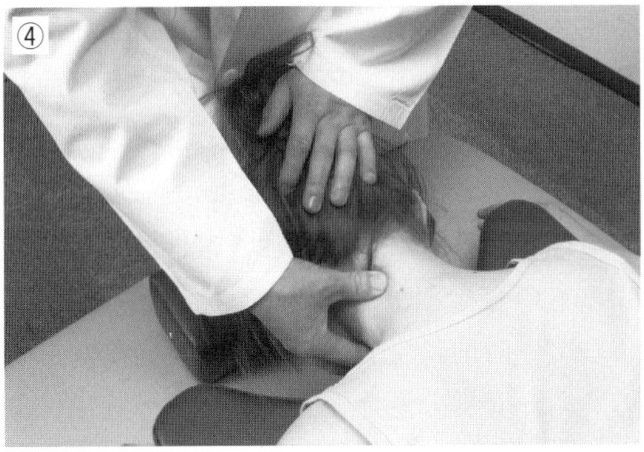

④術者は右手の母指を後頚部に当て、頚椎の左外側を軽く押し揉む。続いて、左手の母指で頚椎の右外側を軽く押し揉む。

⑤術者は再び胸椎に沿って、①の手技を施す。

16 坐骨神経痛

坐骨神経は鉛筆ほどの太さがある人体最大、最長の神経で、大坐骨孔を通って骨盤の外に出て、大殿筋の下縁中央で大腿後方にあらわれ、大腿部後面の下方（膝窩のやや上方）で総腓骨神経と脛骨神経に分かれ、さらに下腿を走行する。この長大な神経の支配領域に沿って腰部、殿部、大腿部、下腿部など広範囲に痛みが生じる症状が坐骨神経痛で、痛みだけでなく、下肢のしびれをともなう場合もある。症状は片側性で、下肢を伸展した時、歩行時などに痛みが走る。

坐骨神経痛には脊椎分離症、脊椎分離すべり症、腰椎椎間板ヘルニアなど脊椎の疾患によるものもあるが、筋膜が炎症を起こした筋筋膜性のもの、冷えによって一時的に坐骨神経に沿って痛みが出る坐骨神経痛もある（そのうち、脊椎分離症、脊椎分離すべり症による坐骨神経痛はきわめて稀で、大半は腰椎椎間板ヘルニアによるものか、筋筋膜性の坐骨神経痛だと考えて間違いはない）。

鑑別法

腰椎椎間板ヘルニアや脊椎分離症による坐骨神経痛の痛みは鈍痛だが、脊椎に異常のない筋筋膜性などの坐骨神経痛の痛みは鋭い痛みである。また、腰椎椎間板ヘルニアによる坐骨神経痛の患者は、歩行する際に腰部を側屈させる傾向があり、疼痛性の跛行もあるが、筋筋膜性の坐骨神経痛の患者には側屈や跛行はあまり見受けられない。

治療のポイント

脊椎分離症、脊椎分離すべり症など脊椎疾患の中には、手技療法だけでは十分に対処できない疾患もあるので、この坐骨神経痛の治療においては、脊椎疾患による症状は基本的に除外する。

坐骨神経痛の治療では、まず大腿側面から後面に対する手技が大切である。大腿側面から後面にかけての筋肉が大変緊張しているので、治療法１の①から③の手技で大腿部の３本のラインを刺激して、この部位の筋肉の緊張をほぐす必要がある。①から③の手技を施すと、血液の循環が改善され、患者は大腿部が熱くなるのを感じるはずである。

2つめのポイントは、下腿部の筋肉と腱に対するアプローチである。患者は痛みによって足の底屈が困難になっているので、足をできるだけ底屈させて、前脛骨筋を伸展させる手技が重要になる。また、アキレス腱が非常に緊張しているので、アキレス腱に重点的に刺激を与えて、緊張をほぐすことも大切である。その際、アキレス腱を収縮させた状態で手技を用いるのではなく、できるだけ伸展した状態にして施術すべきである。

坐骨神経痛になると、脊柱起立筋など後頚部の筋肉もこっている場合が多いので、後頚部にある天柱（図16-1）への施術も有効である。

なお、治療法においては、患側の下肢にのみ手技を施すように書いているが、坐骨神経痛が長引くと、健側の下肢も筋肉疲労を起こしているケースが多いので、健側の下肢に対しても患側と同様の手技を施すことが望ましい。

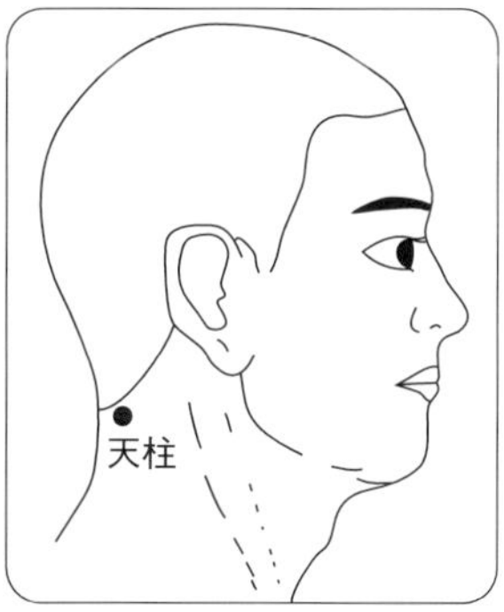

図16-1 天柱

■治療法1

患者の姿勢：側臥位で、左右の大腿はほぼ重ねて揃えるが、下になった下肢の膝はかなり屈曲させ、上になった下肢は伸展したままにする。

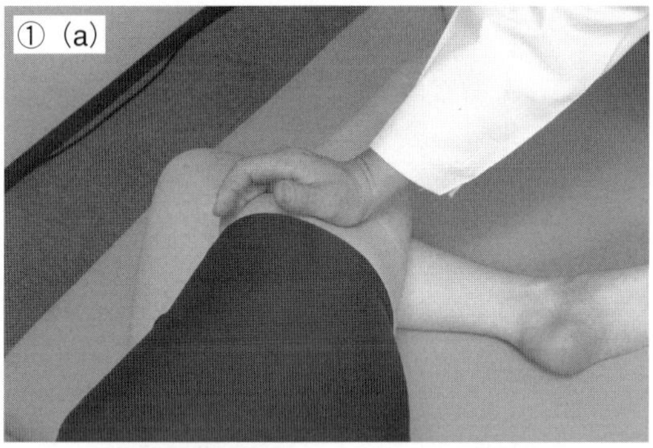

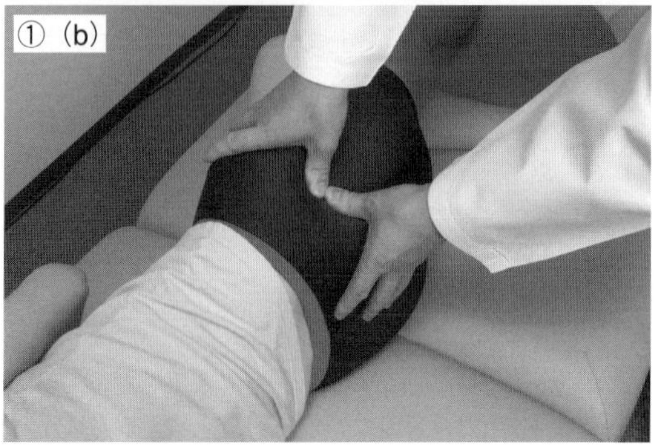

①(a) 術者は上になった患側の膝をできるだけ伸展させた上で、大腿の外側中央（胆経の線上・図16-2）に右手を当て、上から下へ右手の手根部で押し揉んで筋の緊張をほぐす。

(b) 続いて、股関節の周辺に両手の母指を配し、母指で押圧して筋の緊張をほぐす。

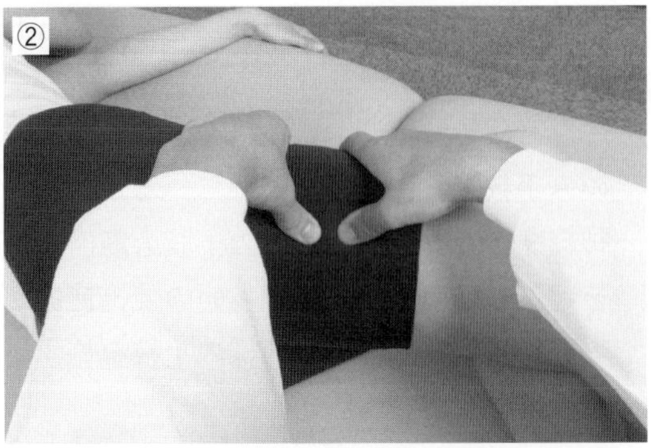

②術者は①よりさらに大腿の後方（坐骨神経より約３㎝ぐらい外側）に両手の母指を当て、その線上を大腿の上方から下方に向けて①(b)と同じ手技を施す。

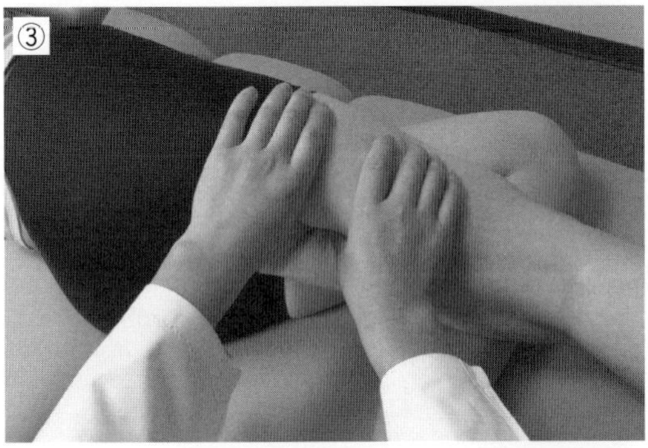

③術者は坐骨神経の走行に沿って、②と同じ手技を用いる。大腿の上方から下方に向けて施術する。

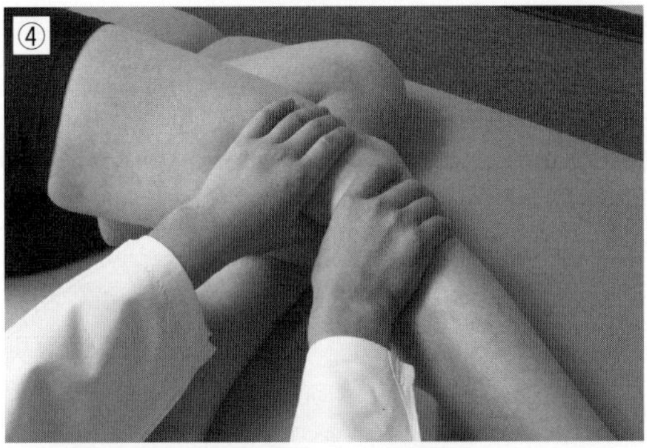

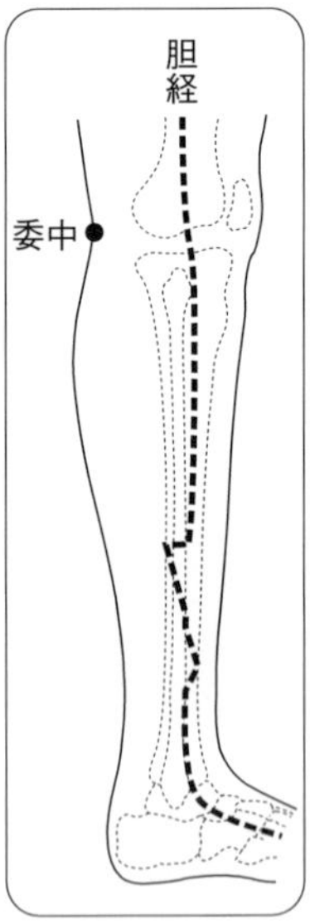

図16-2　委中、胆経（下腿側面）

④術者はまず患側の膝を少し屈曲させた上で、両手の母指を委中（図16-2）に当て、患者が多少痛みを感じるくらいの強度で委中を押し揉む。

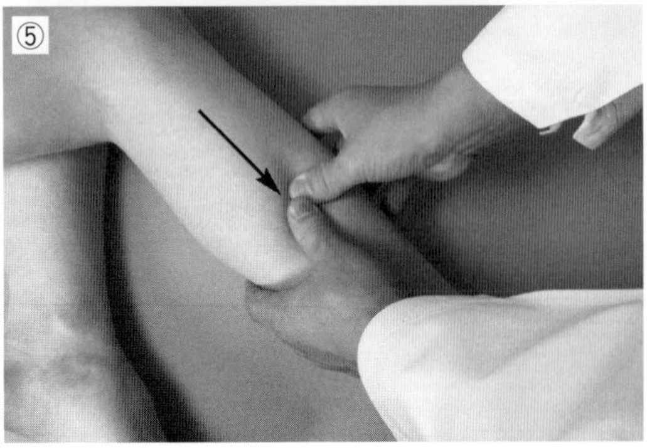

⑤術者は再び患側の膝をできるだけ伸展させ、その上で胆経に両手の母指を当て、胆経（図16-2）に沿って下腿の上方から下方に向けて押圧する。

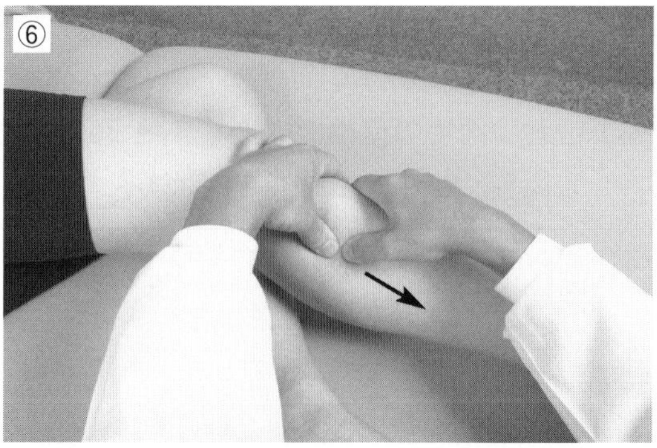

⑥術者は⑤より下腿の後方（脛骨神経より約３㎝ぐらい外側）に両手の母指を当て、そのライン上を上方から下方に向けて⑤と同じ手技を施す。

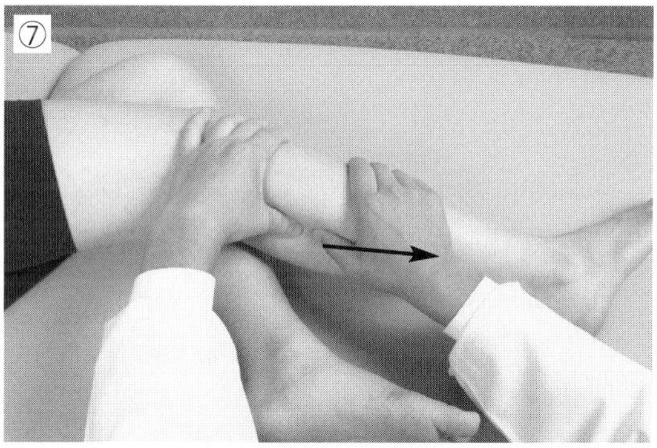

⑦術者は脛骨神経の走行に沿って、⑤と同じ手技を用いる。下腿の上方から下方に向けて押圧していく。

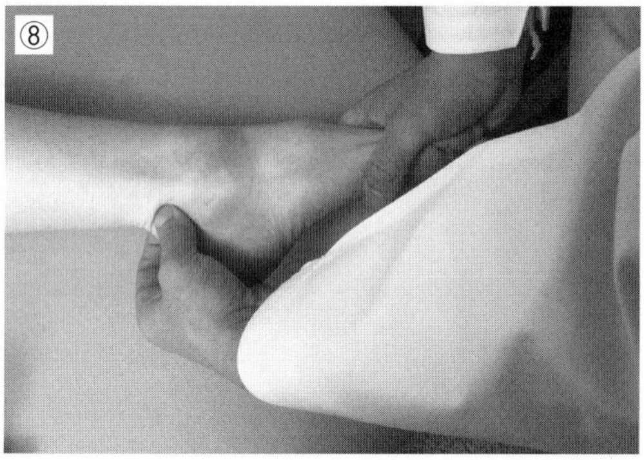

⑧術者は左手を患側の下腿に当て、右手で足部を持って、患側の足をできるだけ底屈させて、前脛骨筋を伸展させる。

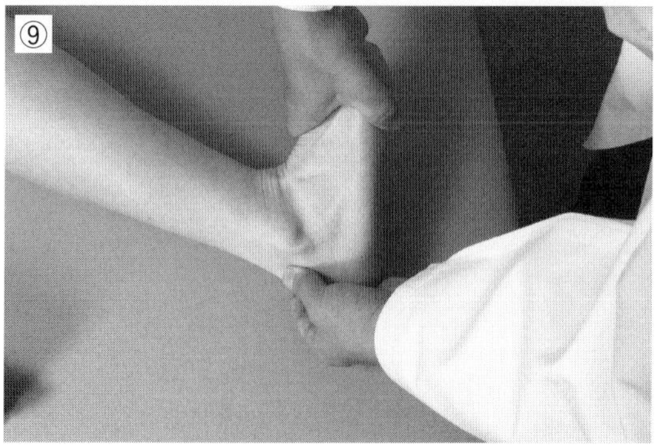

⑨術者は右手で患側の足背を持ち、足を背屈させ、左手の母指と示指でアキレス腱をつまみながら押し揉む。患者が痛みを感じるぐらいにかなり強く刺激を与える。約５分の時間をかけて、重点的に手技を施す。

■治療法2

患者の姿勢：腹臥位で、患側の下肢にだけ足の下にクッションを当てる。

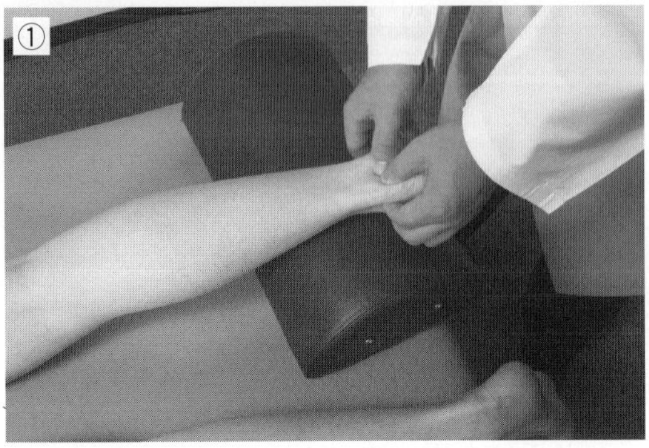

①術者は両手の母指でアキレス腱を強く押し揉む。約5分の時間をかけて、重点的に手技を施す。

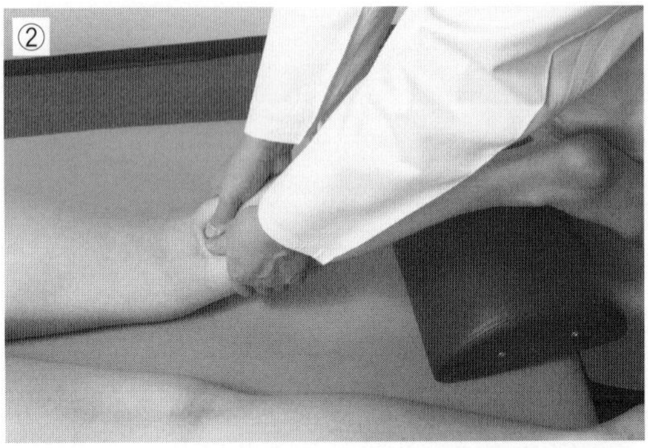

②術者は両手の母指を患側の委中（図16-2）に当て、委中から下方に下腿後面中央を押し揉んでいく。
術者は再度アキレス腱に手を戻し、ゆっくり時間をかけて①の手技を施す。

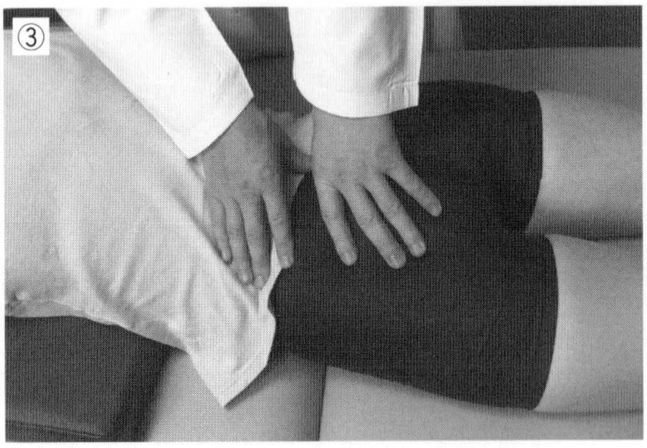

③術者は両手の母指を右側の仙骨孔にある次髎、中髎（図16-3）に当て、術者の斜め前方の方向（左側の仙骨孔）に向けて押し揉む。続いて、術者は位置を移動して、左側の次髎、中髎に同様の手技を用いる。

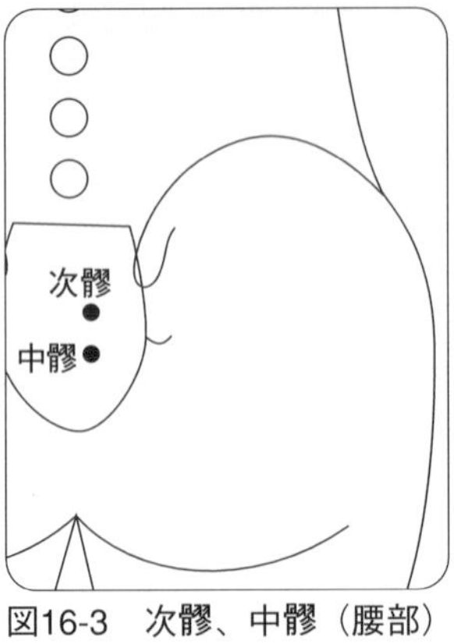

図16-3　次髎、中髎（腰部）

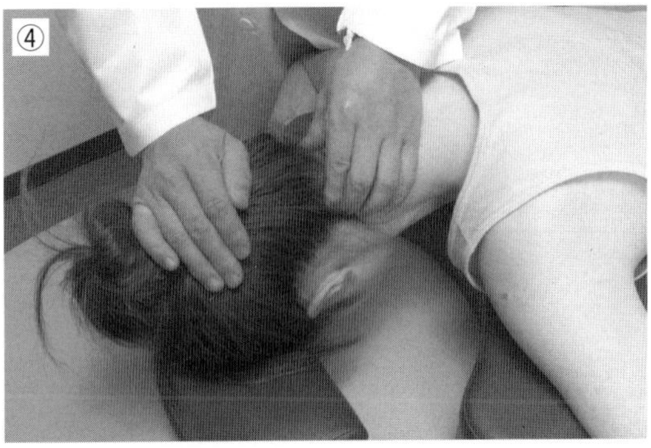

④術者は左手の母指を天柱（図16-4）に当て、天柱とその周囲の筋（脊柱起立筋）を揉みほぐす。続いて、もう片方の天柱にも同じ手技を施す。

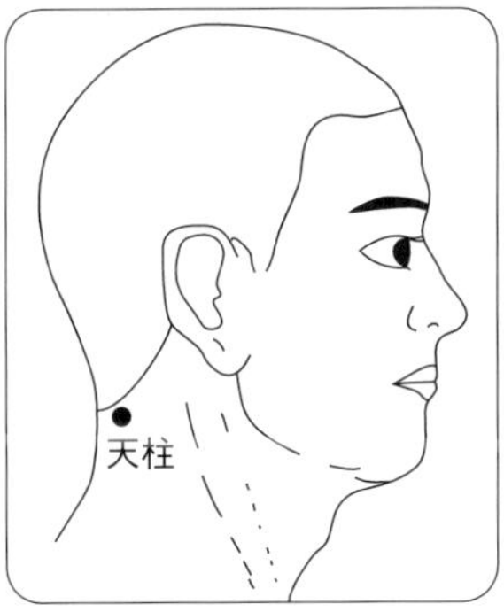

図16-4　天柱

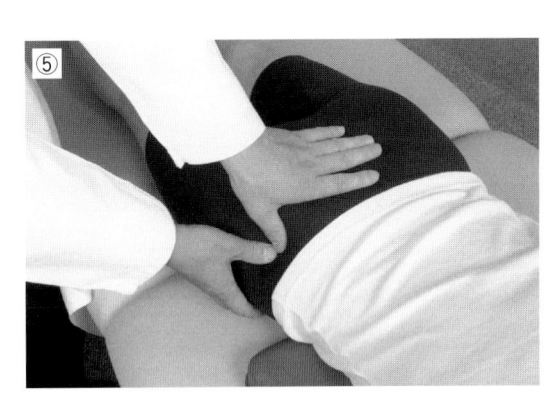

⑤術者は両手の母指で右側の環跳（図16-5）を軽く揉みほぐす（炎症をひどくする可能性があるので、きわめて軽い手技で終始すべきである）。

右側の環跳への手技が終わったら、左側の環跳への手技を行う。

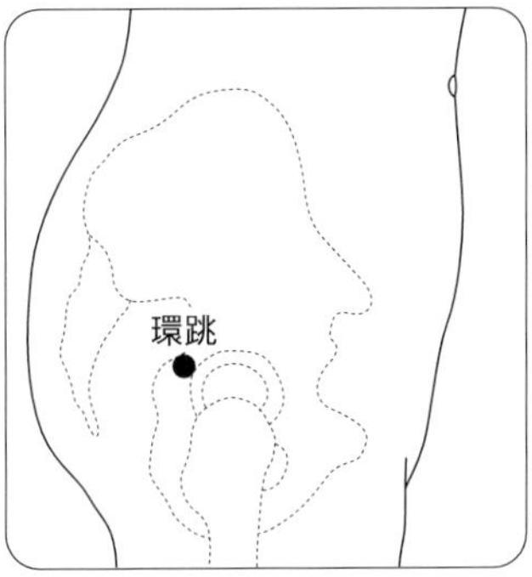

図16-5　環跳（体幹側面）

第3章
消化器疾患

17 胃下垂

横隔膜や後腹壁と胃をつなぐ間膜が伸びきったため、胃が骨盤の位置まで垂れ下がっている状態を胃下垂といい、胃の蠕動運動が不活発になった状態を胃アトニーという。胃下垂は胃アトニーによって、胃の内容物が停滞することで起こるのではないかともいわれている。

胃下垂自体は別に病気ではなく、慢性的な胃のもたれ、食欲不振、膨満感などの症状をともなうケースもあるが、まったく何の症状もともなわないケースもある。男性よりも女性に多く、特に痩せ型であまり体力のない人に多い。

鑑 別 法

胃が下垂しているかどうかは、患者の満腹時に診察をすれば一目でわかる。というのは、胃下垂の人は食後に臍の下方が膨らんでいるからである。これが胃下垂の人にだけみられる顕著な特徴の１つである。

第２の特徴は、胃底部の周辺を指で押さえると、動脈の拍動を明確に確かめることができる。第３の特徴は、胃下垂の人は背臥位になるか、椅子に座って前屈気味の姿勢になると、胃の位置が正常な人に比べていくぶん鳩尾（図17-1）が凹んでいるケースが多い。

症状をともなう胃下垂の場合、一見症状は慢性胃炎と似通っていることもあるが、胃の周囲を押圧すると、明らかに患者の反応が異なる。胃炎の場合は鳩尾や中脘（図17-1）を母指で押すと痛みが生じるのに対して、胃下垂の場合はこれらの経穴を押しても痛みが生じることはないからである。

治療のポイント

胃下垂の治療においては、わたしが臨床経験の積み重ねの中で発見した３つの刺激点に対する手技が重要なポイントとなる。その１つ、胃下垂刺激点（気衝より指一本分、斜め上外側　図17-1）は特に胃下垂に効果的で、ここを刺激すると、患者の腹筋が強く収縮する。腹筋の収縮が排便を促す例をみてもわかるように、腹直筋など腹部の筋肉は胃腸の働きをサポートする大切な役割を担っている。従って、胃下垂刺激点を刺激すると、胃腸の働きを活発化して、胃下垂とそれに付随する症状を改善する上でかなり効果が期待できる。また、腸刺激点（気衝より指三本分、斜め上外側　図17-1）や胃下垂穴（京門より指一本分、斜め前側　図17-2）も胃腸の症状にきわめて効果的な刺激点である。

すでに存在が知られている経穴の中では、帯脈と京門（図17-2）が重要である。帯脈と京門の周囲には、大網と少網という胃や腸を覆う膜がある。この膜を刺激して胃腸の蠕動運動が活発になれば、胃下垂の原因ともなる胃アトニーの状態が改善され、胃が下垂した状態を少しずつ改善することも可能になる。３つの刺激点、帯脈と京門以外にも、胃下垂とそれにともなう症状に有効な経穴は多い。胃兪、肝兪（図17-4）などが文字通り消化器系の疾患に有効であることはいうまでもないが、足三里と血海（図17-3）は胃腸の膨満感、鳩尾（図17-1）は胃痛と膨満感、中脘（図17-1）は食欲不振、天枢（図17-1）は胃痛と下痢と消化器系の症状に効果的な経穴である。

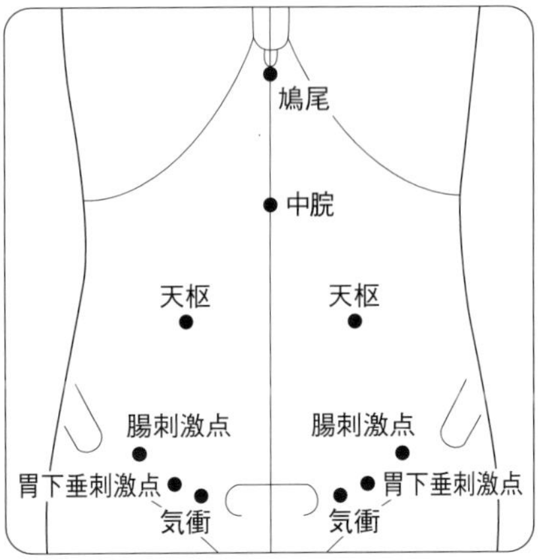

図17-1　鳩尾、中脘、胃下垂刺激点、腸刺激点（体幹前面）

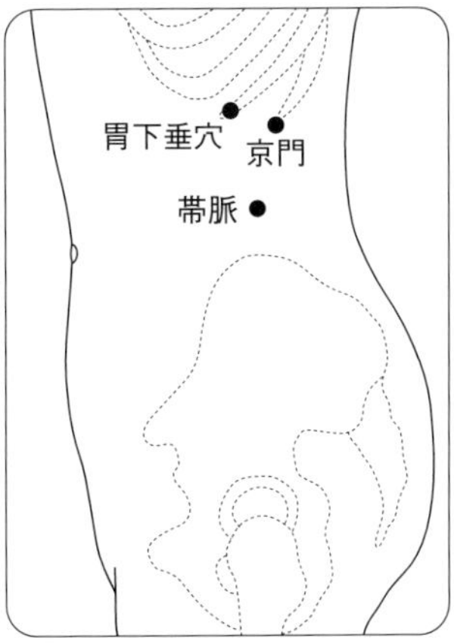

図17-2　帯脈、京門（体幹側面）

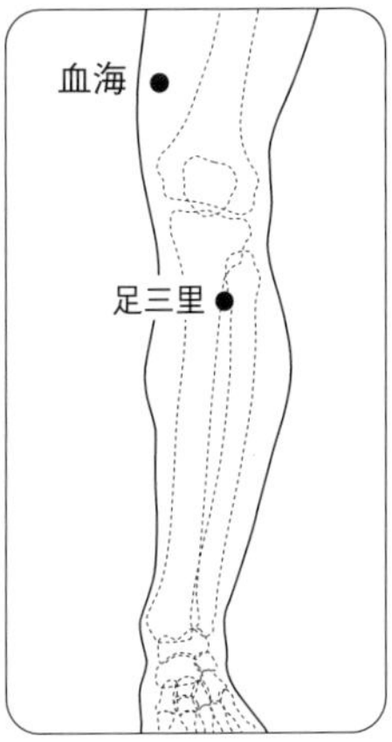

図17-3　足三里、血海（下腿前面）

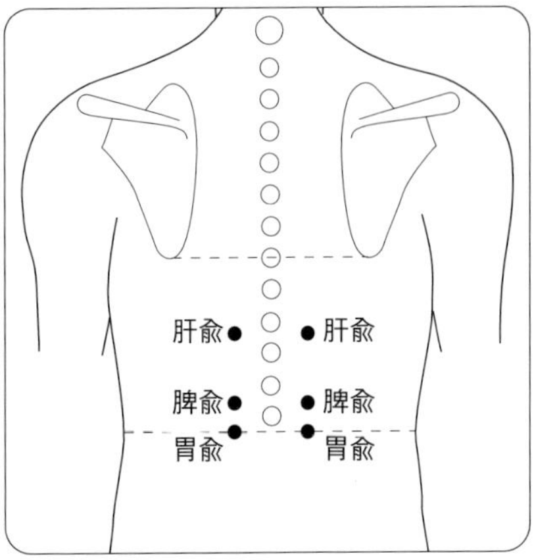

図17-4　胃兪、脾兪、肝兪（体幹後面）

■治療法1 ·······················

患者の姿勢：背臥位で、腰部（骨盤の上）にクッションを入れる

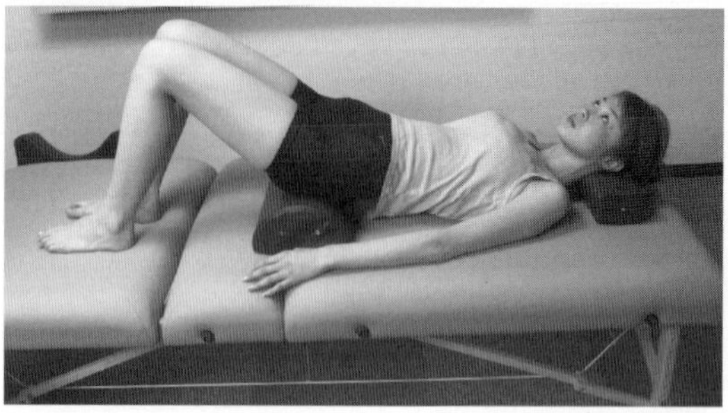

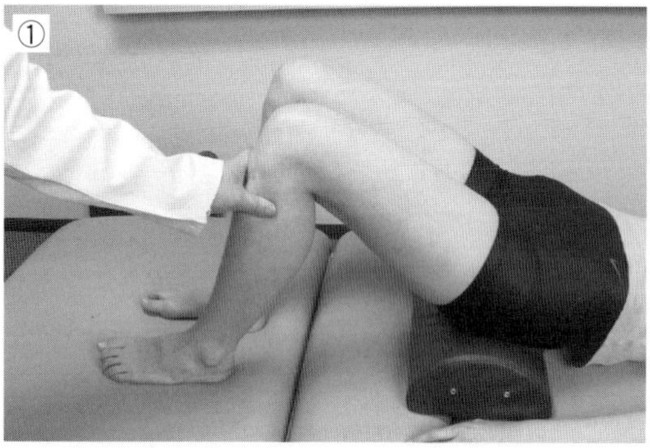

①術者は左手の母指で左下腿の足三里（図17-3）をじっくり押し揉む。

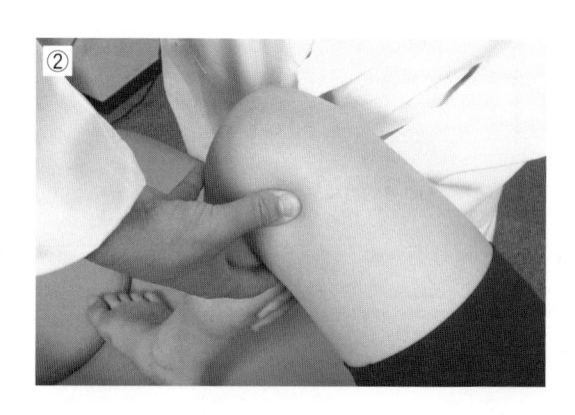

②術者は左手で患者の右下腿部を持ち、右手の母指を右の血海（図17-3）に当て、円を描くように指を動かして血海を押し揉む。

③術者はいったん位置を移動して、右の足三里（図17-3）、左の血海（図17-3）に①と②と同じ手技を用いる。

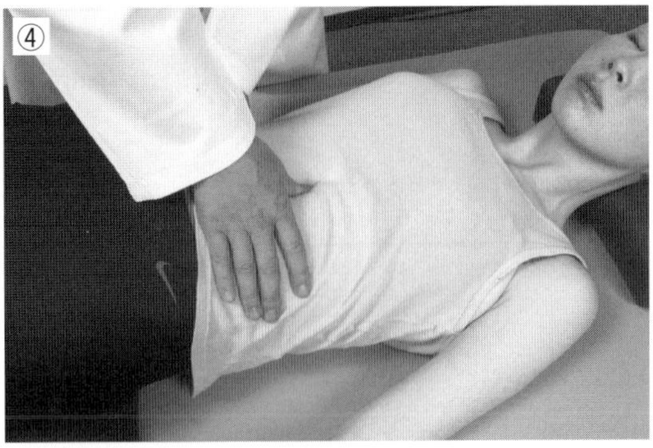

④術者は右手の母指を患者の鳩尾（図17-1）に当て、②と同じ手技を施す。

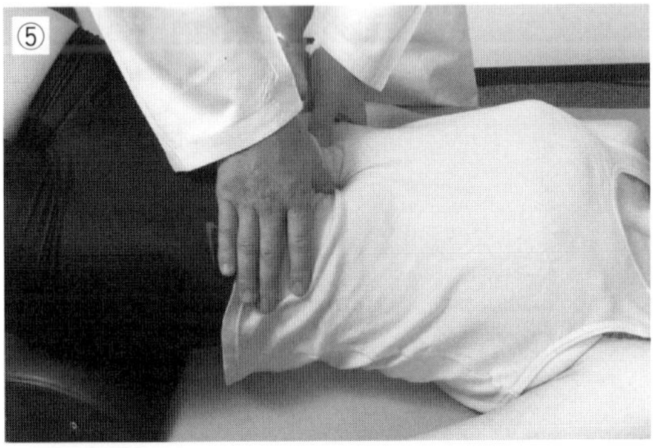

⑤術者は右手の母指を患者の中脘（図17-1）に当て、②と同様の手技を用いる。

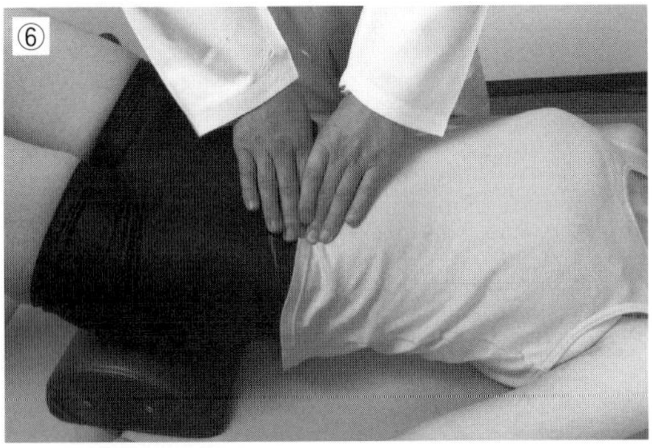

⑥術者は両手の母指を重ねて右の天枢（図17-1）に当て、両手の示指を重ねて左の天枢に当て、左右の天枢を同時に軽く揺らしながら押し揉む。

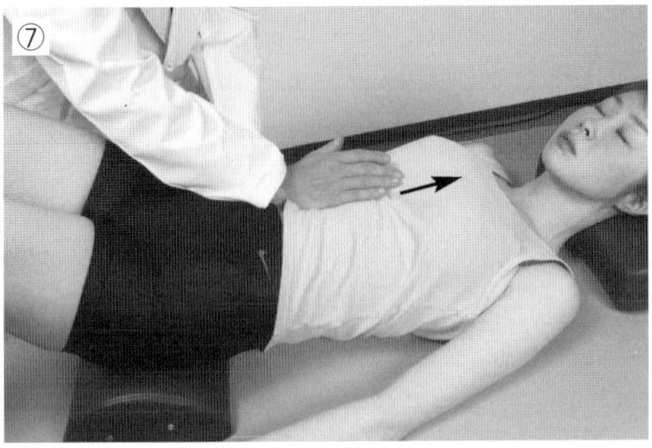

⑦術者は右前腕を回外回内中間位にして、手の尺側（小指の側面と小指球の側面）を鳩尾に当て、患者の頭側に向かって鳩尾を押していく。手根部で押してもよい。

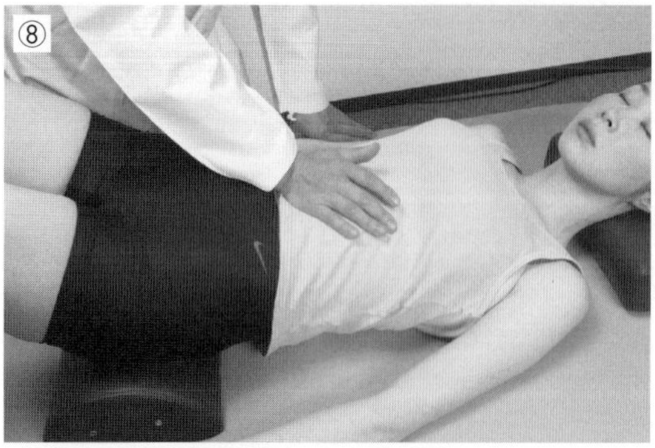

⑧術者は右手を患者の肋骨弓の下（胃の上）に当て、右手の手根部で肩峰の方向に向かって押していく。

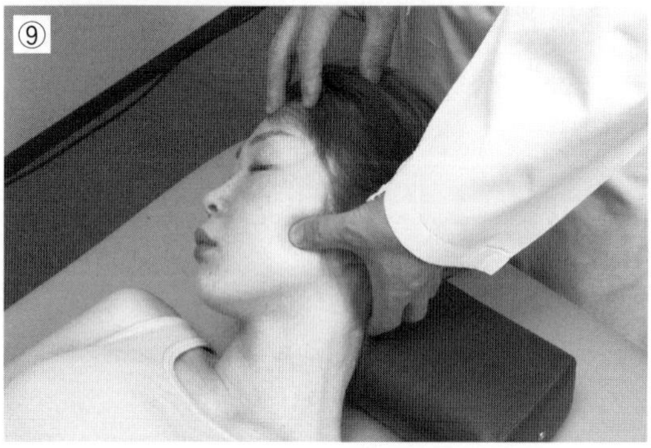

⑨術者は左手の母指を左頬の頬車（図17-5）に当て、円を描くように押し揉む。
左の頬車への手技終了後、右の頬車に対して同様の手技を用いる。

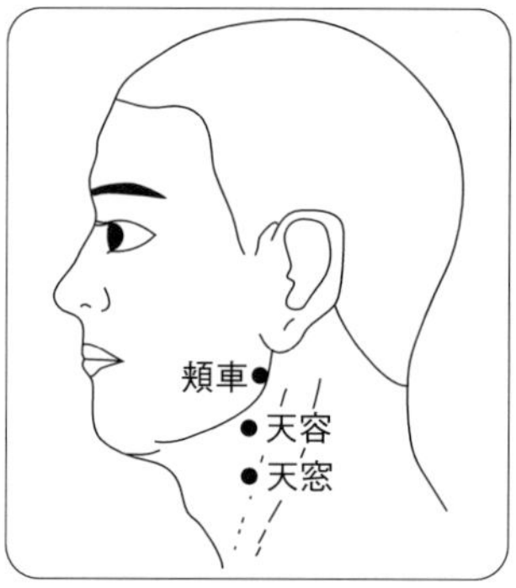

図17-5
頬車、天窓、天容

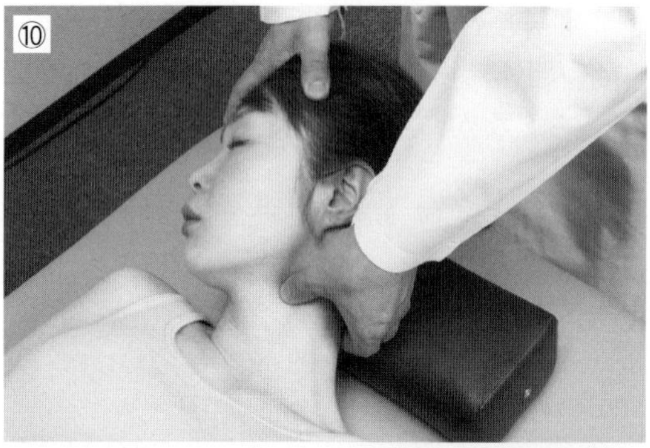

⑩術者は左手の母指を左の天容（図17-5）に当て、天容を軽く押圧する。続いて、右の天容に対して、同じ手技を施す。さらに、術者は左右の天窓（図17-5）にも同じ手技を用いる。

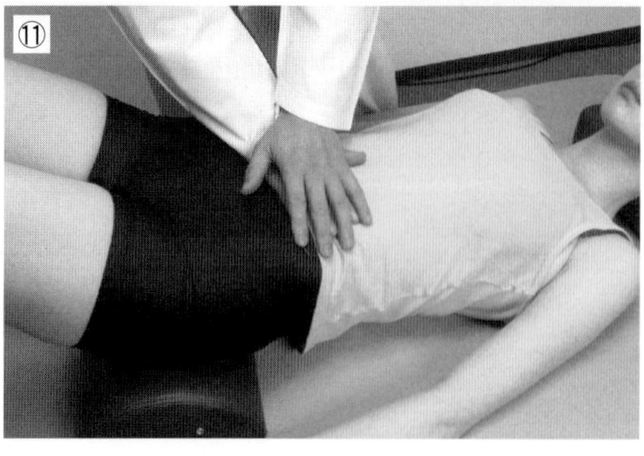

⑪術者は両手を重ねて上腹部（臍の上方）に当て、側腹部に向かって押していく。

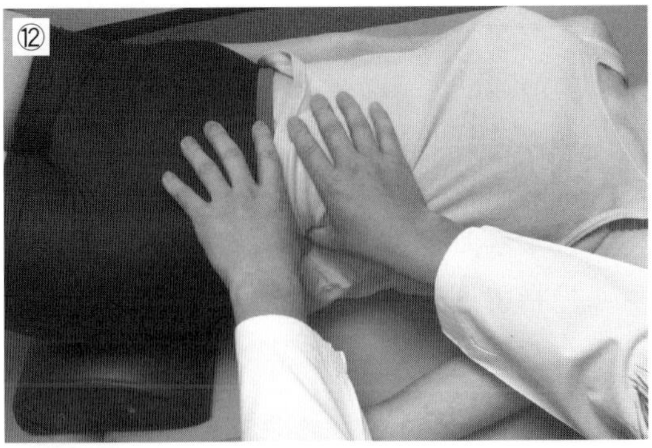

⑫術者は両手の母指を重ねて左の帯脈（図17-2）に当て、少し揺らしながら押し揉む。次に、右の帯脈に同じ手技を施す。

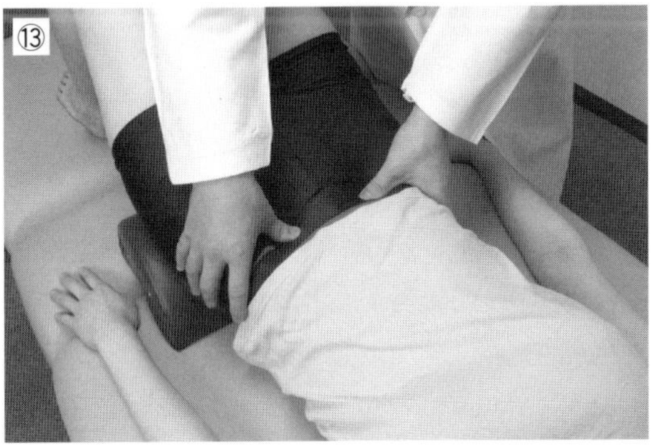

⑬胃が骨盤の中や膀胱の上まで下垂している人には、以下の手技を施す。

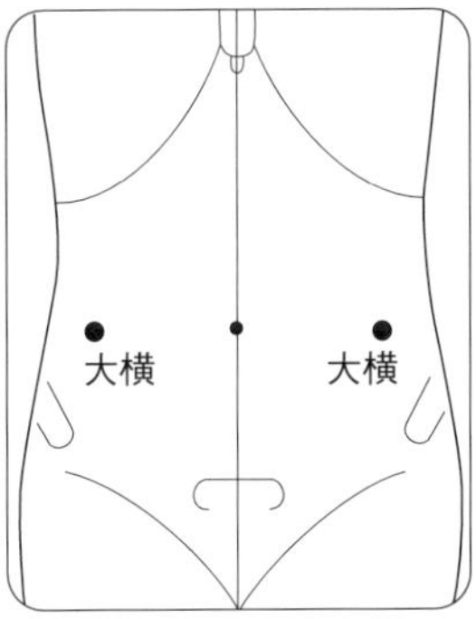

図17-6　大横（体幹前面）

術者は両手の母指を左右の大横（図17-6）に当て、斜め上方に向けて同時にやや強く押圧する。

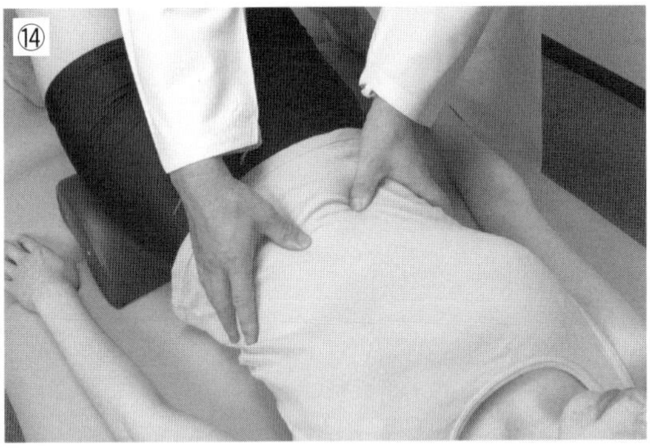

⑭術者は両手の母指を左右の肋骨弓の下縁に当て、まず右手と左手を交互に動かし、外側に向かって母指で押していく。その上で、最後に両手の母指を同時に、左右の肋骨弓の下縁を外側に向けて押す。

■治療法2

患者の姿勢：背臥位で、左右の下肢のアキレス腱の下あたりにクッションを当てる。

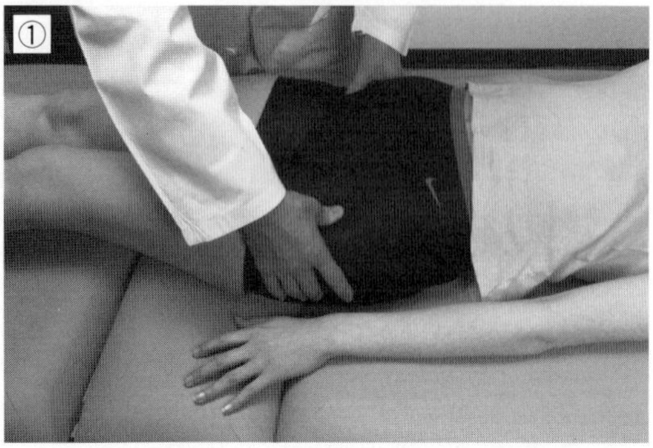

①術者は右手の母指を大腿動脈のやや外側にある胃下垂刺激点（図17-1）に当て、さするように押し揉む。または、両手の母指で同じ部位をさするように押し揉む。

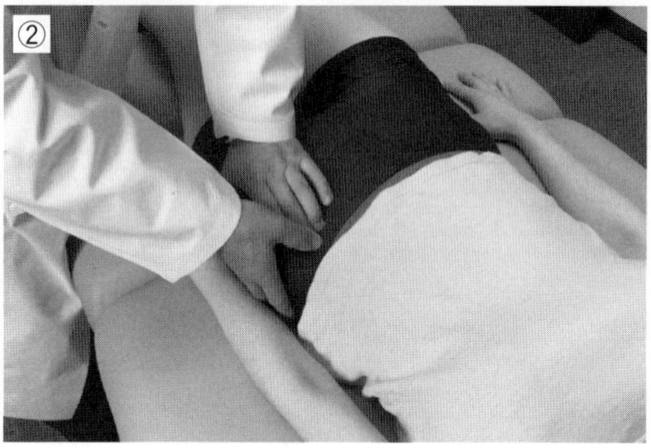

②術者は左手の中指と右手の母指を重ねて腸刺激点（図17-1）に当て、指を揺らしながら押し揉む。続いて、両手の母指を腸刺激点に当て、指を揺らしながら押し揉む。

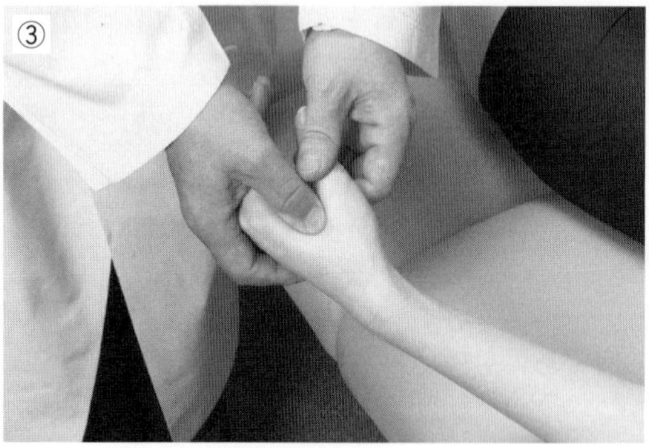

③術者は左手で患者の手を持ち、右手の母指を合谷（図17-7）に当て、円を描くように押し揉む。

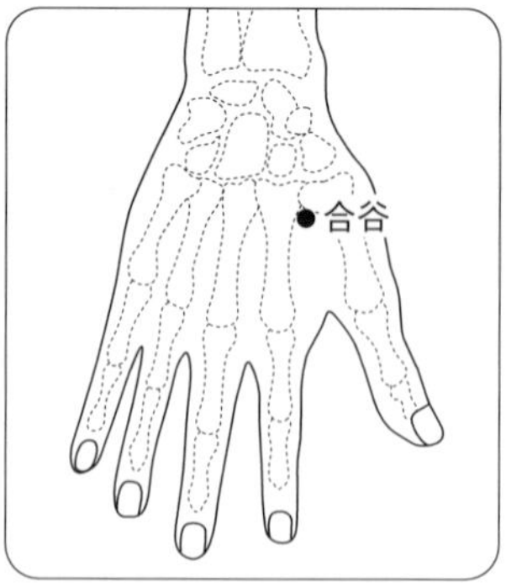

図17-7　合谷（手背）

■治療法3

患者の姿勢：腹臥位で、両足の下にクッションを当てる。

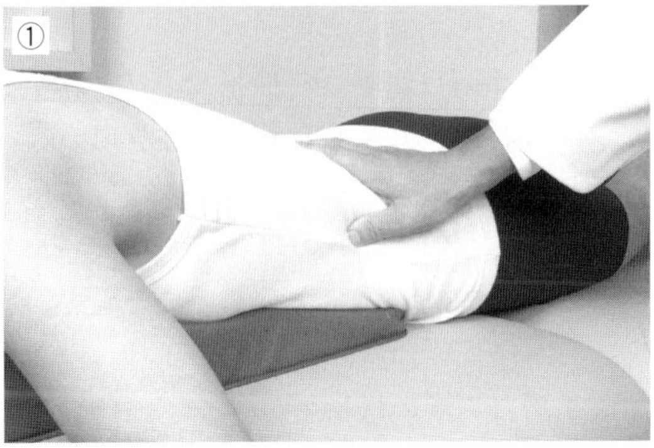

①術者は右手の母指で患者の左側(胃の側)の京門（図17-2）を押圧する。この手技は経穴に対する刺激であると同時に、腹膜に刺激を与える手技でもある。

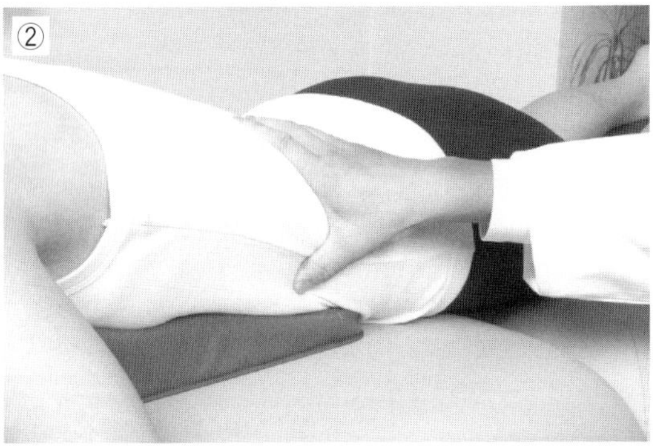

②術者は右手の母指を京門の周囲にある胃下垂穴（図17-2）に当て、押しては引いてを繰り返し、リズミカルに押圧する。

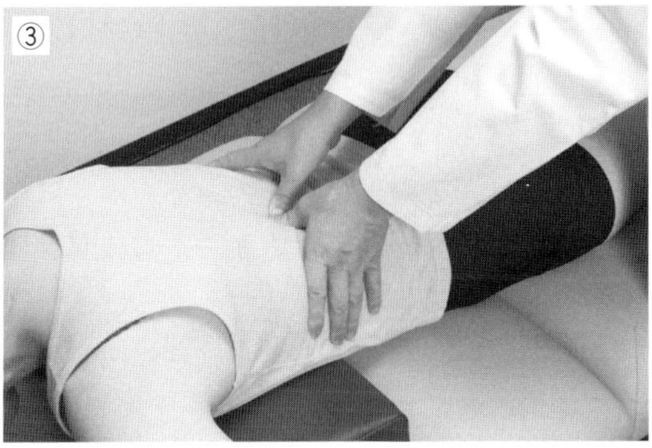

③術者は両手の母指を患者の左の隔兪（図17-8）に当て、円を描くように指腹を動かして押し揉む。

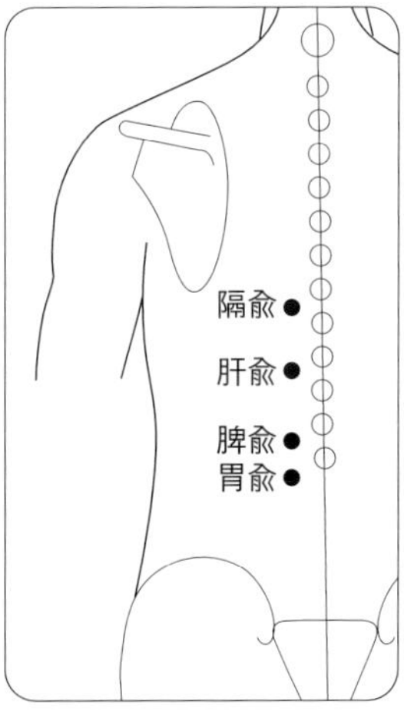

図17-8　隔兪、肝兪、脾兪、胃兪（体幹後面）

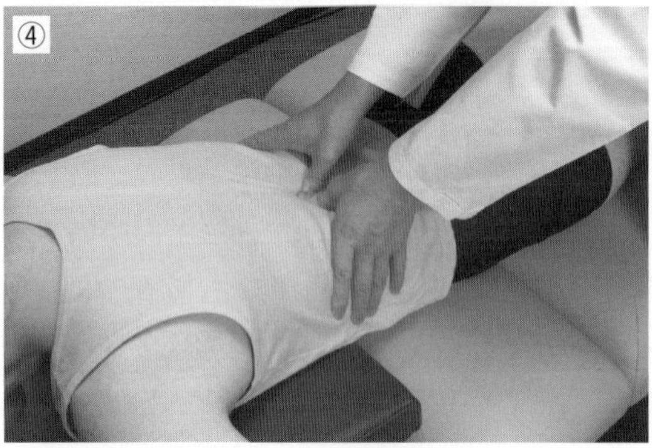

④(a) 術者は両手の母指を左の肝兪（図17-8）に当て、③と同じ手技を施す。

(b) 術者は両手の母指で、左の脾兪（図17-8）にも③と同じ手技を用いる。

(c) 術者は両手の母指で、左の胃兪（図17-8）にも③と同じ手技を施す。

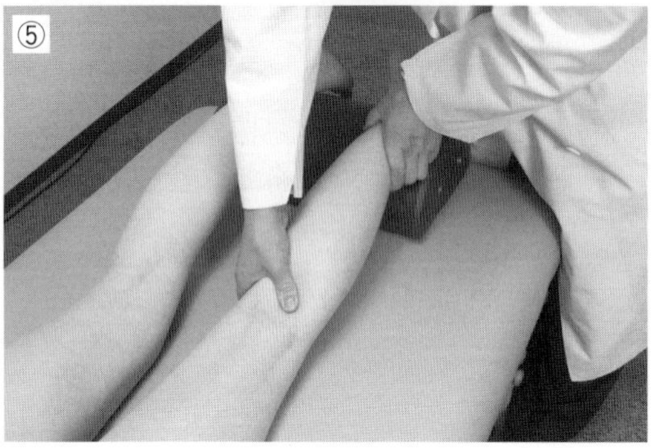

⑤術者は右手の母指で、左の委中（図17-9）を軽く押し揉む。

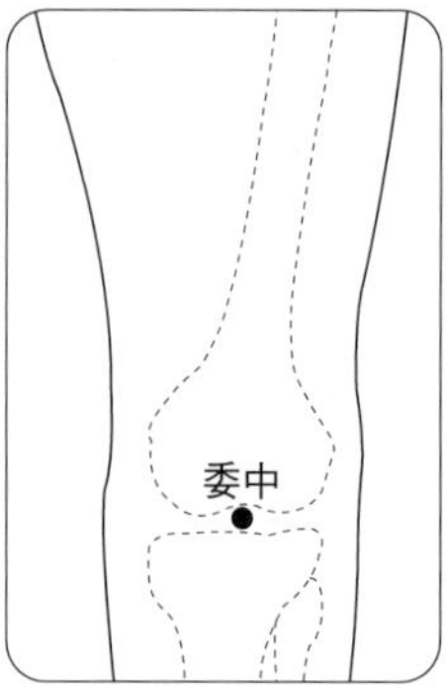

図17-9　委中（膝後面）

⑥術者は位置を移動し、身体の右側の京門、隔兪、肝兪、脾兪、胃兪、委中に対して、左側と同様の手技を用いる。

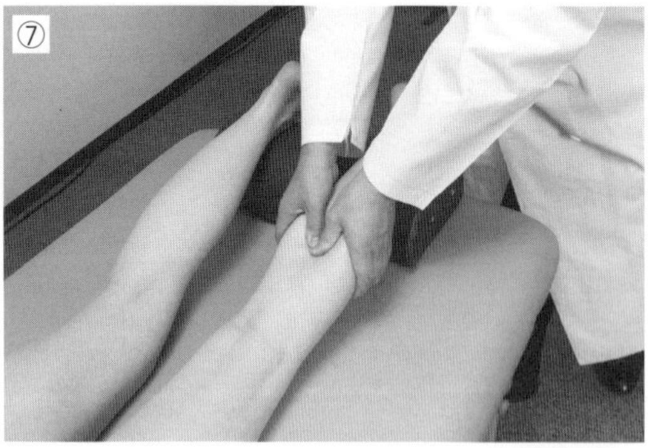

⑦術者は両手の母指を左のふくらはぎに当て、ふくらはぎの上方から下方に向けて押し揉んでいく。左側のふくらはぎが終わったら、右側のふくらはぎに同じ手技を用いる。

　両手ではなく、右手の手掌全体を使って押し揉んでもよい。

18 便秘症

慢性の便秘症は、自律神経失調症、無理なダイエット、睡眠不足、精神的なストレスなど、さまざまな原因で発生するが、それらの原因のいずれにも自律神経の失調が関連している。

大腸の消化作用は胃や小腸に比べれば微々たるもので、主に水分と電解質を吸収する働きをしているが、この水分の吸収が抑制され、十分に行われないと下痢の症状を引き起こし、逆に吸収し過ぎると便秘になりやすい。便が水分の少ない硬い便、いわゆる宿便となって大腸に溜まり、腸内で便の交通渋滞を引き起こすことになるからである。

このような大腸の働きをコントロールしているのは、いうまでもなく自律神経である。従って、大腸の水分吸収作用が活発になり過ぎて便秘になったり、水分の吸収作用が抑制されて下痢になるのは、自律神経のバランスが崩れているということに他ならない。そのような意味で、便秘＝自律神経失調症だといっても過言ではない。

また、全体的に腸の蠕動運動が活発になるのは、副交感神経が支配する時間帯である。だが、本来ならリラックスすべき休息時に、まだ交感神経の影響が強く、腸の蠕動運動が不活発な場合もある。このような意味でも、便秘＝自律神経失調症なのである。

鑑　別　法

自律神経のバランスが崩れて、便秘症になった人は肩甲骨の内縁、および第１胸椎から第９胸椎までが非常にこっているケースが多い。

治療のポイント

自律神経のバランスが崩れた結果、便秘症になるケースが多いので、最初に自律神経を刺激すると治療効果が高くなる。そのため、まず頚部の側面、胸鎖乳突筋に対する手技から始める。この手技は直接的には頚部の筋肉を押圧するのだが、目的は頚部の側面を走行する自律神経を刺激することなのである。

また、治療法２の②で、仙骨と腸骨の周囲に特に時間をかけて念入りに手技を施すのは、仙骨の下に排便、排尿の中枢があるからである。同様に治療法１の②と③で鳩尾、上脘、中脘、左右の大横などを刺激するが、これも単に経穴を刺激する効果だけでなく、腹部の経穴を押し揉むことで胃と結腸を刺激したいからである。

自律神経のバランスが崩れて、便秘症になった場合、肩甲骨の内縁と胸椎の周囲がこっているケースが多い。従って、このこりをほぐす治療法２の①の手技も重要である。

なお、患者の中には頚動脈の動脈硬化がかなり進行している人もいるので、治療法１の①のように頚動脈の近くに手技を施す場合は、揉捻法などの手技は避けて、軽く押圧をすべきだし、できれば胸鎖乳突筋より内側に施術しないように心掛けるべきである。また、治療法１の④の大腿動脈に対する手技は、高血圧症の患者に用いてはならない。

■治療法1

患者の姿勢：背臥位

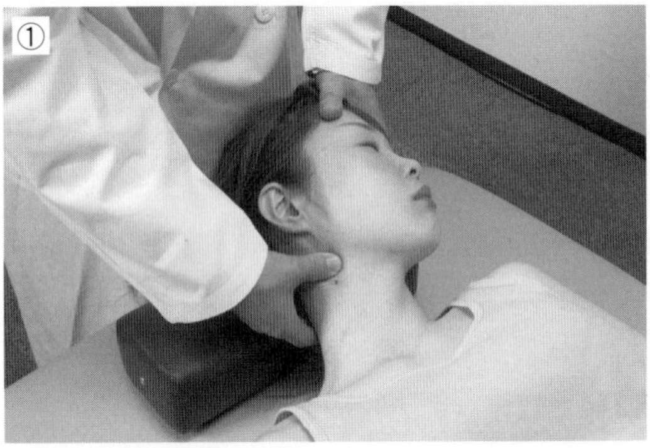

①まず患者の頚部をやや左回旋させた上で、術者は右手の母指を患者の頚部の右側面に当て、胸鎖乳突筋の筋腹を軽く押圧する。上から下へ、胸鎖乳突筋の筋腹を一通り押圧する。右側の胸鎖乳突筋への手技が終わったら、左側の胸鎖乳突筋に同じ手技を施す。

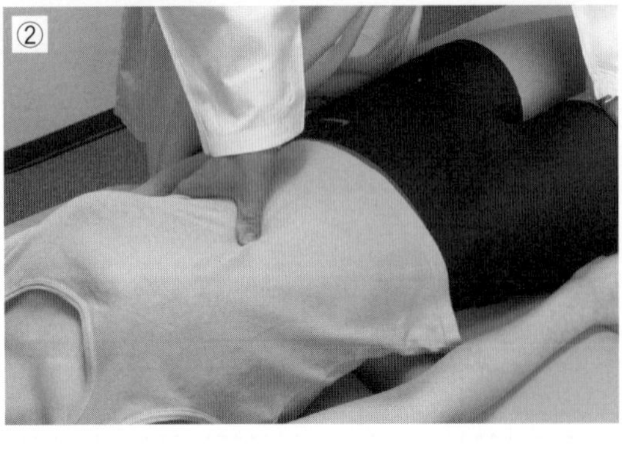

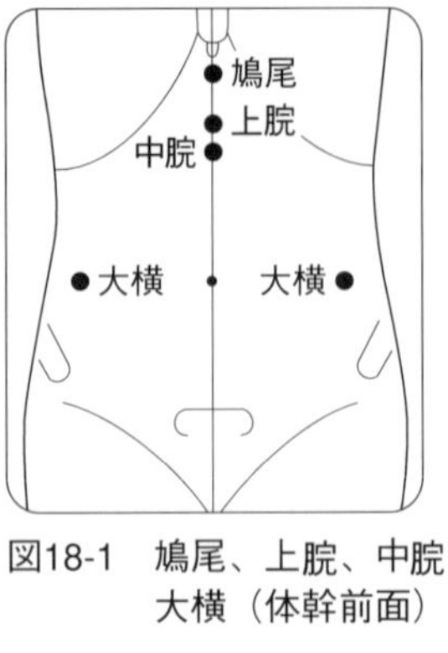

図18-1 鳩尾、上脘、中脘、大横（体幹前面）

②術者は右手の母指を鳩尾（図18-1）に当て、円を描くように指を動かして押し揉む。続いて、上脘（図18-1）、中脘（図18-1）にも同様の手技を用いて刺激する。

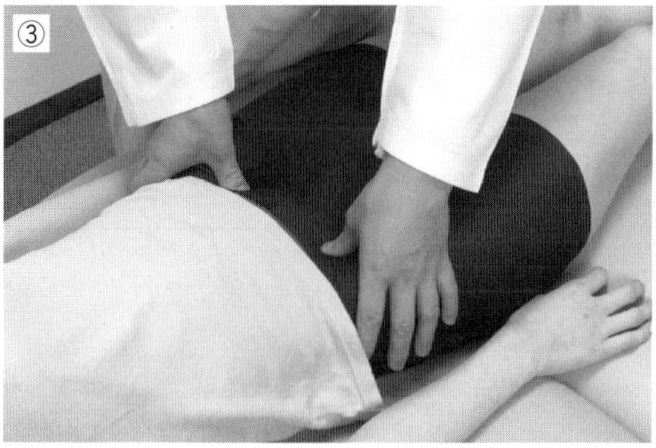

③術者は両手の母指を左右の大横（図18-1）に当て、前後に指を動かして押し揉む。

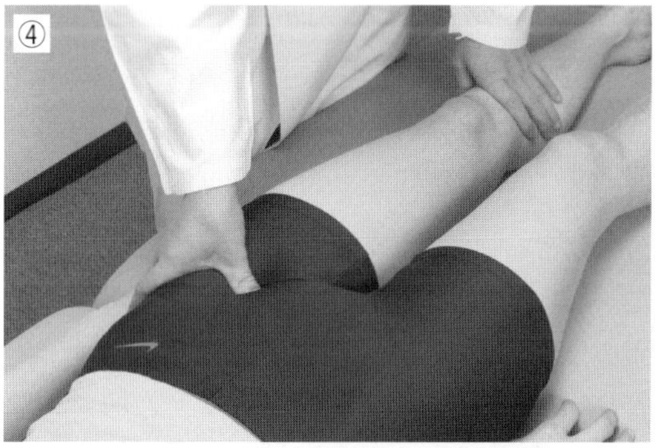

④術者は患者の左大腿動脈に右手の母指を当て、強く押圧して大腿動脈に圧迫を加え、川の水をせき止めるように一時的に大腿動脈の血流を止める。約10秒間押圧した後、ゆっくりと手を放すと、せき止められていた水が勢い良く流れだすように血液が勢い良く流れだし、患者は大腿部に熱感を感じる。

⑤術者は右手の母指で、患者の右下腿の足三里（図18-2）を押し揉む。

続いて、術者は右下腿の陽陵泉（図18-2）にも同じ手技を加える。

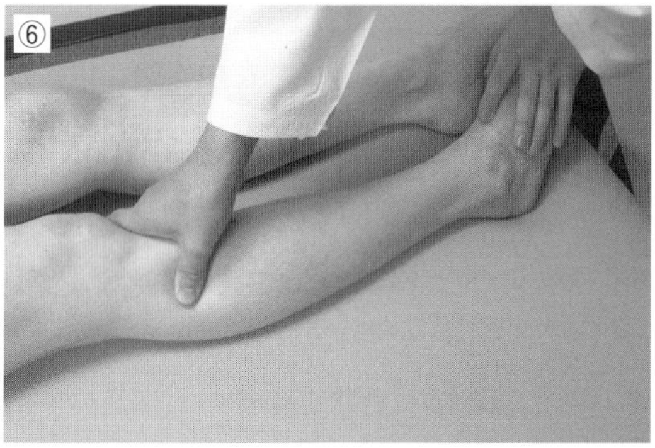

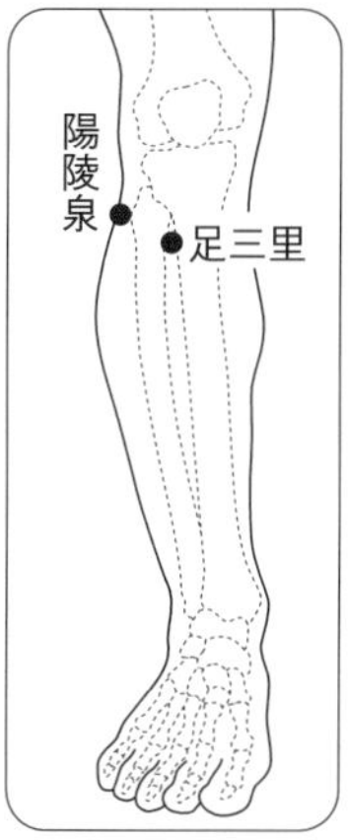

図18-2　足三里、陽陵泉

⑥術者は位置を移動して、患者の右大腿動脈に④の手技を施し、さらに患者の左下腿の足三里、陽陵泉に⑤の手技を施す。

■治療法2

患者の姿勢：腹臥位

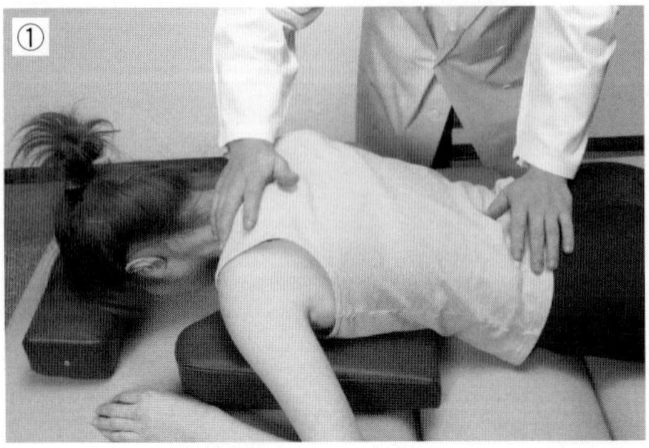

①術者は右手を患者の第１胸椎に当て、おもに手根部を使って揉みほぐす。第１胸椎から第９胸椎の周囲まで、上方から下方（頭側から尾側）へ揉んでいく。手根部ではなく、片手の母指、あるいは両手を重ねて揉んでもよい。

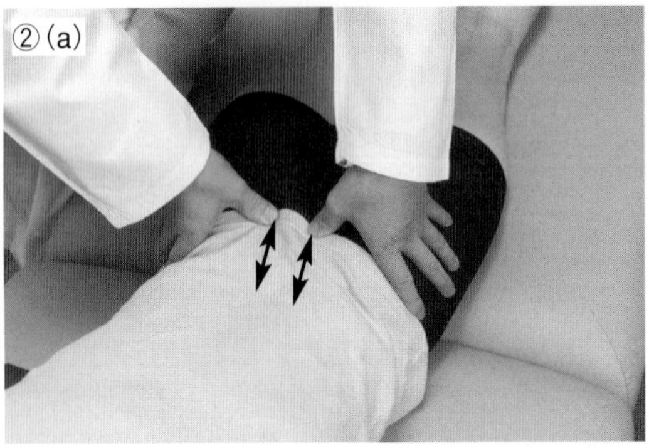

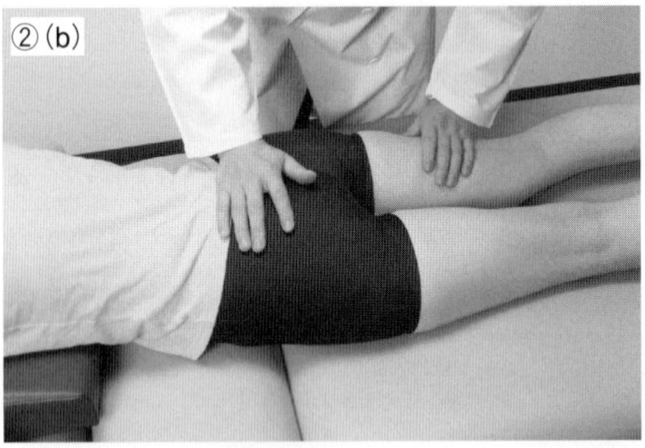

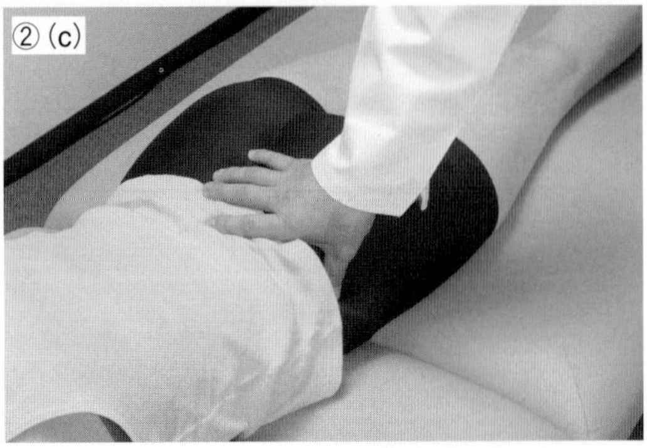

②術者は仙骨および腸骨の周囲に、約20分ぐらいの時間をかけて重点的に手技を施す。

(a) 両手の母指を右の次髎（図18-3）に当て、上下に指を動かして押し揉む。続いて、右の中髎に対して、同じ手技を用いる。右の次髎、中髎に対する手技が終わったら、左の次髎、中髎にも同じ手技を用いる。

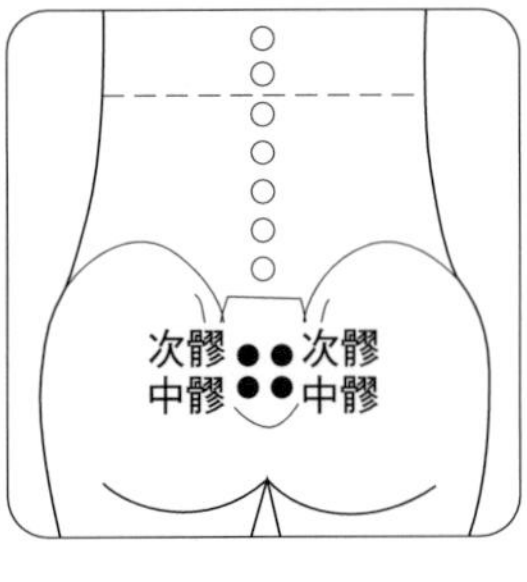

図18-3　次髎、中髎（腰部）

(b) 術者は右手掌を仙骨の上に当て、主に手根部で円を描いて押し揉む。仙骨と腸骨の上、すなわち腰部の筋肉を満遍なく押し揉む。

(c) 術者は右手の母指を上後腸骨棘に当て、上後腸骨棘とその周囲を押圧する。

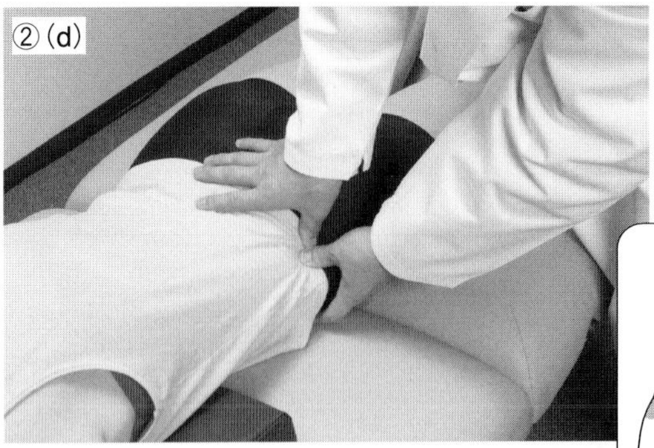

(d) 術者は両手の母指で腸骨稜を押圧する。腸骨稜の線上に沿って手を移動させては、腸骨稜の周囲（図18-4）をすべて押圧する。

(e) 術者は再び腰部全体（仙骨と腸骨）に、(b)の手技を用いる。

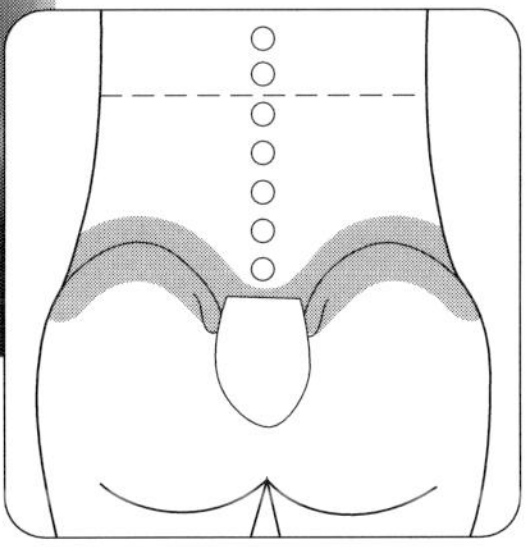

図18-4 腸骨稜周囲

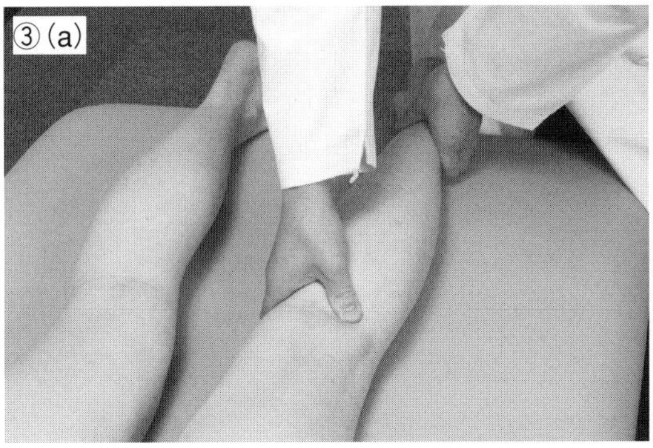

③(a) 術者は右手の母指で左膝窩の委中（図18-5）を押し揉み、(b)続いて左下腿の承山（図18-5）を押し揉む。左の委中と承山への手技終了後、右の委中と承山に対しても同じ手技を施す。

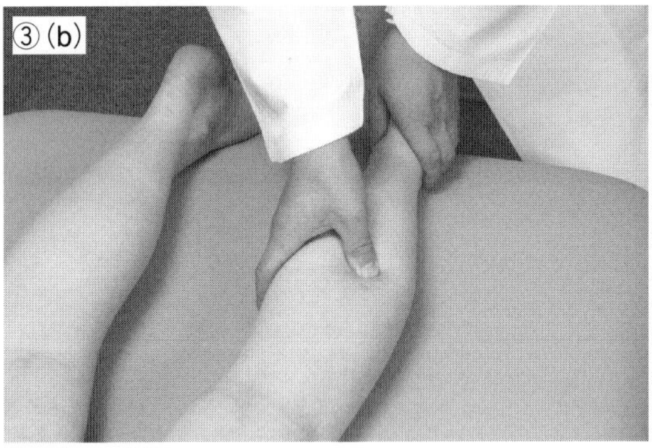

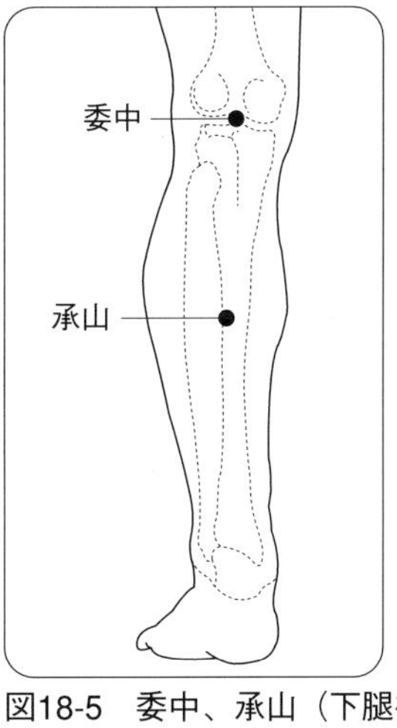

図18-5 委中、承山（下腿後面）

第4章
耳鼻咽喉科疾患

19 メニエール病

めまいは立ちくらみ、身体がふらつく、目先が暗くなるなどのめまいと、天井がグルグル回るように感じる回転性のめまいとに大別される。

メニエール病は回転性のめまいを引き起こす内耳の疾患の代表的なもので、突発的なめまいの発作とほぼ同時に耳鳴り、難聴、耳の圧迫感などの症状を併発する（稀に、耳鳴り、聴力低下などの症状が、めまいの発作に先立ってあらわれるケースもある）。時には立っていられないほどの激しいめまいに襲われ、吐き気がする場合もある。

内耳、すなわち平衡器である半規管と耳石器官、聴覚器である蝸牛はいずれも内部をリンパ液に満たされ、半規管、耳石器官、蝸牛がおさまった容器である骨迷路とこれらの器官の間のスペースもリンパ液に満たされている。このうち、半規管、耳石器官、蝸牛の内部を満たすリンパ液を内リンパ液という。

メニエール病は内耳の内リンパ液の圧が高くなったことが直接的な原因となって引き起こされる疾患で、その状態を招く要因として水分・塩分の代謝異常、自律神経の異常などが考えられる。その他、極端な睡眠不足や精神的なストレスが誘因となって引き起こされるケースもある。耳鳴り、難聴、耳の圧迫感などの随伴症状は大半が片側性だが、両側性のケースもある。

鑑別法

低血圧症や貧血によるめまいは立ちくらみの一種で､回転性のめまいではないので､問診できちんと確かめれば区別は容易だが、問題は同じように回転性のめまいを起こす疾患との区別である。

回転性のめまいが起こると、メニエール病だと単純に思い込む人が多いが、回転性のめまい＝メニエール病ではない。特に、メニエール病と混同されやすいのが、自律神経失調症による回転性のめまいである。

この両者の鑑別のポイントは、回転性のめまいが起こる時の状態の違いである。寝ている時に天井がグルグル回る回転性のめまいは、大半が自律神経失調症によるもので、適切な治療を行えば割に短期間で快方に向かう場合が多い。一方、立っている時に天井がグルグル回り、立っていられなくなる回転性のめまいは、大半がメニエール病によるめまいで、自律神経失調症によるめまいに比べると、完治するまでに多少時間がかかる傾向にある。

治療のポイント

メニエール病の治療において、最も重要なポイントとなるのが、治療法１の⑥と⑧の外耳道に空気を送りこみ、耳の鼓膜に震動を与える手技である。

鼓膜に震動を与えると、ツチ骨、キヌタ骨、アブミ骨の３耳小骨を通して、内耳に伝わる。こうして、流れが悪くなって、圧が高くなっていた内リンパ液の循環が改善されるのである。

この手技は一見簡単そうに見えるが、実は高度な技術を必要とする手技なので、実際に治療に応用する前にかなり練習をしておく方がよい。

経穴の中では、承漿（図19-1）に対する手技が重要なポイントとなる。承漿はボクシングでパンチが当たると、一発でバランスを崩して倒れることがあるほど平衡感覚に密接に関連した経穴だからである。また、中渚（図19-2）は耳の疾患に効果的な経穴である。

一方、膏肓（図19-3）は脳に対して刺激を与えることができる経穴である。治療法２の②の命門を押し揉む手技と、それに続く③と④も、脳に刺激を与える一連の手技である。大脳の第４脳室は、脊髄の中心管につながっている。つまり、脊髄を流れる脳脊髄液は大脳の第４脳室に入るのである。従って、腰椎、胸椎、頚椎を刺激して、脳脊髄液の流れをよくすることで脳に刺激を与え、正常な平衡感覚を取り戻し、メニエール病の症状を軽快させることが可能となるのである。

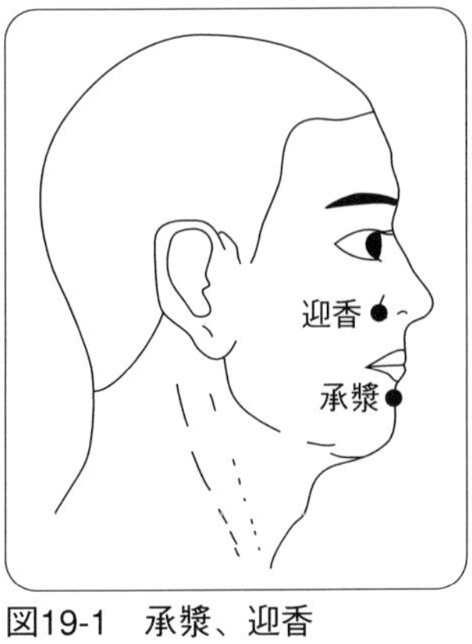

図19-1 承漿、迎香

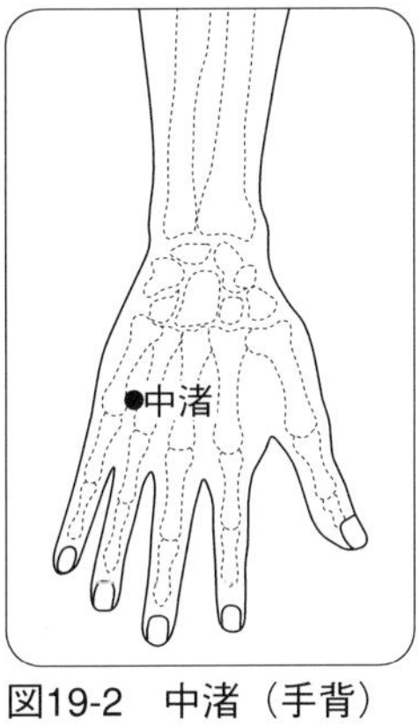

図19-2 中渚（手背）

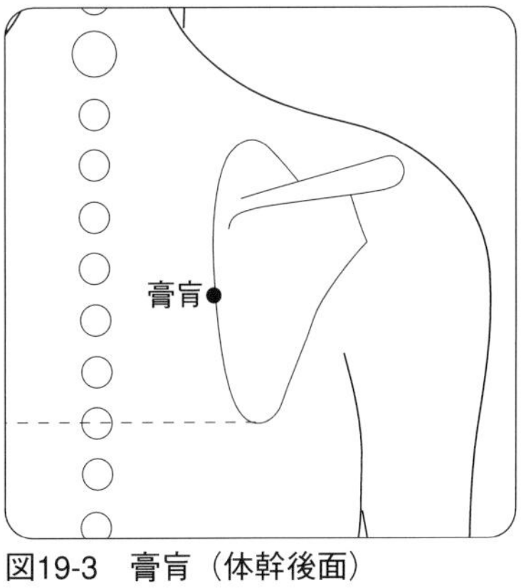

図19-3 膏肓（体幹後面）

治療法１の⑪の迎香（図19-1）に対する手技も重要である。耳は耳管によって、鼻とつながっているため、鼻の症状によく効く迎香を刺激して、鼻の通りをよくすることも、耳の症状であるメニエール病に効果的なのである。

■治療法1

患者の姿勢：背臥位

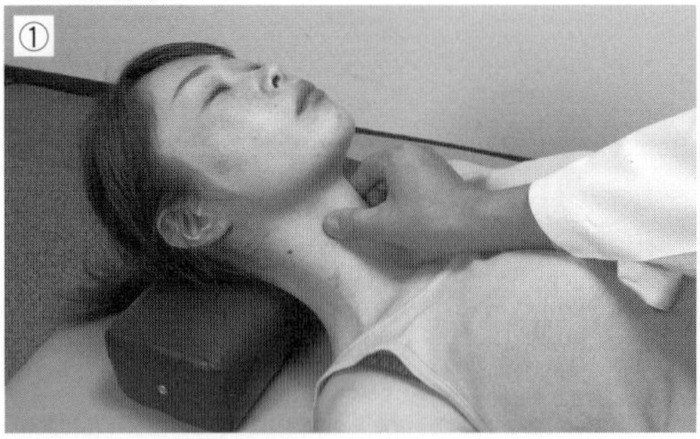

①術者は患者の喉に右手の母指と示指を当て、円を描くように母指と示指を回して喉を揉み、甲状腺に刺激を与える。

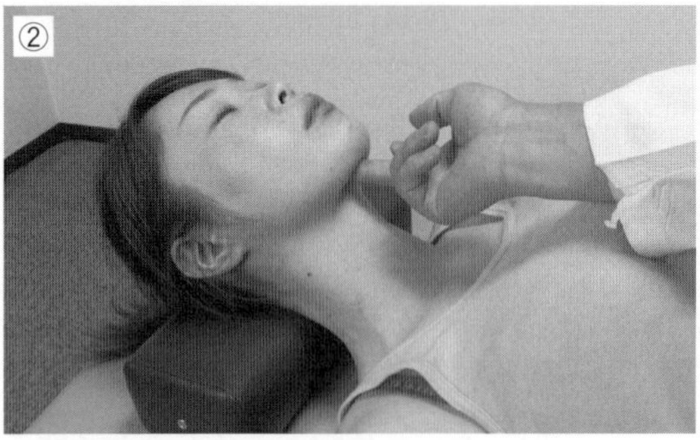

②術者は廉泉（図19-4）に右手の中指を当て、小さく円を描いて揉む。

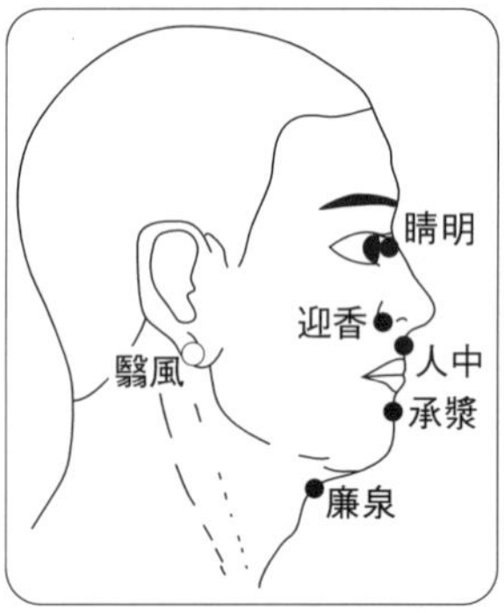

図19-4　廉泉、承漿、人中、睛明、翳風、迎香

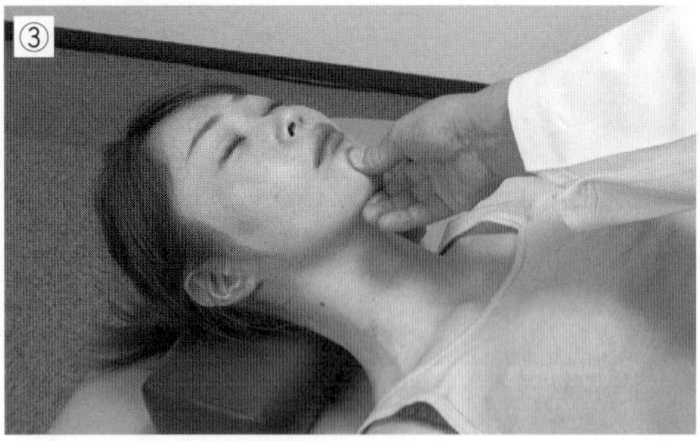

③術者は承漿（図19-4）に右手の母指を当て、左右に小刻みに指を動かして押し揉む。

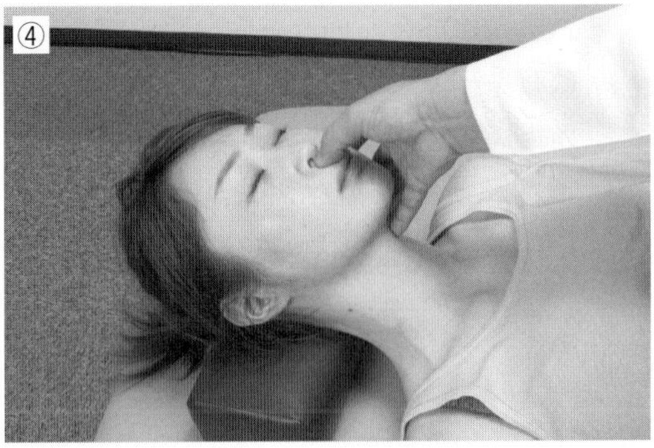

④術者は患者の人中（図19-4）に右手の母指を当て、爪を立てて軽く押圧する。

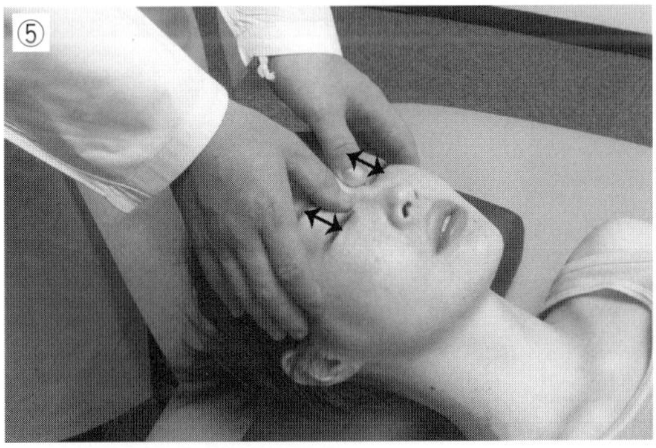

⑤術者は左右の睛明（図19-4）に両手の母指を当て、上下に小刻みに母指を動かして押し揉む。

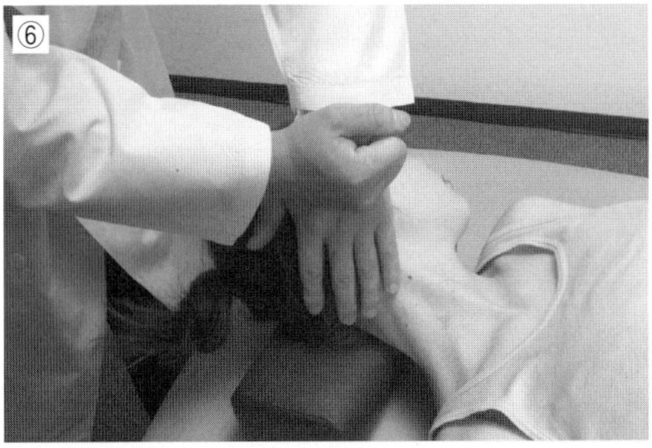

⑥まず患者の頚部を左回旋させた上で、術者は患者の右の耳介に左手の手掌を当てて外耳道を完全に塞ぎ、右手を握って拳を作る。そして、その拳で自分の左手の手背をリズミカルに叩いて、外耳道に空気を送りこみ、耳の鼓膜に震動を与える。

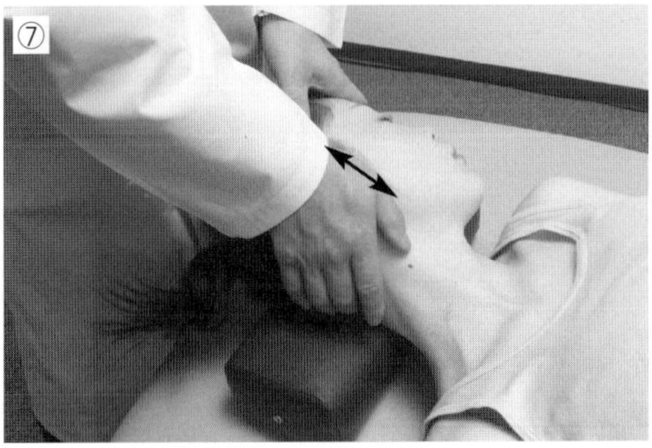

⑦患者の頚部を左回旋させたままで、術者は患者の右の耳介に右手掌を当てて完全に外耳道を塞ぎながら、上下に小刻みに手を動かして耳介とその周囲を揉みほぐす。

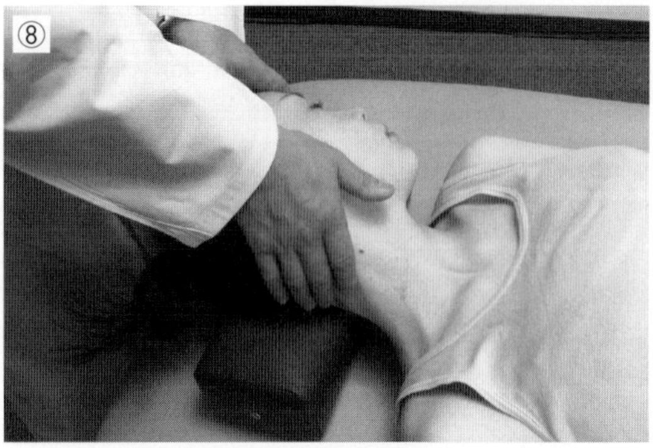

⑧患者の頚部を左回旋させたままで、術者は右手掌で患者の右の耳介を軽くリズミカルに叩いて、外耳道に空気を送りこむ。絶対に強く叩き過ぎないように注意する。

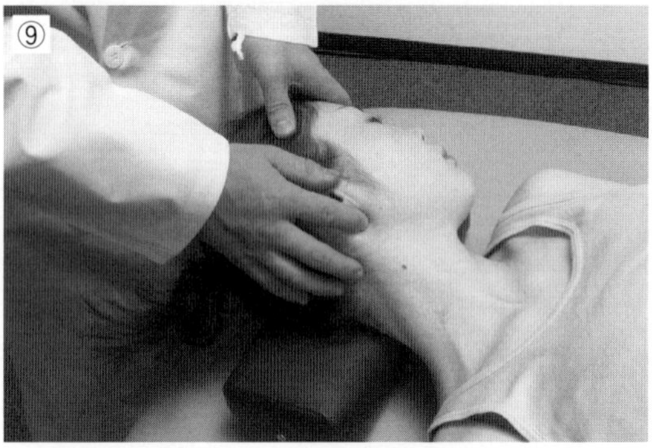

⑨患者の頚部を左回旋させたままで、術者は右手の示指を翳風（図19-4）に当て、小さく円を描くように指を動かして押し揉む。

⑩患者の頚部を反対側に回旋（右回旋）させた上で、術者は患者の左の耳介に対して、⑥から⑧までの手技を施し、続いて翳風に⑨の手技を施す。

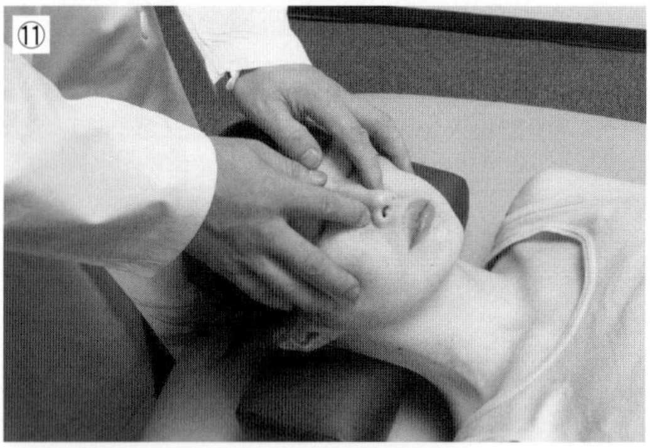

⑪顔を通常の位置に戻した上で、術者は両手の示指を左右の迎香（図19-4）に当て、小さく円を描いて押し揉む。

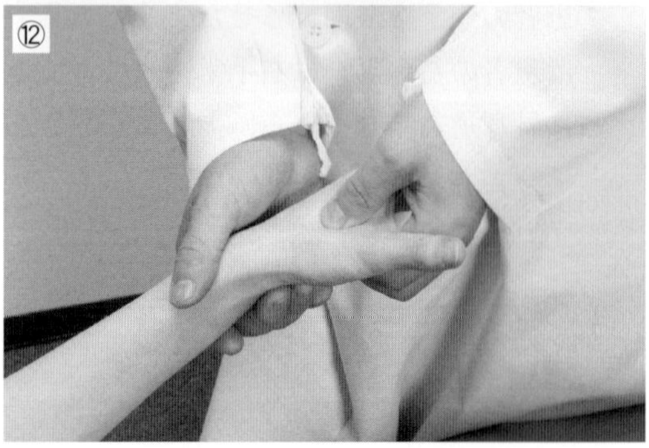

⑫術者は右手で患者の左手を持ち、左手の母指で合谷（図19-5）を押し揉む。

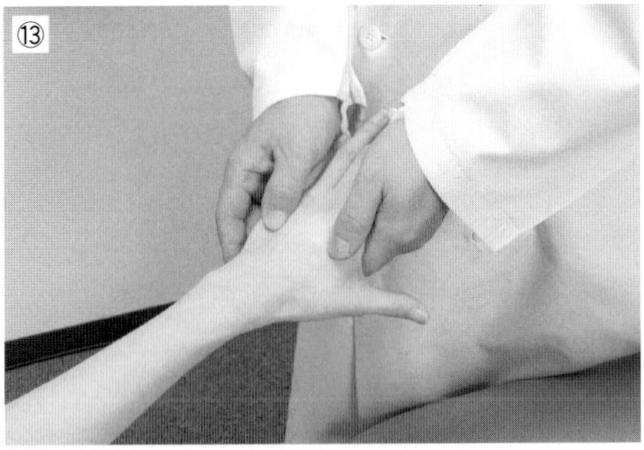

⑬左手で患者の左手を持ち、術者は右手の母指で中渚（図19-5）を押し揉む。

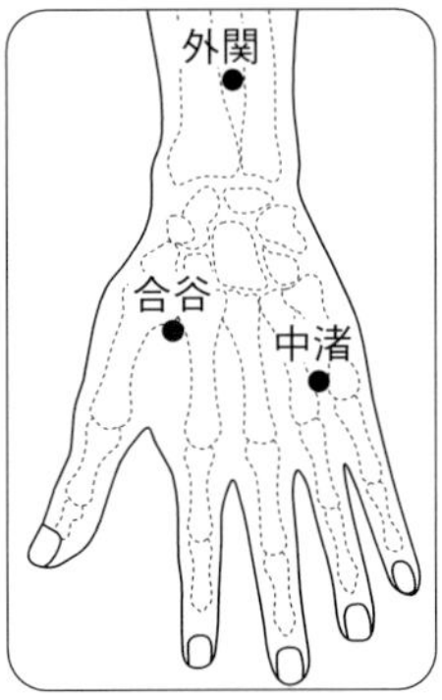

図19-5　合谷、中渚、外関（手背）

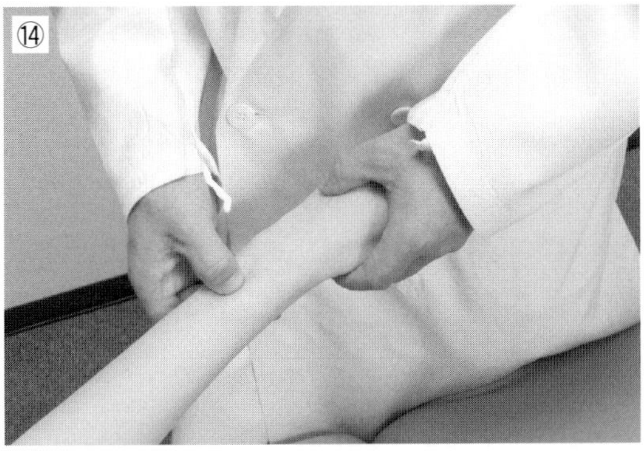

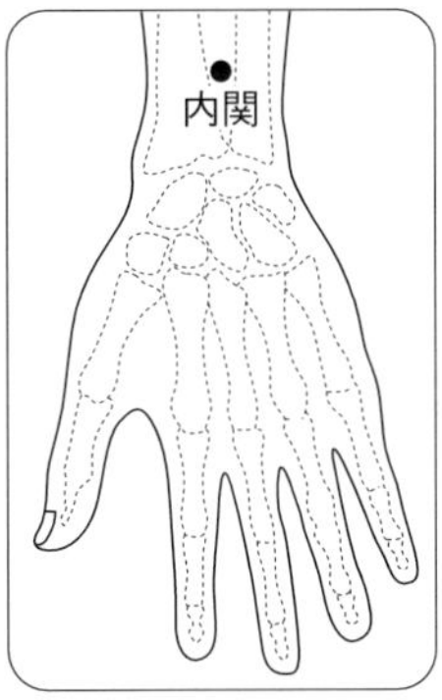

図19-6　内関（手掌）

⑭左手で患者の左手を持ったまま、術者は右手の母指を左手の外関（図19-5）に当て、中指を内関（図19-6）に当て、同時に指を動かして押し揉む。

⑮術者は患者の右手と右前腕の経穴に対して、⑫から⑭までの手技を施す。

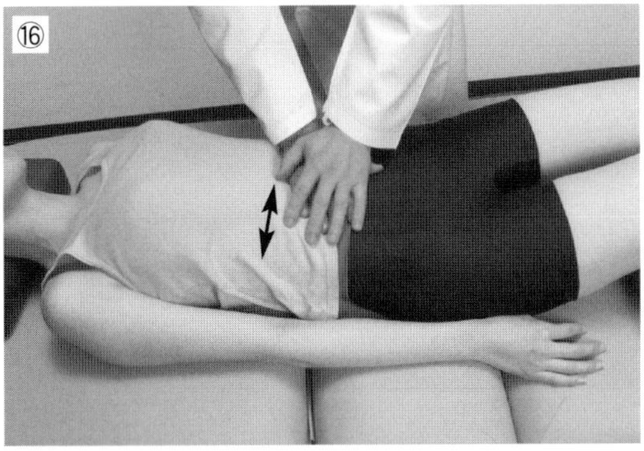

⑯術者は両手を重ねて臍部に当て、左右に手を動かして臍部を揺らし揉む。

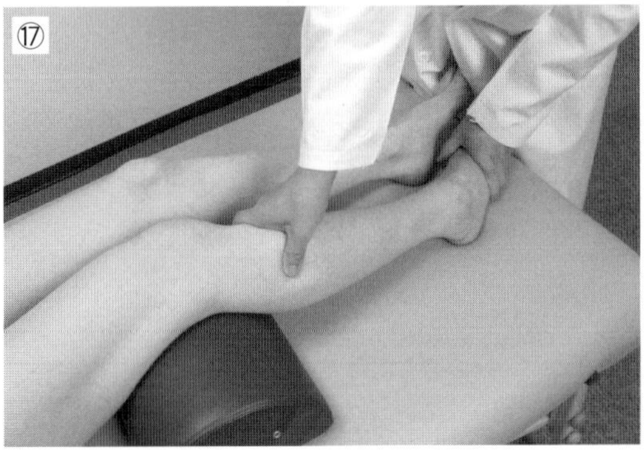

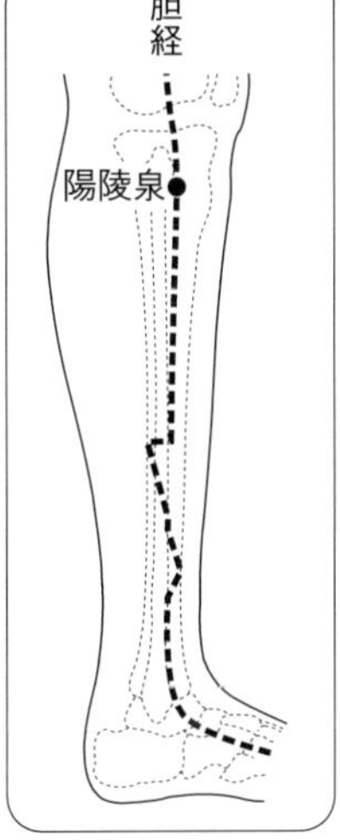

図19-7　陽陵泉（下腿外側）

⑰術者は右手の母指を陽陵泉（図19-7）に当て、胆経に沿って陽陵泉から外踝まで母指で押し揉んでいく。

■治療法2

患者の姿勢：腹臥位

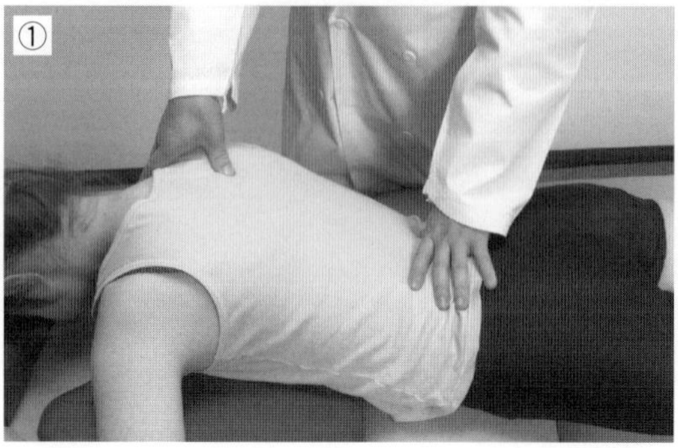

①術者は右手の母指を患者の右肩甲骨の内縁に当て、膏肓（図19-3）を中心にして肩甲骨の内縁を母指で押圧する。続いて、左側の肩甲骨の内縁に対しても同じ手技を用いる。

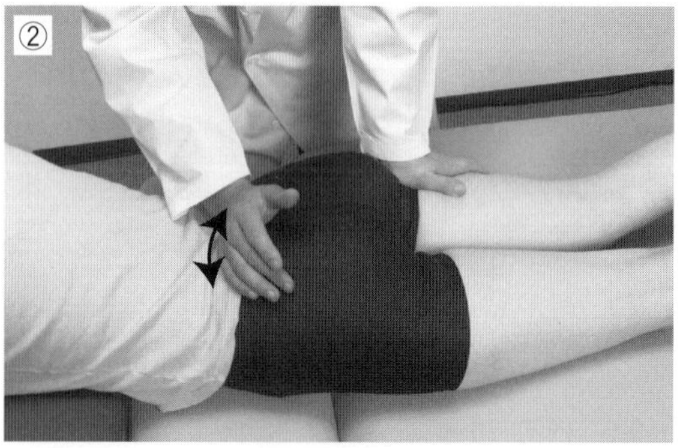

②術者は右手を命門（図19-8）に当て、手を左右に動かして、手根部で押し揉む。

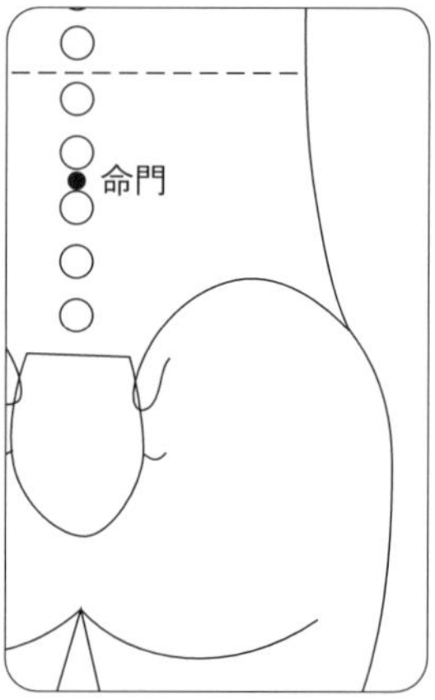

図19-8 命門（体幹後面）

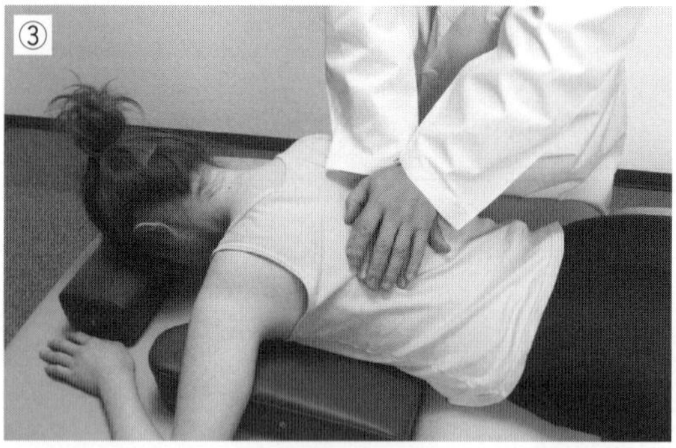

③術者は両手を重ねてまず第5腰椎に当て、手根部で下から上へ脊椎を押圧していく。第5腰椎から第1胸椎まで、順に押圧する。

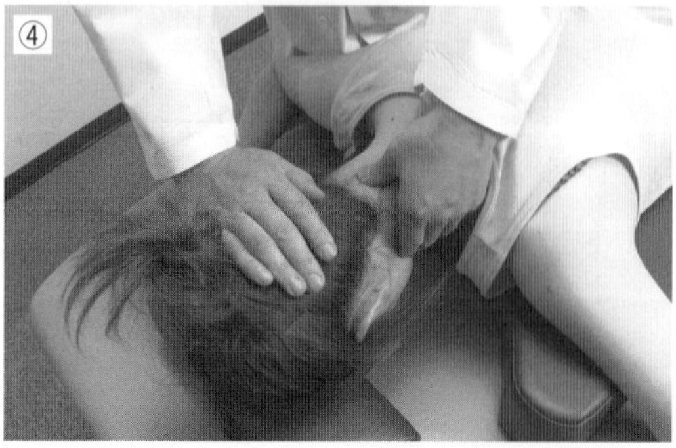

④術者は左手の母指を頚椎の棘突起に当て、第2頚椎から第7頚椎まで頚椎の棘突起を押圧する。

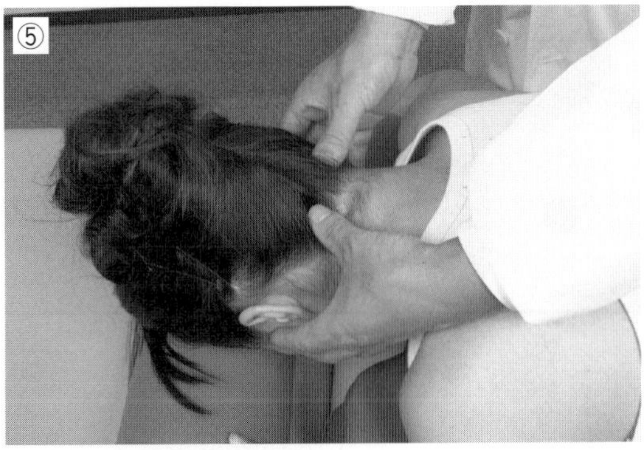

⑤術者は後頭骨の下縁に両手の母指を当て、後頭骨の下縁を満遍なく母指で押圧する。

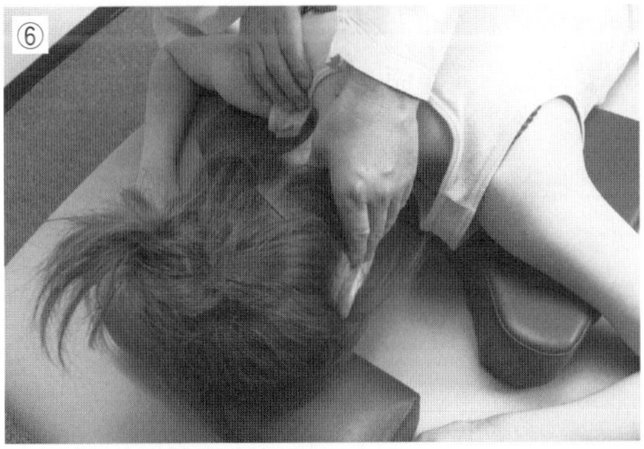

⑥術者は左手の母指を瘂門（図19-9）に当て、頭頂部の方向に向けて押圧する。

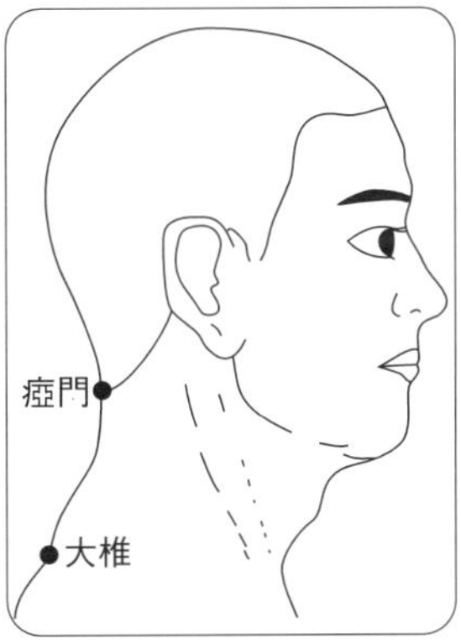

図19-9　瘂門、大椎

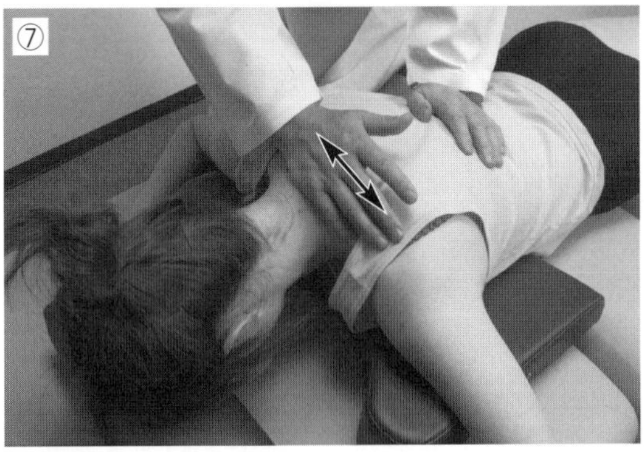

⑦術者は右手を大椎（図19-9）に当て、手根部で左右に揺らしながら押し揉む。

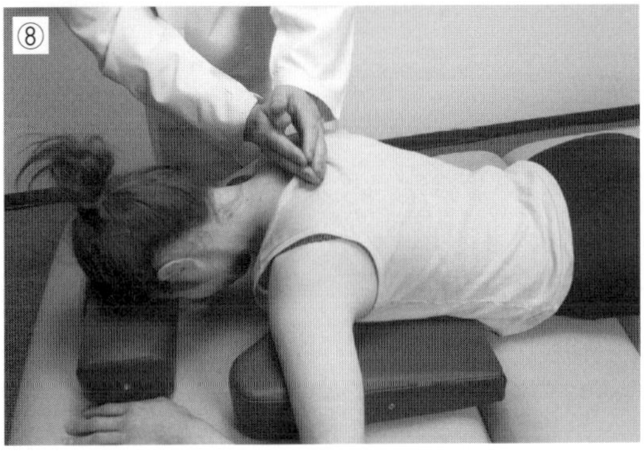

⑧術者は合掌するように両手を重ねて、その両手の小指と小指球の側面で、脊柱に沿って背部を軽く叩いていく。上から下へ、下から上へと何度も往復して叩く。片手で拳を作り、その拳で叩いてもよい。ただし、いずれにせよ、患者に苦痛を与えぬよう、力を加減する必要がある。

20 耳鳴り・難聴

外界からの音の刺激がまったくないのに、感じる音感を耳鳴りという。蝉が鳴く声に似た音、キーンキーンと金属音のような音が聞こえるもの、風の音や波の音のようなものなど、耳鳴りにはいろいろな種類の音があるが、要は他の人が聞こえない音が患者にだけは聞こえるのである。

そのうち、蝉の鳴き声に似た音が聞こえるケースは、鼓膜の機能に異常が発生したからである。本来、鼓膜は音を聞かないと震動しないが、鼓膜がほんの僅かな風、空気の流れにも反応して震動するようになり、内耳はそれを音としてキャッチするため、風が鼓膜を通る微かな音が、蝉の鳴き声のように聞こえるのである。

また、金属音のような音がする耳鳴りは、耳の中の血管が緊張して、まるで鉄パイプのように血管が硬くなり、その硬くなった血管壁に血液中に含まれる鉄分や銅が当たって、金属音を発生させているのではないかと考えられる。

耳鳴りは、聴力の低下をともなうものと、聴力の低下をともなわないものとに大別され、聴力低下をともなう耳鳴りにはメニエール病、内耳炎などがある。一方、耳の機能に異常はなく、聴力低下をともなわない耳鳴りには､肉体的な疲労や睡眠不足に起因するもの、貧血や高血圧症などに続発して起こるもの、鬱病、不安神経症によるものなどがある。また、腎機能の低下によって引き起こされる耳鳴りもある。

難聴はその原因によって、伝音性難聴と感音性難聴とに分けられる。伝音性難聴は耳介から外耳、内耳までの音を伝える器官の疾患で、中耳炎、異物や耳垢などによる耳道の狭窄によって引き起こされる。感音性難聴は内耳から脳までの音を感じ取る器官の疾患で、メニエール病や薬物の副作用などによって引き起こされる。

その他、騒音の多い職場に勤務する人に起こる職業性難聴、特にはっきりした原因がないのに突然起こる突発性難聴などがある。突発性難聴は、神経が異様に興奮することで、いわば神経がショートして、一時的に聞こえにくくなった状態である。また、高熱が原因で引き起こされる突発性難聴もある。高熱で聴神経が焼かれ、一時的に音が聞こえにくくなるのである。同様に、中耳炎や内耳炎のように炎症が起こり、炎症によって一時的に熱が出ることで難聴になるケースもある。

鑑 別 法

原因はさまざまだが、要は耳鳴りは他の人には聞こえない音が聞こえる、難聴は耳が遠くなった、音が聞き取りにくいということで、主症状は患者本人の自覚症状であるため、視診や触診によって確認できる点は少ない。ただし、腎機能の低下によって耳鳴りが発生した場合は、肌の状態を見れば一目瞭然である。腎機能の低下した患者の多くは、極めて顔色が悪く、しかも肌がガサガサに乾燥しているからである。

また、難聴には高熱によって起こる一過性のものもあるので、最近風邪や他の疾患で高熱を出したことはないかを、問診で確かめる必要もある。

治療のポイント

耳鳴りと難聴の患者を治療する際、絶対に欠かせない経穴が耳門（図20-1）と翳風（図20-1）である。耳門は耳鳴り、難聴をはじめ耳の症状に特に効き目がある経穴であり、翳風も耳鳴り、難聴には極めて効果的な経穴である。

中耳は耳管によって咽頭につながっているので、耳と密接な関係がある鼻の症状を改善する迎香（図20-1）などを刺激することも重要である。また、風池（図20-1）は耳鳴り、難聴など耳の症状と、鼻づまり、鼻水など鼻の症状のどちらにも効果的な経穴である。また、腎機能の低下によって引き起こされる耳鳴りもあるので、腎経の経絡に対する手技も効果的である。

なお、中耳炎や内耳炎のように炎症が起こっている場合は、灸による治療も併用すると、一層治療効果が高くなる。その際、施灸に適した経穴は、翳風、耳門、寛骨（図20-1）などである。

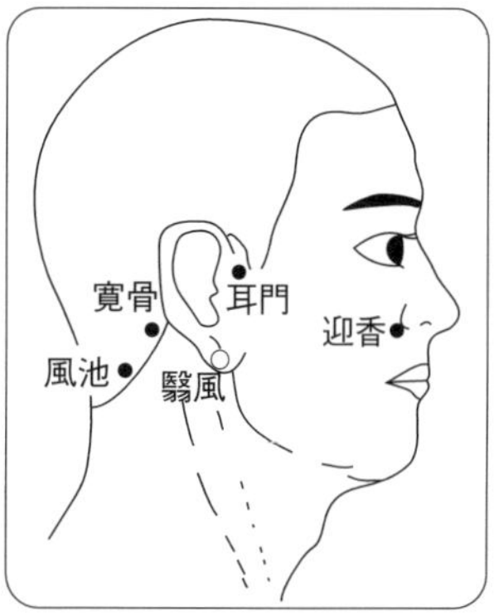

図20-1　耳門、翳風、迎香、風池、寛骨

■治療法1

患者の姿勢：右側を上にした側臥位（左側に上にした側臥位から始めてもよい）。

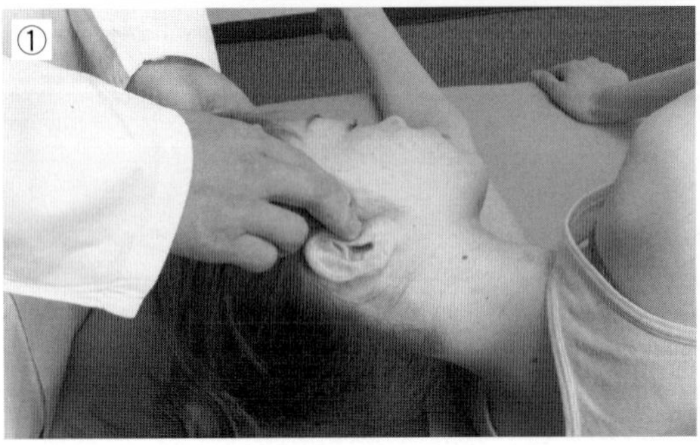

①術者は右手の中指を患者の右の耳門（図20-1）に当て、円を描くように指を動かして耳門を押し揉む。

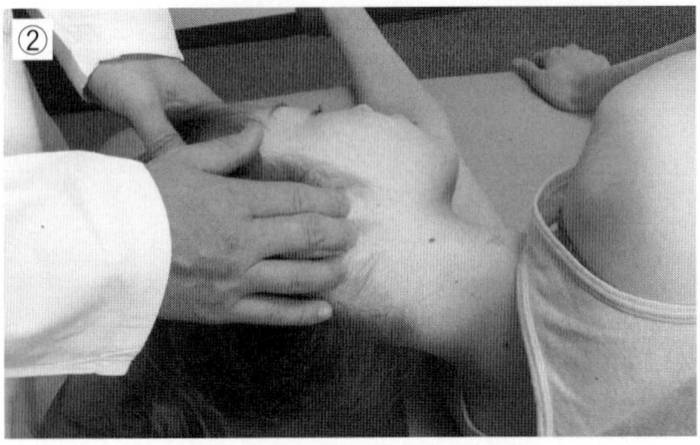

②術者は①と同じ手技で右の翳風（図20-1）を刺激する。

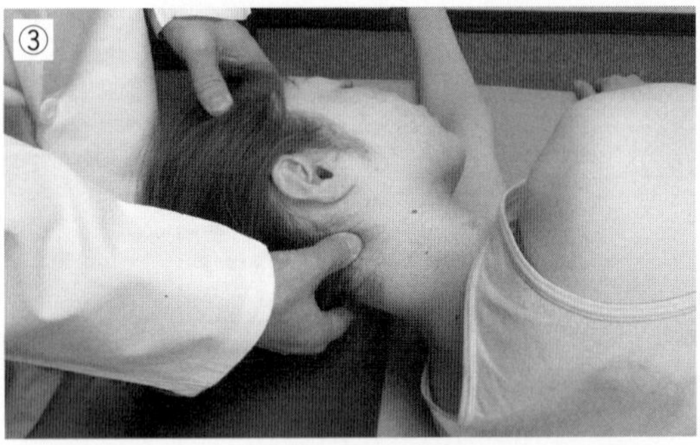

③術者は右手の母指を右の風池（図20-1）に当て、円を描いて押し揉む。

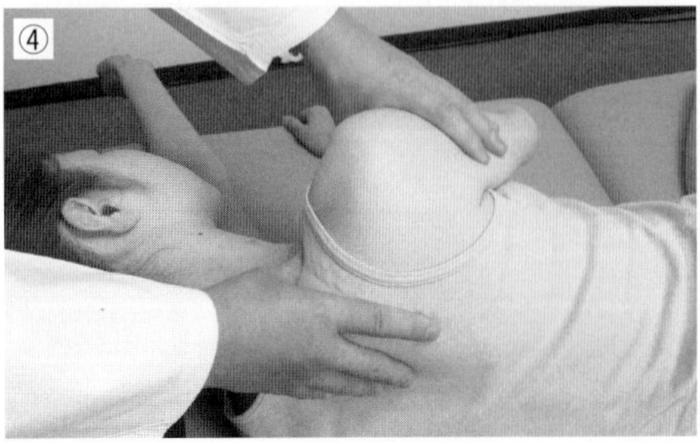

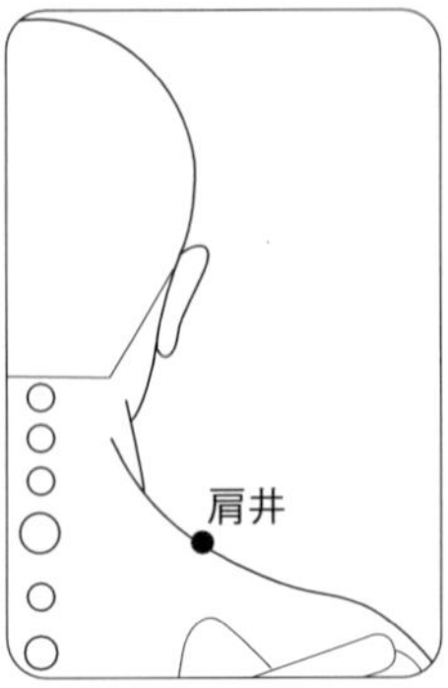

図20-2　肩井（体幹背面）

④術者は右手の母指で右肩の肩井（図20-2）を軽く押し揉む。

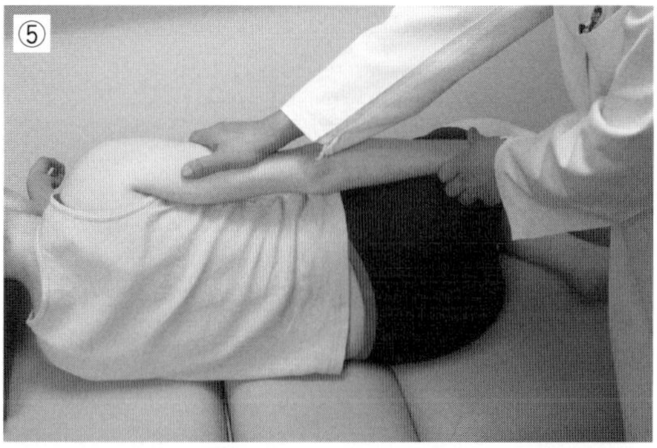

⑤術者は右手の手掌で、患者の上腕と前腕の筋を上から下へ軽く揉みほぐす。

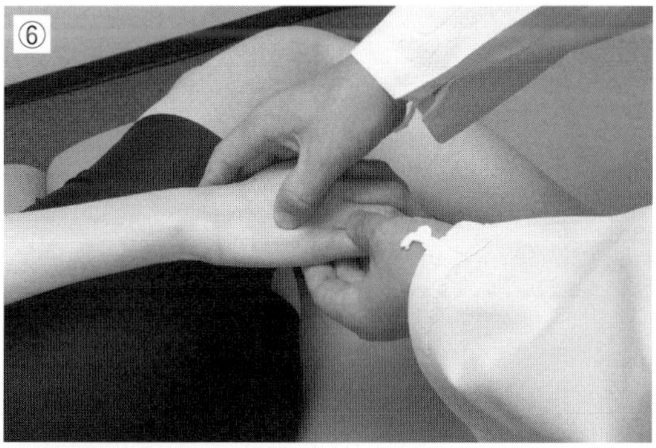

⑥術者は右手の母指を患者の右手の中渚（図20-3）に当て、前後に細かく指を動かしながら母指の側面で経穴をさする。

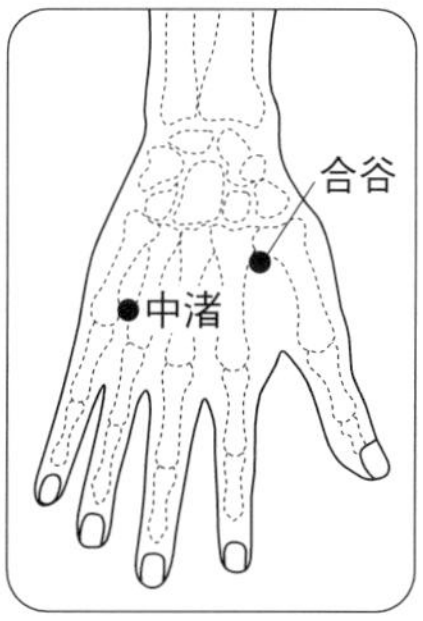

図20-3　中渚、合谷、（手背）

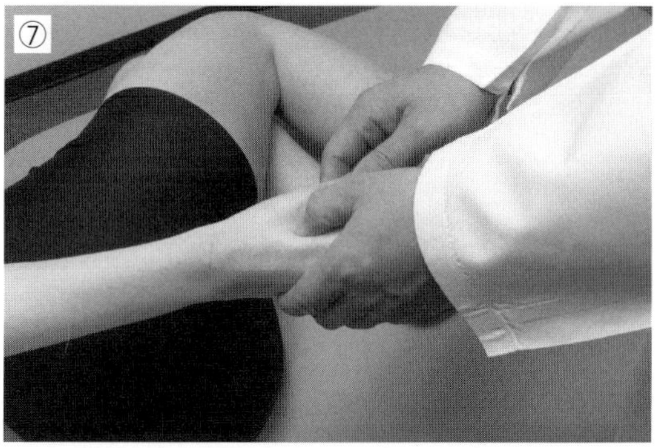

⑦術者は左手の母指を合谷（図20-3）に当て、揺らしながら押し揉む。

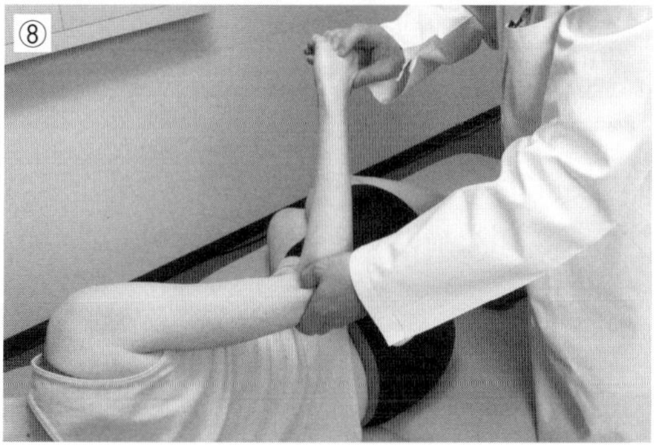

⑧術者は左手の母指で曲池（図20-4）を押し揉む。続いて、曲池を繰り返し押圧する。

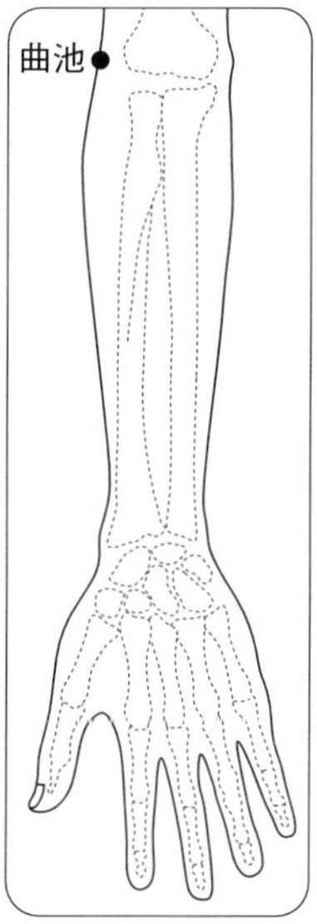

図20-4　曲池（前腕前面）

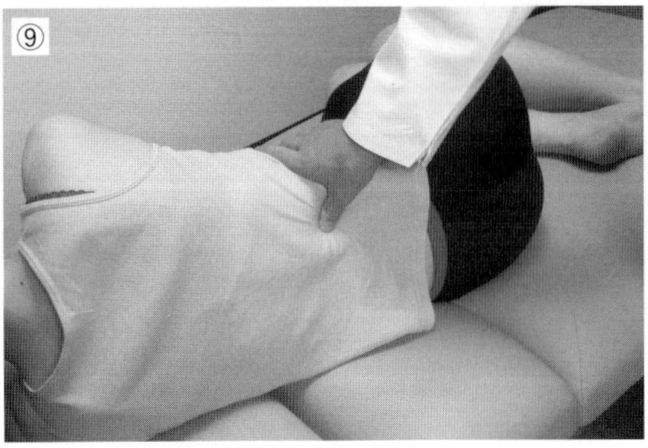

⑨術者は右手の母指を患者の右の志室（図20-5）に当て、指を揺らしながら押し揉む。

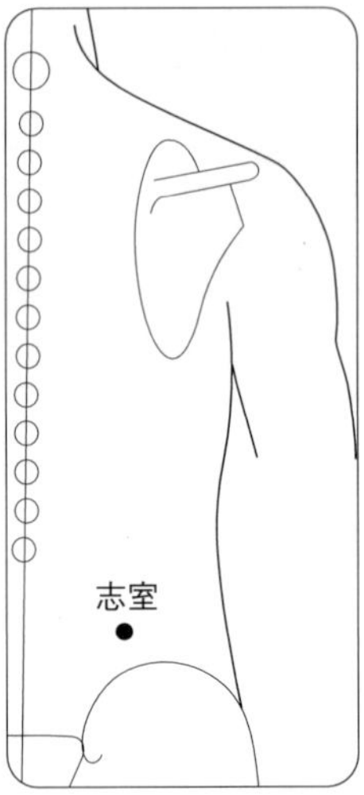

図20-5　志室（体幹後面）

⑩次に左側を上にした側臥位に変えた上で、患者の左側の顔部、肩、肘、手、背部などの経穴と筋肉に、①から⑨までの手技を施す。

■治療法2

患者の姿勢：背臥位

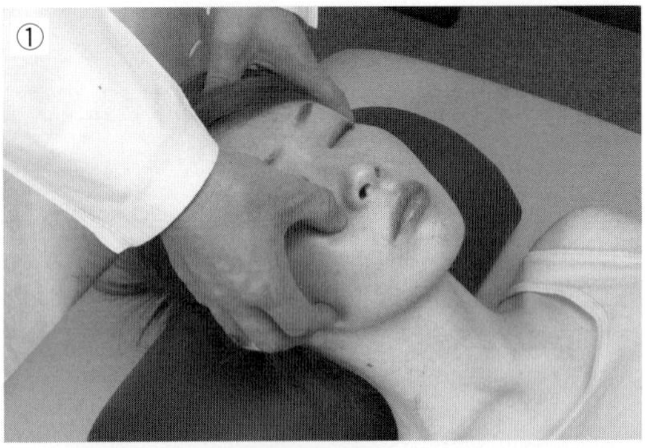

①術者は右手の母指を患者の右の迎香（図20-6）に当て、円を描くように指を動かして押し揉む。続いて、左の迎香にも同じ手技を用いる。

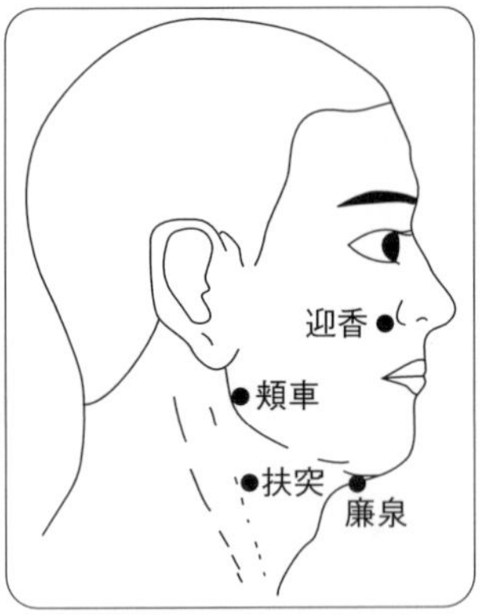

図20-6　廉泉、頬車、扶突、迎香

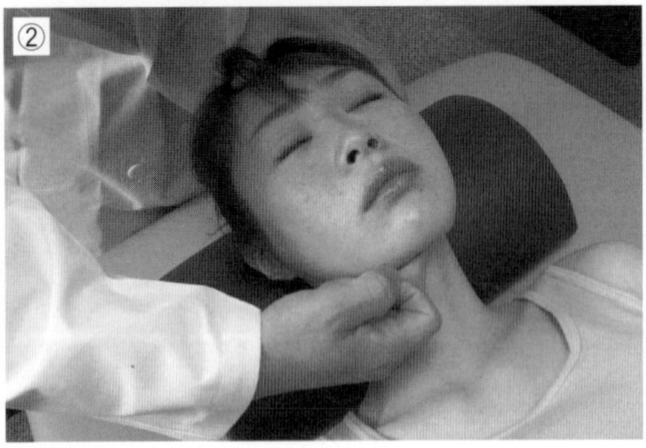

②術者は右手の中指を廉泉（図20-6）に当て、円を描いて押し揉む。

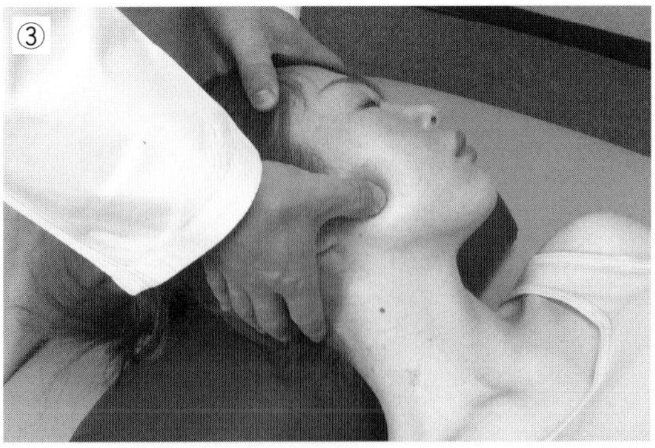

③術者は右手の母指を右の頬車（図20-6）に当て、小さく円を描いて押し揉む。

続いて、左の頬車にも同様の手技を施す。

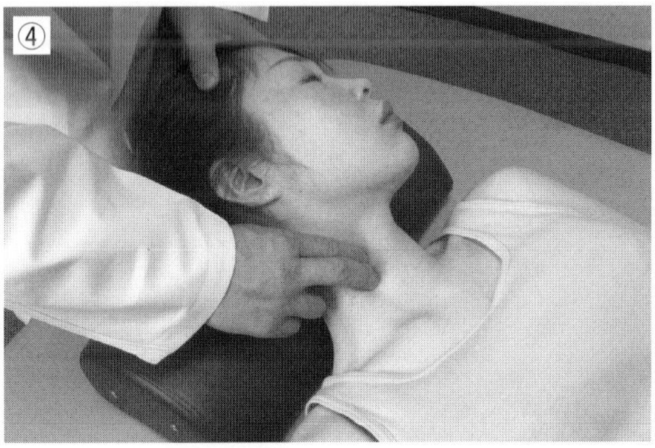

④術者は右手の中指を右の扶突（図20-6）に当て、前後に軽く指を動かして押し揉む。右の扶突に対する手技が終わったら、左の扶突にも同じ手技を施す。

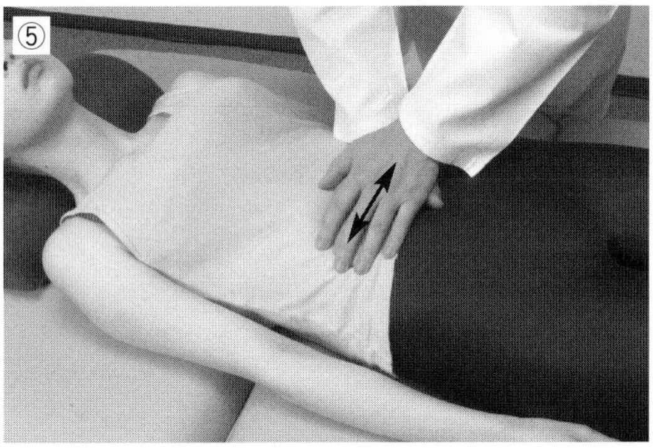

⑤術者は両手を重ねて臍部に当て、左右に軽く手を動かして揺らし揉む。続いて、円を描くように手を動かして臍部を刺激し、最後に軽く押圧して臍部に適度な圧を加える。

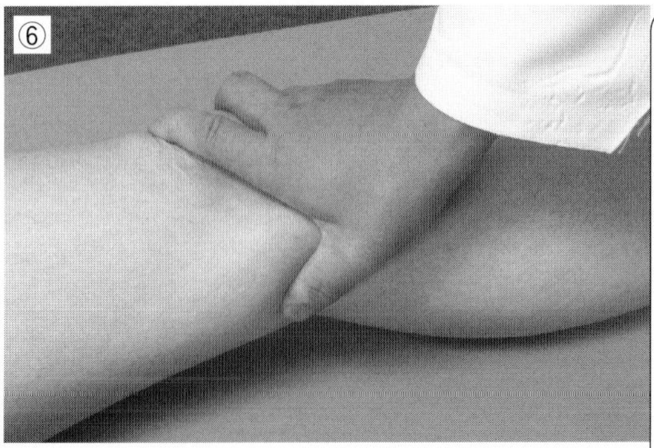

⑥術者は右手の母指で、左の曲泉（図20-7）を押し揉む。続いて、右手の四指を左下腿内側の上方に当て、腎経（図20-7）に沿って下腿内側を右手の四指で揉みほぐす。

左下腿への手技終了後、右の曲泉、右下腿の腎経に対して同様の手技を施す。

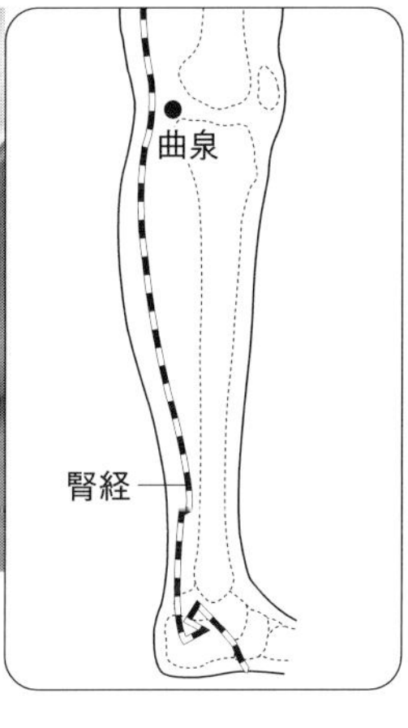

図20-7 曲泉、腎経（下腿内側）

第5章
その他の疾患

21 自律神経失調症

自律神経は内臓、血管、皮膚などの運動と腺による分泌を支配する神経系で、心臓の脈拍数、体温、血管の収縮と拡張、交感神経が働くと胃腸の蠕動運動が抑制され、逆に副交感神経が働くと胃腸の蠕動運動が活発になるといった具合に、腸の働きなどを調節している。

この自律神経内のバランスが崩れて起こる症状が自律神経失調症で、だるい、疲れやすい、やる気が出ない、冷え症、頭痛、肩こり、不眠、めまい、食欲不振、吐き気、便秘、下痢など、数多くの症状が見受けられる。このように列挙すると、実に多くの症状が並列している印象を受けるが、自律神経失調症の根幹には内臓、とりわけ消化器系の内臓の問題がある。自律神経失調症はイコール内臓の神経失調症である、と言い切っても過言ではないのである。

例えば、腸の働きを支配する自律神経が失調して、食欲がなくなり、栄養を十分に補給できなくなれば、当然のこととして、だるい、パワーが出ない、やる気が出ないなどの症状があらわれる。つまり、出現する症状はさまざまだが、要は食欲不振に根本的な原因があると考えるべきなのである。

なお、自律神経失調症には、心理的な不安、恐怖心など心因性の要素が強いケースもある。

鑑別法

内臓に原因がある自律神経失調症の患者は、腹部の筋肉が硬い。また、腹部に触れられると吐き気など不快症状が生じるため、腹部に触れられるのを嫌がる傾向がある。

治療のポイント

自律神経失調症に対する治療は、内臓の自律神経のバランスを回復することに主眼を置いたものとなる。その際、患者が腹部に触れられるのを嫌がるケースが多いので、まず腹臥位にして背部に手技を施し、高ぶった神経を鎮静した上で、最後に背臥位にして腹部に対する手技を施すと、不快症状がかなり軽快しているため、腹部の治療もスムーズに行うことができる。

自律神経失調症に対する手技の中で、特に重要なポイントとなるのが、治療法１の②と④の胸椎や腰椎の棘突起を押圧する手技である。交感神経の神経細胞も副交感神経の神経細胞も、まず脊髄内を走行しているため、胸椎と腰椎を押圧することで、交感神経と副交感神経を刺激することができるからである。

しかも、脊柱の両脇には交感神経幹が走行しているし、心兪、肺兪、肝兪、脾兪（図21-1）など内臓につながる経穴も並んでいるので、このラインを刺激することで、交感神経と副交感神経の拮抗作用のバランスを取り戻すことが可能なのである。

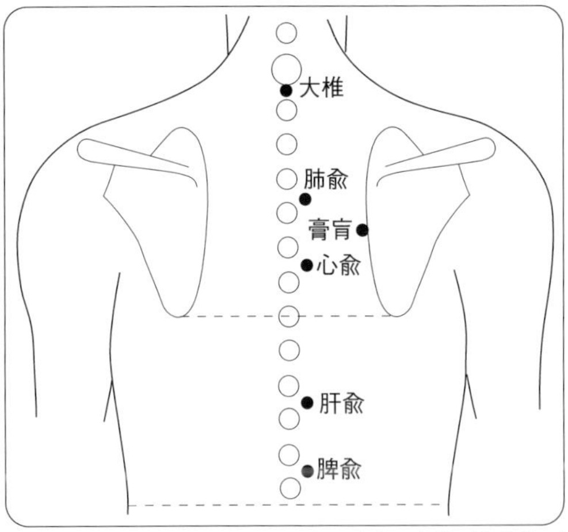

図21-1　心兪、肺兪、肝兪、脾兪、膏肓、大椎（体幹後面）

また、肩甲骨の内縁を刺激する手技も、重要なポイントとなる手技である。肩甲骨の内縁には膏肓（図21-1）があるが、この経穴は万病に効く経穴で、特に自律神経失調症に対してはめざましい効果を発揮する経穴だからである。

なお、この自律神経失調症に対する治療法は、次項22の更年期障害にも有効である。

■治療法1

患者の姿勢：腹臥位

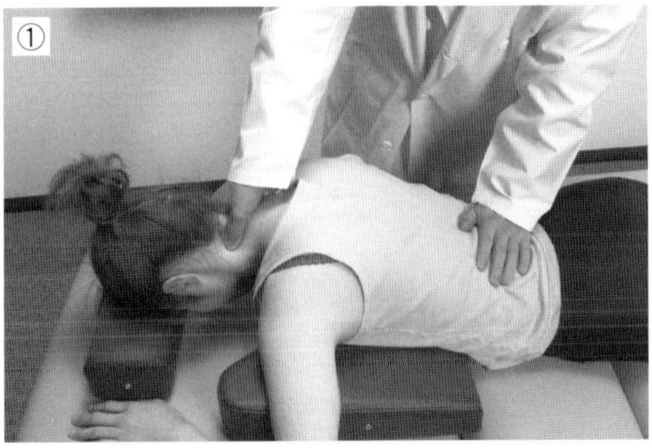

①術者は頚部に右手を当て、頚椎の棘突起の側面を右手の母指で軽く揉みほぐす。続いて、棘突起のもう片側の側面を左手の母指で軽く揉みほぐす。

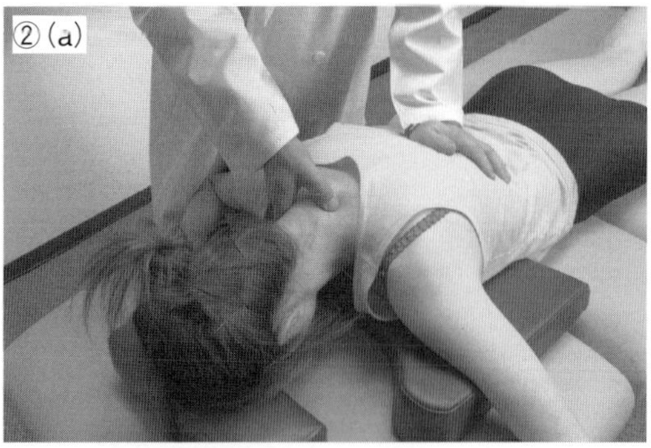

②(a) 術者は右手の母指でまず大椎（図21-1）を押圧し、さらに右手の母指で垂直に胸椎の棘突起を押圧していく。頭側から尾側に向けて、大椎から第5腰椎まで押圧する。

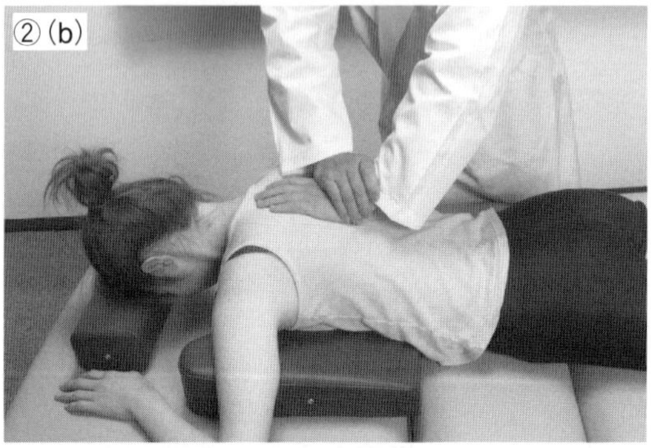

(b) 術者が非力な場合は、両手を重ねて胸椎の棘突起の上に当て、両手の力で押圧してもよい。その場合は、下になった手の母指球と小指球の間に棘突起を挟んで押圧する。

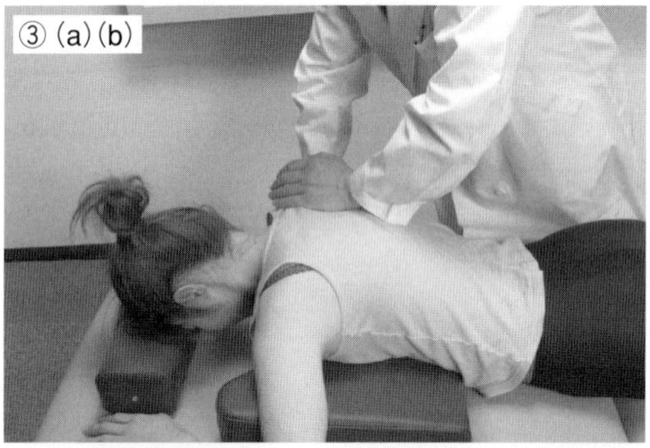

③(a) 術者は左手の小指と小指球の側面を右側の肩甲骨の内縁に当て、肩の外側に向かって押す。

(b) 右手の小指と小指球の側面を肩甲骨の内縁に当て、前後に手を動かして筋肉を揺すりながら押圧する。

右側の肩甲骨の内縁に対する手技を終了したら、次に左側の肩甲骨の内縁に対して同じ手技（(a)と(b)）を施す。

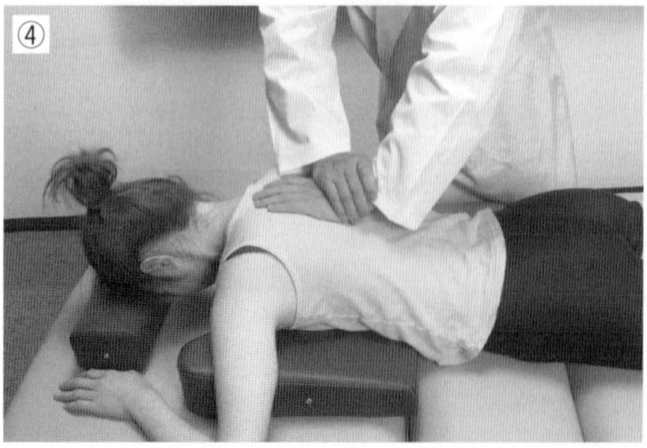

④術者は両手を重ねて胸椎の棘突起の上に当て、再び②の（b）の手技を行う。

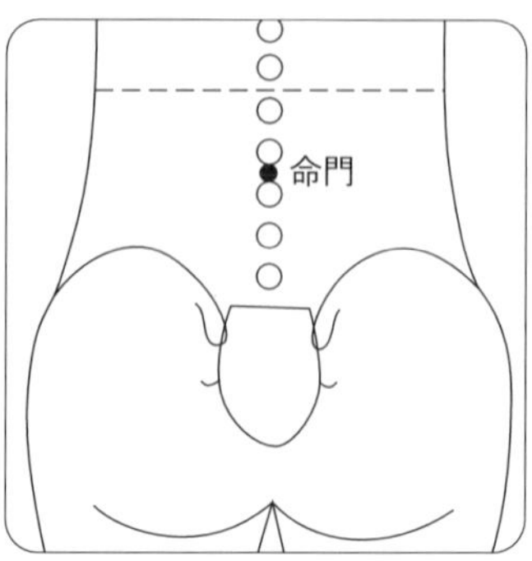

図21-2　命門（腰部）

第5腰椎の棘突起まで押圧したら、両手の母指を命門（図21-2）に当て、約30秒間押し続ける。

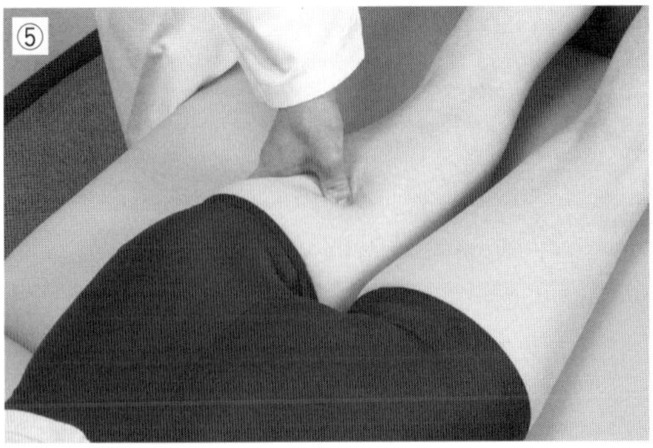

⑤術者は右大腿の殷門（図21-3）に右手の母指を当て、約30秒頭側に向かって押圧する。

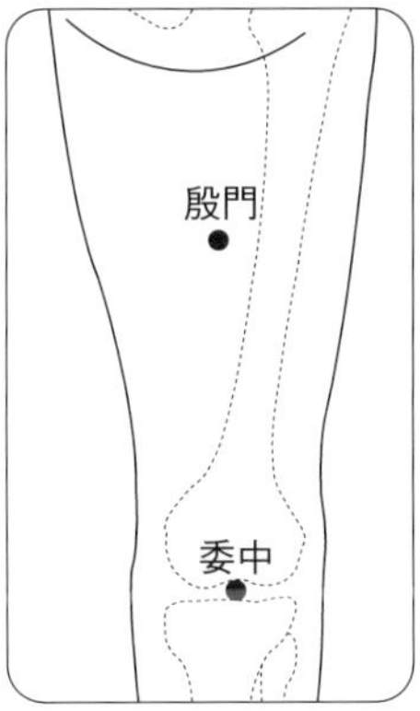

図21-3　殷門、委中（大腿後面）

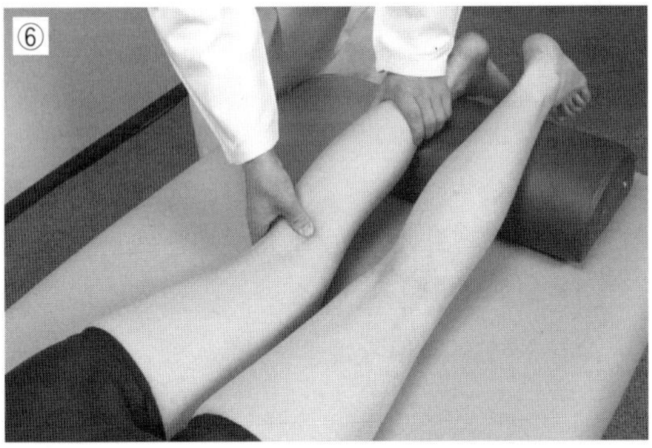

⑥術者は右後膝部の委中（図21-3）を、右手の母指で頭側に向けて約30秒押圧する。

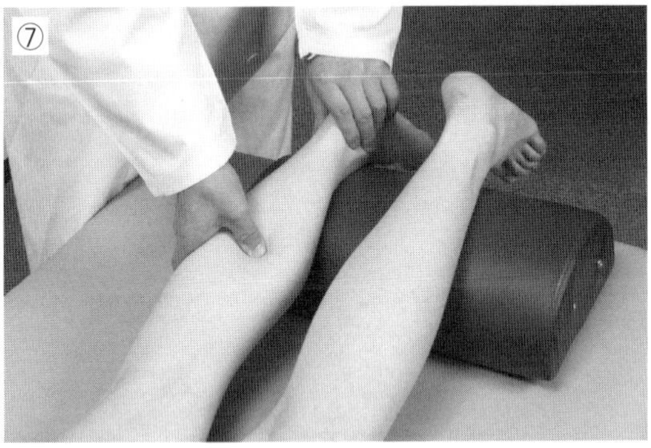

⑦術者は右下腿の承山（図21-4）を、右手の母指で約30秒頭側に向けて押圧する。

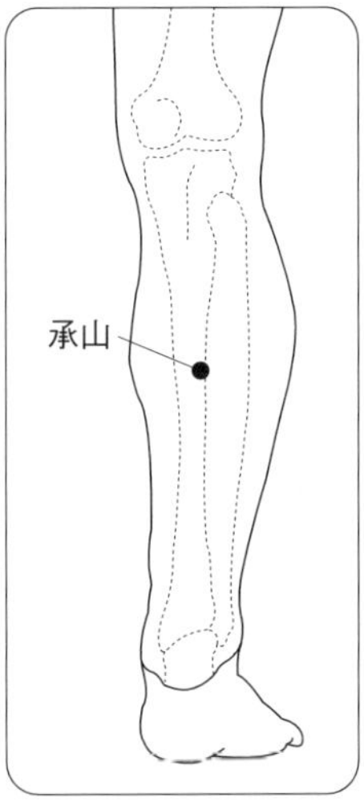

図21-4　承山（下腿後面）

⑧術者は左下肢の殷門、委中、承山に対して、⑤、⑥、⑦と同じ手技を用いる。

■治療法2

患者の姿勢：側臥位

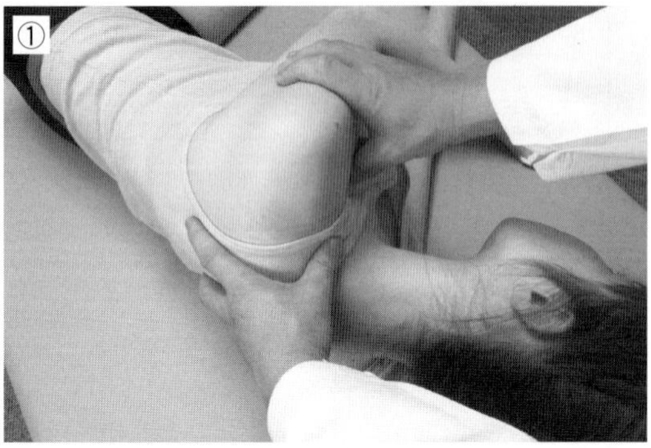

①術者は左側（上になった側）の肩井（図21-5）に左手の母指を当て、尾側の方向に向かって持続的に押圧する。

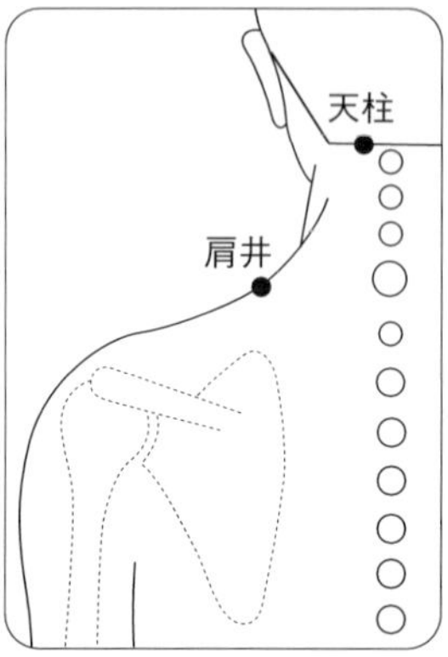

図21-5　肩井、天柱（体幹後面）

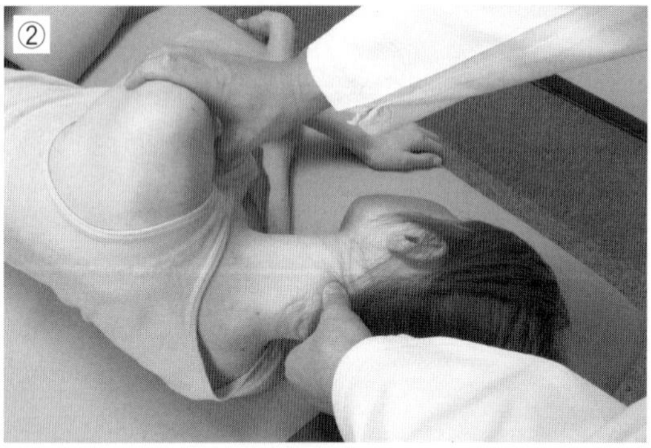

②術者は左手の母指を頚部の左後方に当て、胸鎖乳突筋の後方を押し揉む。乳様突起の下方から肩まで、胸鎖乳突筋の後方をほぼ満遍なく押し揉んでいく。

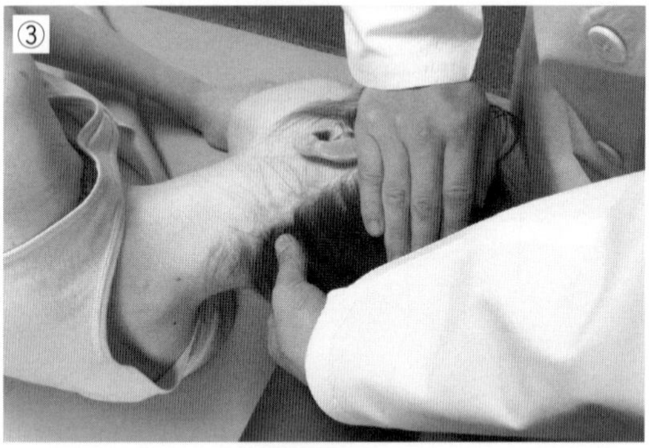

③術者は左側の天柱（図21-5）に左手の母指を当て、顔部の方向に向けて持続的に押圧する。

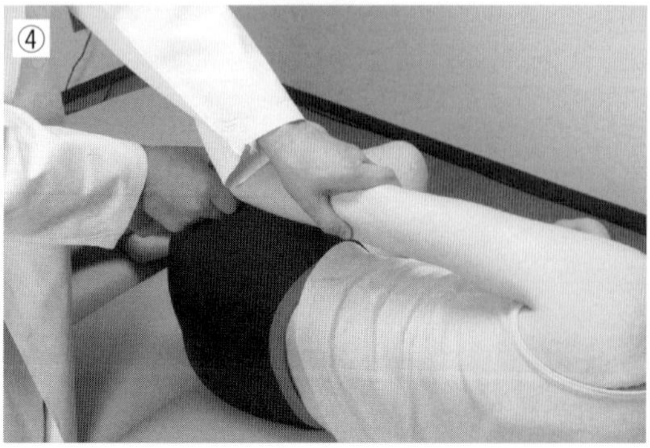

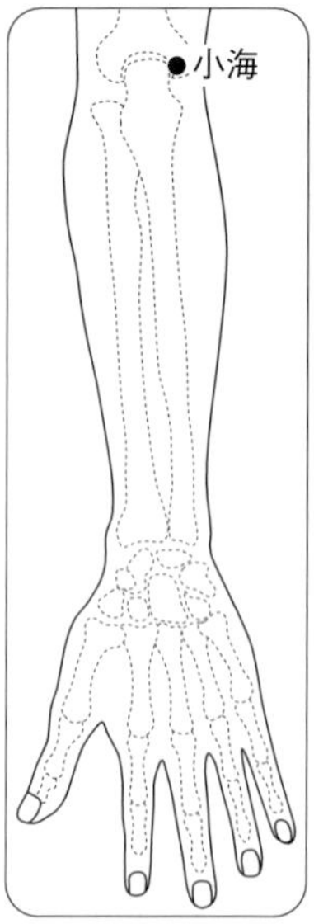

④まず患者の左前腕を約180度回内させた上で、術者は右手で手関節部をつかみ、左肘に左手の母指を当て、小海（図21-6）の周囲を押圧する。

図21-6　小海（前腕後面）

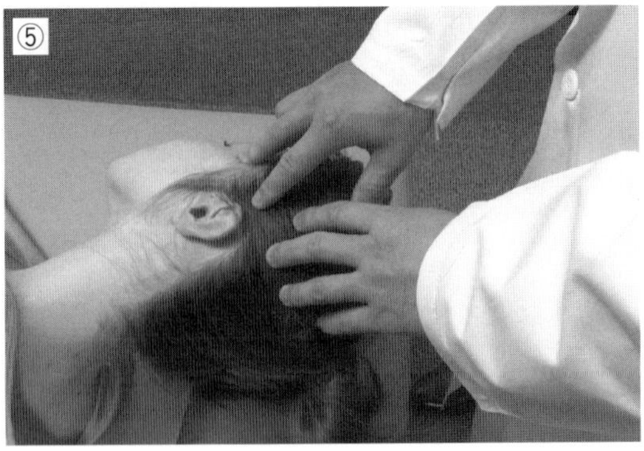

⑤術者は左側の太陽（図21-7）に右手の中指を当て、角孫（図21-7）に右手の示指を当て、小さく円を描いて同時に押し揉む。

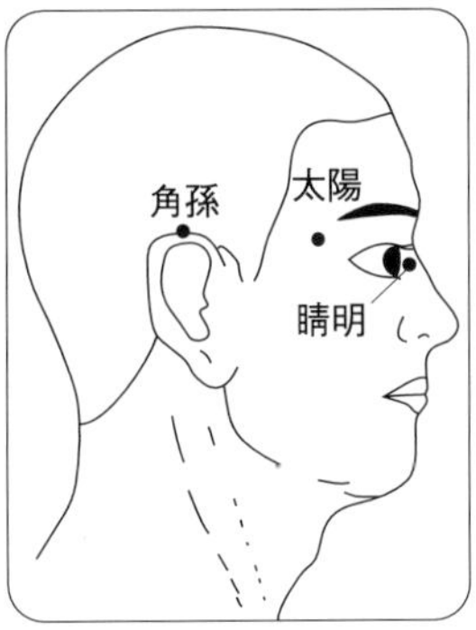

図21-7　太陽、角孫、睛明

⑥患者を反対側（右側）を上にした側臥位にした上で、術者は身体の右側の経穴や筋肉に①から⑤までの手技を施す。

■治療法3

患者の姿勢：背臥位

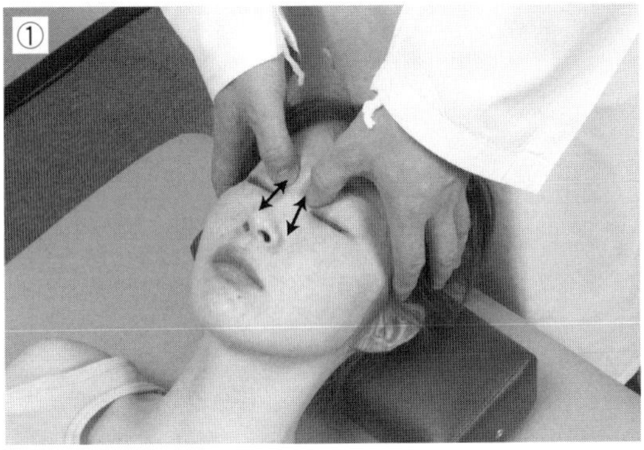

①術者は左右の睛明（図21-7）のやや上方（約３㎜上方）に両手の母指を当て、指を小刻みに上下に動かして揉む。

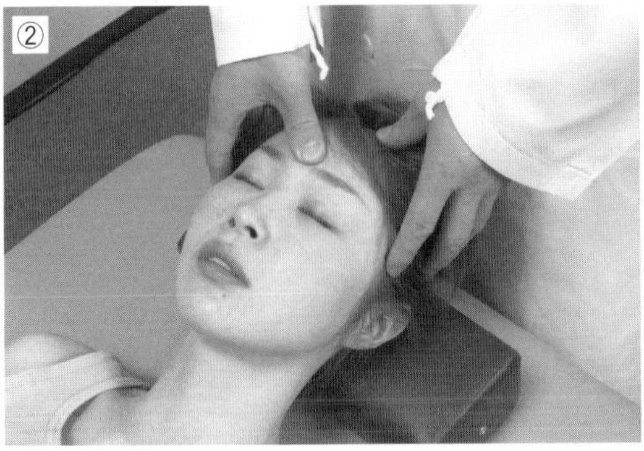

②術者は右手の母指を印堂(図21-8)に当て、円を描くように指を動かして押し揉む。

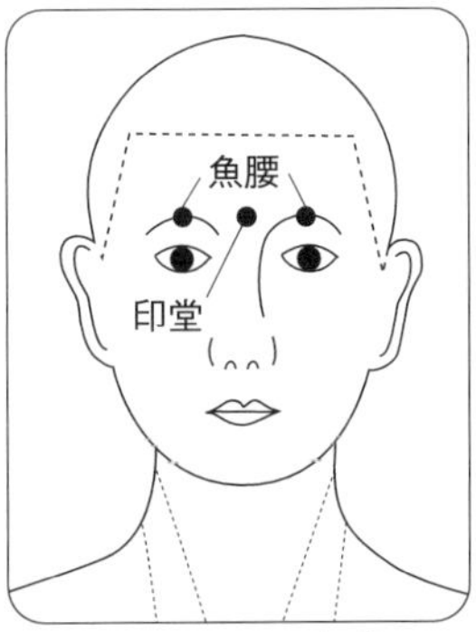

図21-8　魚腰、印堂

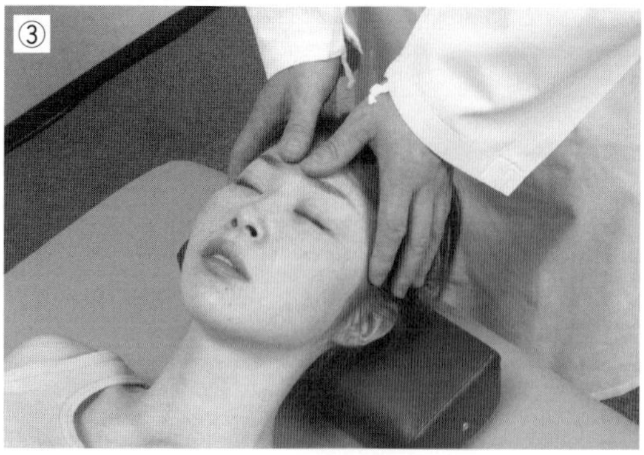

③術者は患者の眉間の中央を両手の母指で交互に撫でさする。額の下から上へ、10回以上軽く撫でさする。

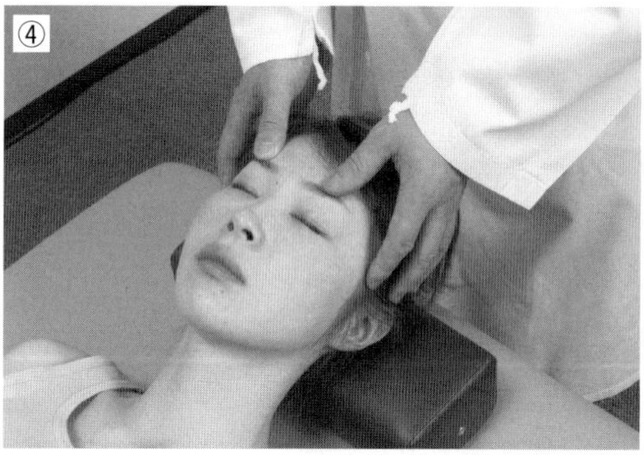

④術者は患者の右の眉毛の上方に右手の母指、左眉毛の上方に左手の母指を当て、眉毛の上を内側から外側に向かって何度も軽く撫でさする。そして、最後に左眉毛のほぼ中点にある魚腰（図21-8）を左手の母指で、右眉毛の魚腰を右手の母指で押圧する。

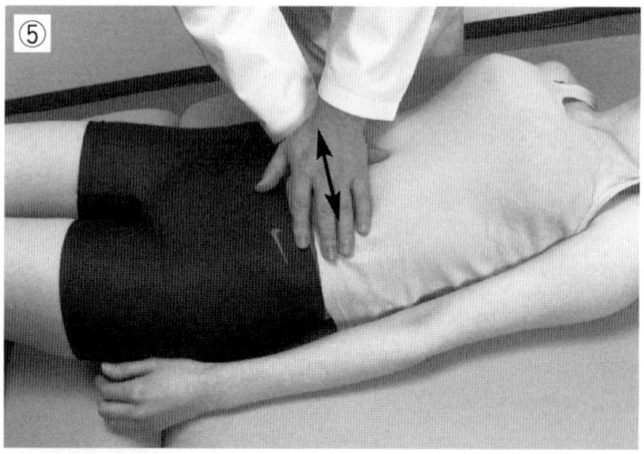

⑤術者は両手を重ねて臍部に当て、左右に手を動かして軽く揺らし揉む。

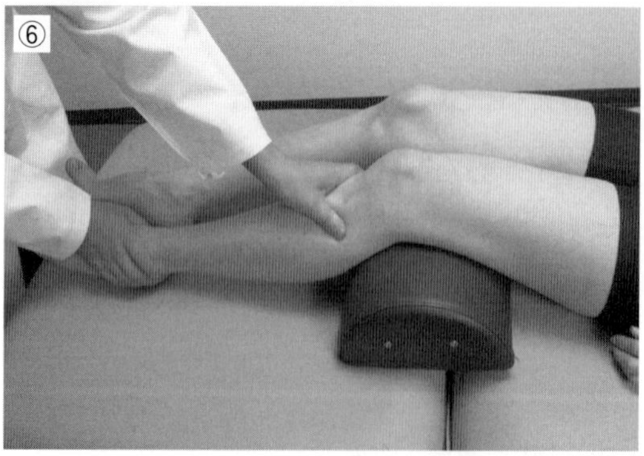

⑥術者は左手の母指を下腿外側に当て、胃経（図21-9）に沿って押し揉んでいく。膝の下方から外踝の辺りまで押し揉む。

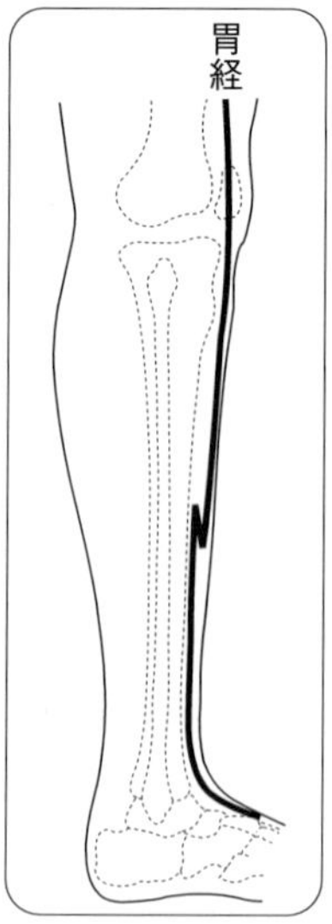

図21-9 胃経（下腿外側）

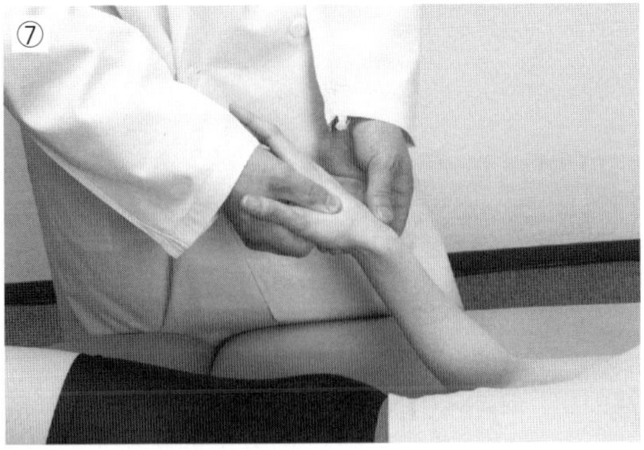

⑦術者は左手で患者の手関節を持ち、右手の母指を合谷（図21-10）に、示指を母指球に当て、同時に円を描くように指を動かして合谷と母指球を揉みほぐす。

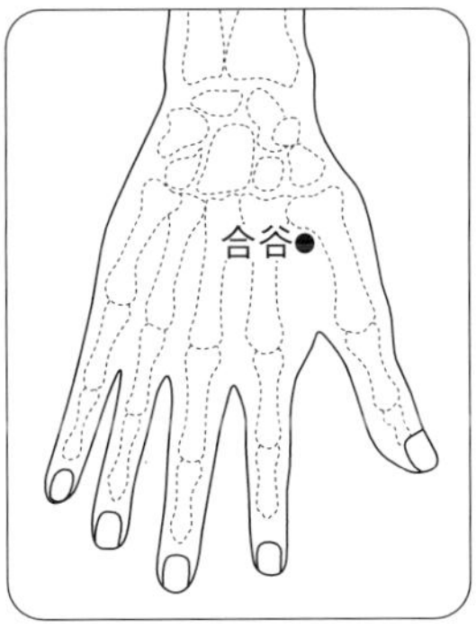

図21-10　合谷（手背）

22 更年期障害

更年期とは女性の閉経10年前から閉経後５年の期間をさす言葉で､この時期にあらわれる種々の不定愁訴症状を更年期障害と呼ぶ。

主要な症状は、①急に顔が火照ったり、身体が熱くなるホットフラッシュと発汗、②腰痛、③足腰の冷えである。

これらの症状は女性ホルモンの分泌の低下、特にエストロゲン（卵胞ホルモン）の分泌の急激な低下、あるいは分泌の消失によって引き起こされる。

ホットフラッシュは、エストロゲンの消失により、脳の交感神経中枢が興奮しやすくなることが原因で起こる。また、エストロゲンの分泌の低下にともなって、腰椎の骨密度が低下することによって腰痛が引き起こされる。足腰の冷えは、エストロゲンの分泌低下によって、足への血液供給が一時的に減少することで起こる。

その他、更年期障害には、頭痛、肩こり、食欲不振、憂鬱感、倦怠感などの症状もあるが、心因性の要素が含まれたケースも少なくない。

更年期障害に対する治療法は、自律神経失調症に対する治療法（P147～P153）を適用する。

23 月経不順（生理不順） 月経困難症（生理痛）

月経不順は月経がない、または月経の周期が不規則なことで、無月経、希発月経、頻発月経の３種類に分類される。

無月経はまだ１度も月経がないか、あるいは月経が止まった状態をいう。20歳になっても１度も月経がない場合は原発性無月経と呼び、月経が止まった無月経は二次性無月経と呼ぶ。二次性無月経にはさまざまな原因が考えられるが、主に精神的なストレスによって月経が止まる心因性無月経、ダイエットなどで無理な食事制限をして月経が止まる体重減少性無月経に大別される。

月経の周期が不規則な月経不順は、月経から月経までの周期が長い希発月経と、逆に周期が短い頻発月経とに分けられる。

月経の周期が不規則になる原因の１つに、ホルモンの分泌の低下が考えられる。月経が起こるシステムには多くのホルモンが関係しているが、このホルモンの分泌が悪くなることで、身体のタイマーが狂って、生理の周期が狂ってしまうのである。また、生理痛を軽減するための薬を服用することによって、生理不順になるケースもある。

無月経と希発月経は、顔や身体が急に火照るホットフラッシュ、発汗、吐き気、乳漏などの症状をともなうケースもある。

なお、初潮後の思春期や閉経期にさしかかる時期に、月経の周期が不規則になるケースが多いが、これらは別に異常なことではない。

月経困難症は、月経時に頭痛、腰痛、腹痛（下腹部痛）などの症状が発生することで、仕事や日常生活に支障をきたすほどの苦痛に見舞われるケースも珍しくない。痛みだけでなく、吐き気やめまいを随伴するケースもある。子宮内膜症、子宮筋腫などの疾患によって起こる場合と、特に原因となる疾患が認められない月経困難症とがある。また、月経痛を繰り返すことで不安になり、不安が痛みをさらに増幅させる傾向もある。

鑑 別 法

月経不順は、肩甲骨の内縁の膏肓にしこりがあるケースが多い。従って、まずこのしこりを触診で確かめる必要がある。また、尾骨の周囲に饅頭のように膨らんだ腫脹が出るケースも少なくない。この腫脹は、子宮と卵巣が鬱血したことによるものだが、この尾骨の腫脹を気にすることはない。腫脹に手技を施す必要はなく、腹部に適切な手技を施せばよいのである。また、腹部を温めるように、患者にアドバイスをする必要がある。

月経困難症で多いのは腹痛と腰痛だが、腹痛がひどい場合は卵巣の異常が原因になっているケースが多い。一方、腰部と殿部が重く、痛い時は子宮の異常が原因である（腰部と殿部の中でも、特に仙骨の周囲が痛む場合が多い）。また、月経時に子宮内膜からの出血が不十分で、内部に残った血が凝固して、痛みを引き起こす場合もある。

治療のポイント

無月経や希発月経は、子宮や卵巣の働きが悪いことによって引き起こされているケースが多いので、刺激が直接子宮や卵巣に届く仙骨の周囲に手技を施すことから始める。

また、左右の肩甲骨の中間は、内臓体性反射によって腹部の内臓の変調が筋の緊張やこりなどとして反射的にあらわれる部位なので、ここを刺激することで内臓の機能を改善することが可能となる。そこで、左右の肩甲骨に挟まれた部位への刺激も重要なポイントとなる。

一方、体性内臓反射を利用して、体表に刺激を加えて内臓の機能の変調を調節することも可能である。そのような意味で、治療法2の⑥の皮膚をつまむ手技も欠かすことはできない。皮膚を刺激することは、胃腸など内臓に影響を及ぼす手技だからである。

経穴の中では、月経不順でしこりのできやすい経穴であり、しかも婦人科系の疾患にきわめて効果的な経穴である膏肓（図23-1）、月経不順や月経痛に効果的な血海（図23-2）への刺激が重要なポイントとなる。また、腰眼（図23-3）も婦人科系の疾患によく効く経穴である。

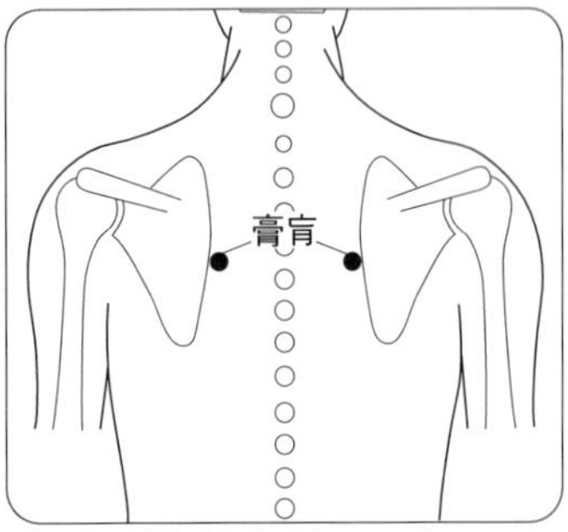

図23-1 膏肓

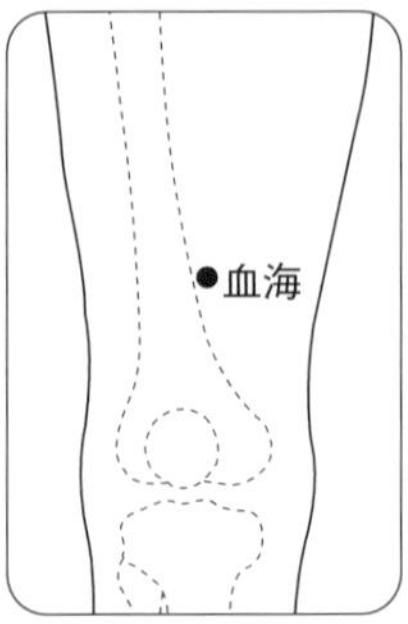

図23-2 血海（膝前面）

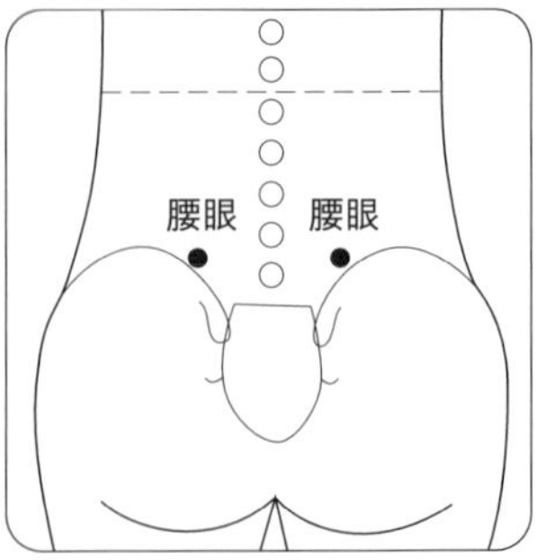

図23-3 腰眼

■治療法1

患者の姿勢：腹臥位

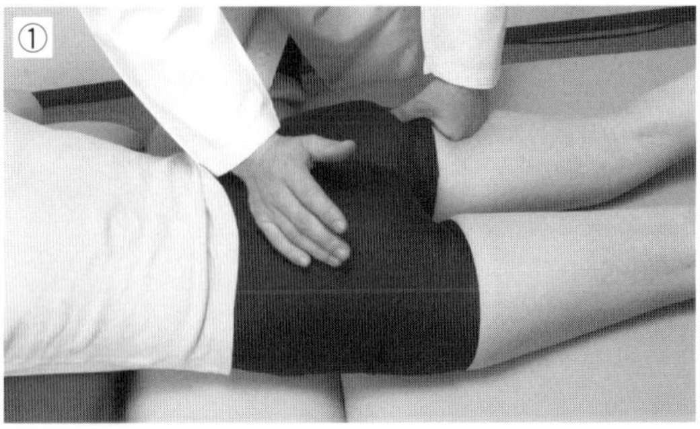

①術者は右手を患者の仙骨の上に当て、手根部を使って仙骨の周囲をじっくりと押し揉む。次に、両手の母指を仙骨に当て、仙骨の周囲を押し揉む。

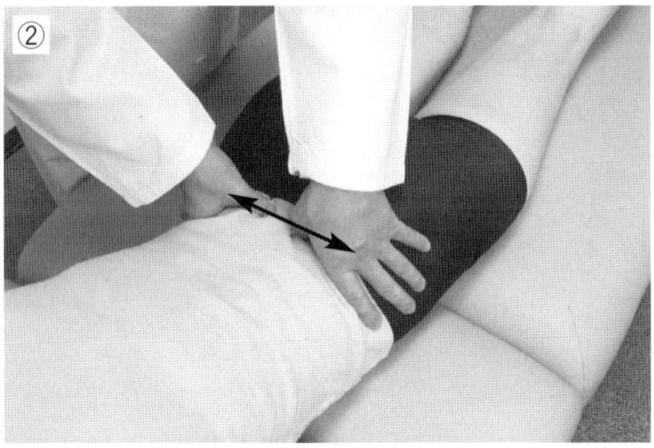

②術者は両手の母指を重ねて右側の腰眼（図23-3）に当て、ゆっくり時間をかけて左右に指を動かしながら押し揉む。続いて、両手の母指で左側の腰眼にも同じ手技を施す。左右の腰眼に、約4～5分の時間をかける。

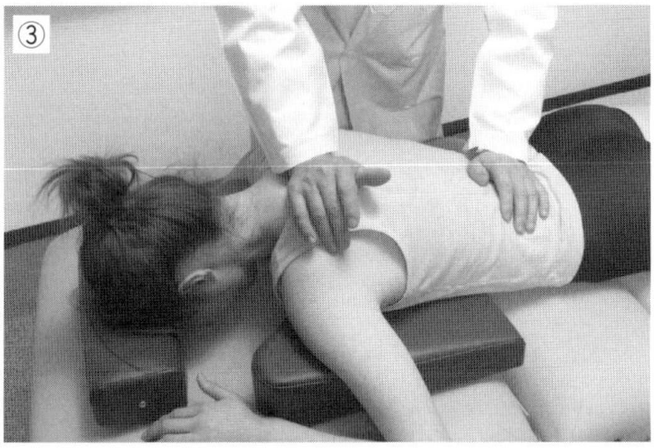

③術者は右手掌を肩甲間部に当て、円を描くように手を動かして主に手根部で押し揉む。

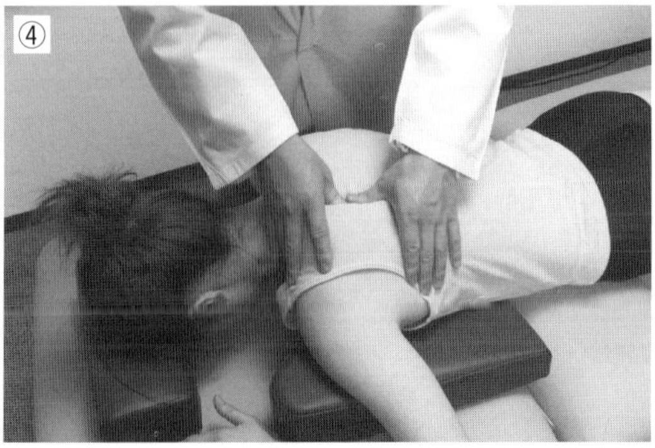

④術者は両手の母指を重ねて患者の左側の膏肓（図23-1）に当て、揺らしながら押し揉む。次に、片手の母指で膏肓を押圧し、さらに押し揉む。続いて、右側の膏肓に同じ手技を施す。左右の膏肓に3分前後の時間をかける。

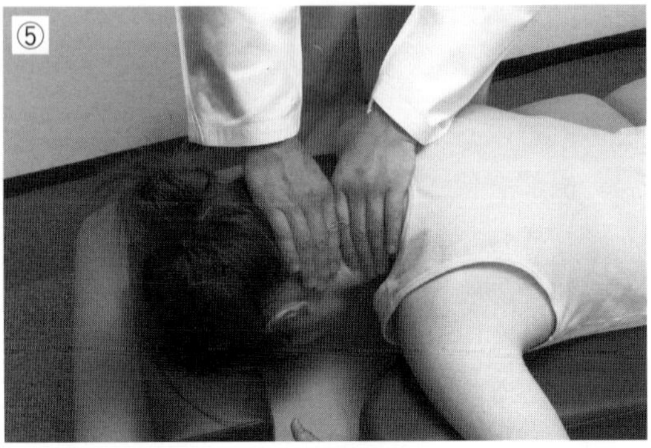

⑤術者は両手を患者の頚部に当て、両手の母指と示指、中指で頚椎の棘突起の両側を軽く押し揉む。または、片手の母指と中指、示指で、頚椎の棘突起の両側を押し揉む。

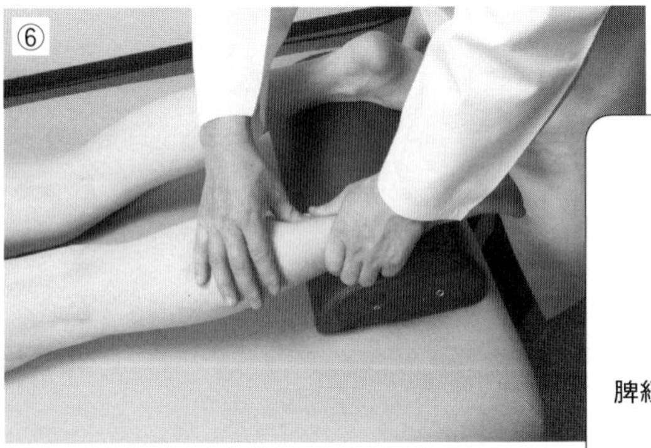

⑥術者は両手の母指を左下腿の三陰交（図23-4）に当て、三陰交から陰経の経絡（肝経、脾経）（図23-4）を上に向かって、母指で揉んでいく。2～3分ぐらいの時間をかけて、下から上へ、上から下へと、何度か下腿内側を往復する。

続いて、右下腿の陰経にも同じぐらいの時間をかけて、同様の手技を施す。

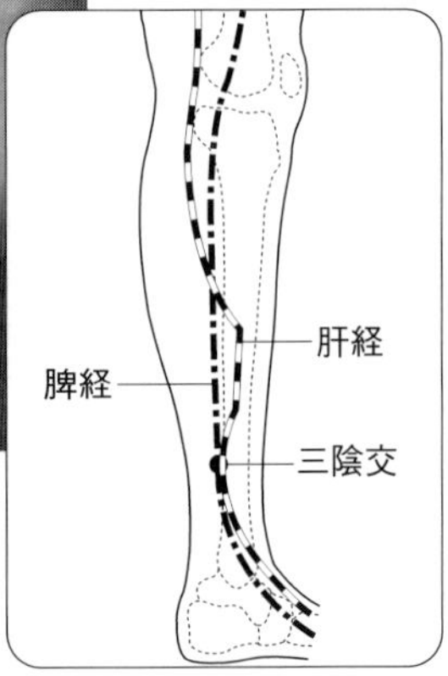

図23-4 三陰交（下腿内側）

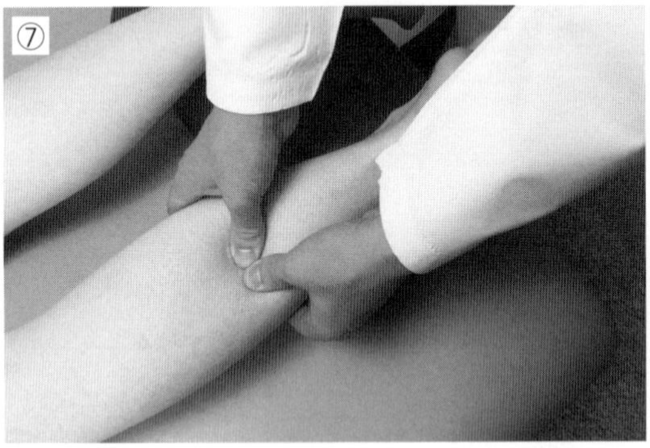

⑦術者は両手の母指を左下腿の飛陽（図23-5）に当て、母指を輪上に動かして押し揉む。

続いて、右下腿の飛陽にも同じ手技を施す。左右の飛陽の施術に、1～2分の時間をかける。

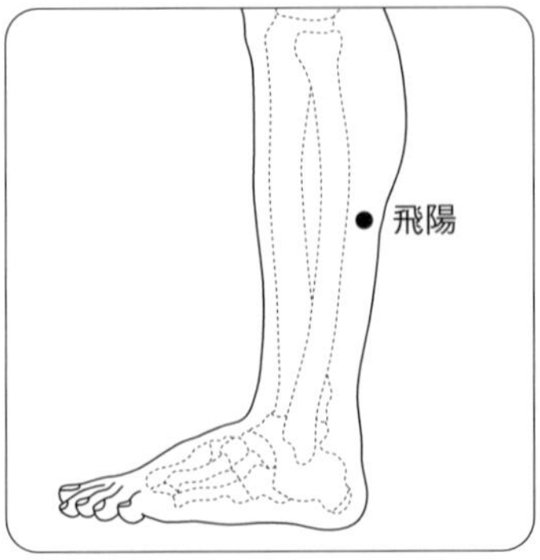

図23-5 飛陽（下腿外側）

■治療法2

患者の姿勢：背臥位

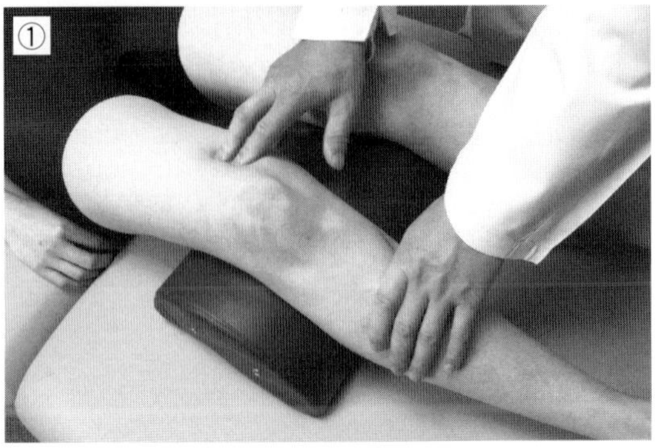

①術者は右手の示指と中指を右大腿の血海（図23-2）に当て、円を描くように指を動かして押し揉む。続いて、左大腿の血海にも、同じ手技を用いる。

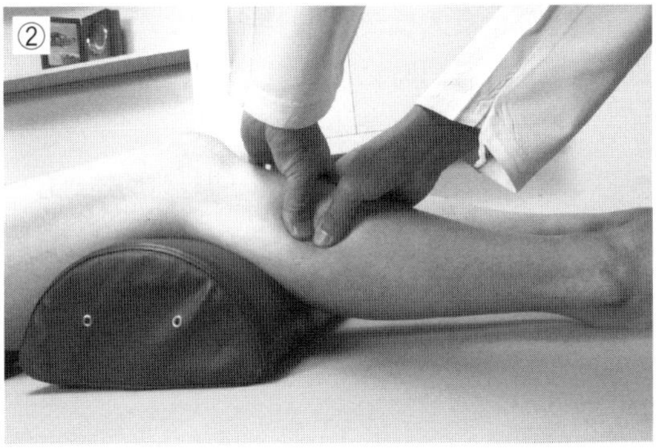

②術者は両手の母指を患者の右下腿の胆経（図23-6）に当て、膝の下方から外踝まで胆経の線上を押圧する。上から下へ、3～4回繰り返す。

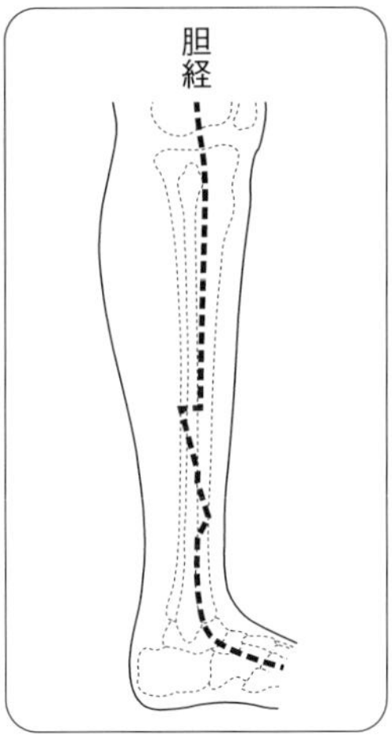

図23-6　胆経（下腿外側）

続いて、左下腿の胆経に対しても、同じ手技を用いる。

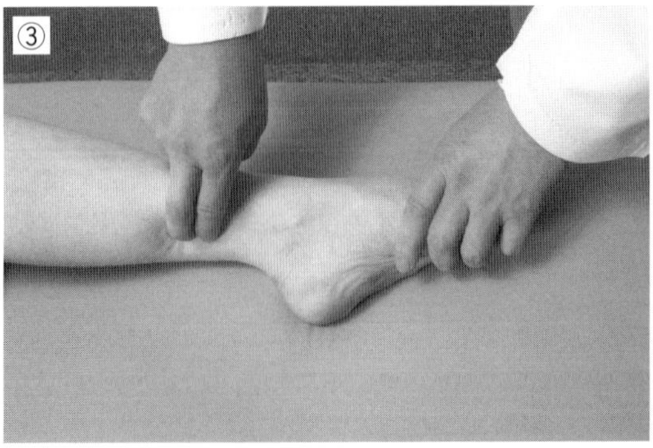

③術者は右手の示指と中指を患者の左下腿の三陰交（図23-4）に当て、小さく円を描くように指を動かして三陰交を押し揉む。

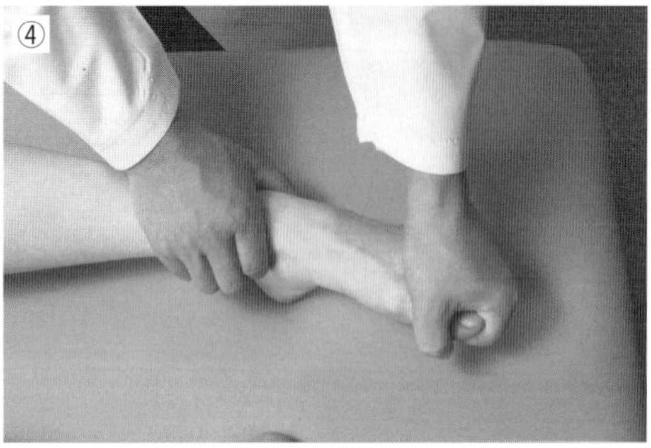

④術者は右手で左下腿の内踝と外踝の付近を持ち、左手で左足指をつかんで、足を底屈させる。続いて、足指をつかんだ左手を回して患者の足首を回転させる。しばらく回転させた後、再び足を底屈させる。

右足に対しても、同じ手技を施す。

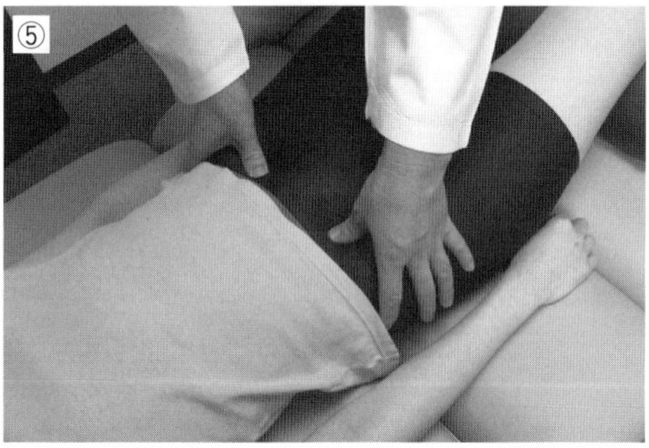

⑤術者は両手の母指を患者の左右の大横（図23-7）に当て、円を描くように指を動かして大横を押し揉む。ただし、両手の母指を同時に動かすのではなく、交互に動かして経穴を刺激する。

母指ではなく、四指で押し揉んでもいい。

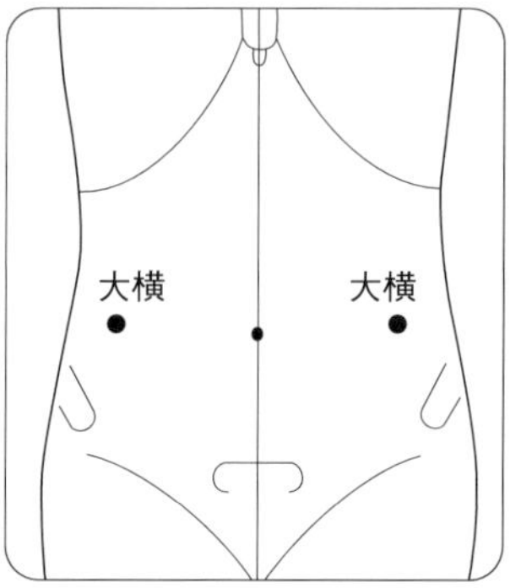

図23-7　大横（体幹前面）

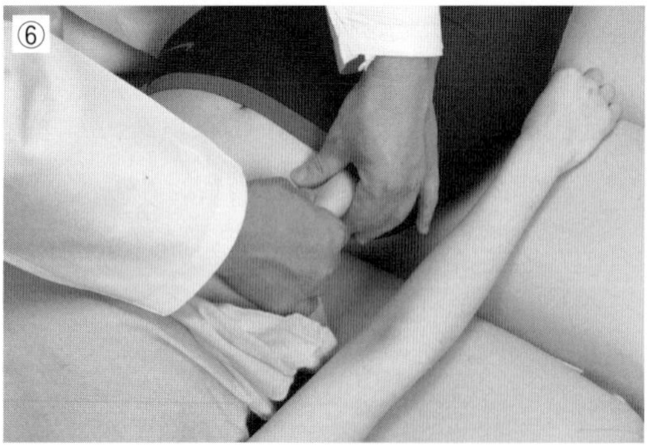

⑥術者は両手で患者の右側腹部の皮膚をつまんで（両手の母指で腹側を、両手の四指で背側をつまんで）、右手が押す時は左手が引くという具合に、交互に手を動かして皮膚を刺激する。大きく手を動かして、多少強めに刺激を与える。

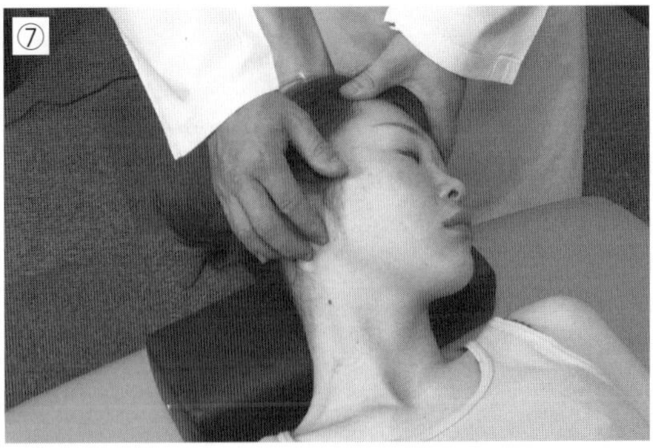

⑦術者はまず患者の頚部をやや左回旋させた上で、右手の中指を患者の右側の翳風（図23-8）に当て、小さく円を描くように押し揉む。

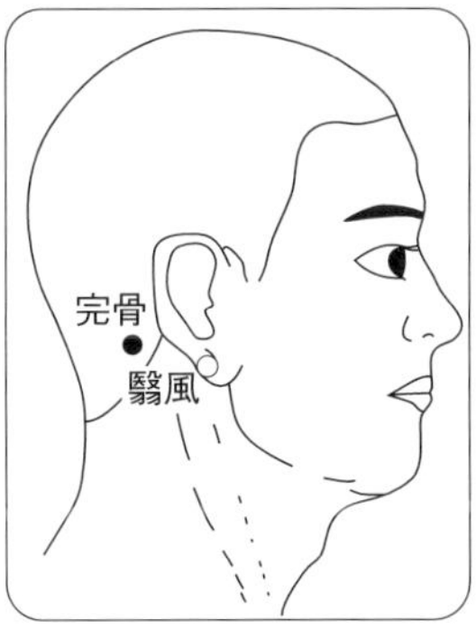

図23-8　翳風、完骨

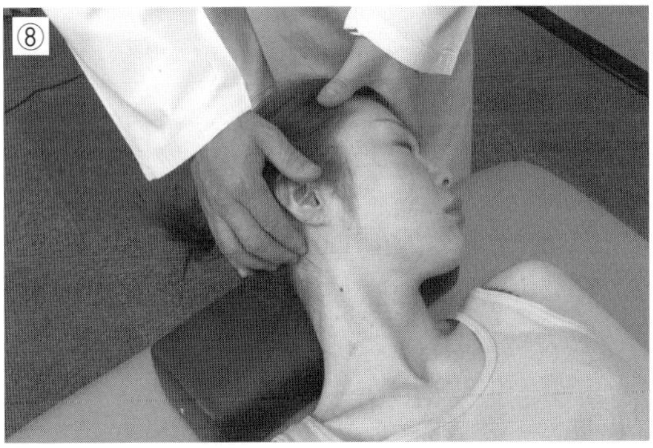

⑧術者は右手の中指を患者の右側の完骨（図23-8）に当て、小さく円を描くように押し揉む。

⑨術者は患者の頚部をやや右回旋させ、左側の翳風に⑦と同じ手技、左側の完骨に⑧と同じ手技を行う。

24 冷え症

冷え症には全身が冷えるケースもあれば、手先や足先だけ、あるいは腰や腹部だけが部分的に冷えるケースなどがある。また、中には肩こりや眩暈などの症状を随伴する場合もある。男性より、女性に多い。

治療のポイント

自律神経やホルモン分泌の乱れなど、さまざまな原因が考えられるが、いずれにせよ血行が悪くなっているケースが多いので、まず血液の循環を改善する必要がある。従って、腋窩動脈や大腿動脈に対する、血流を改善する手技が重要なポイントとなる。血流の改善という点では、手指や足指を他動的に素早く動かす手技も欠かすことはできない。

また、人間は運動時には脂肪を分解してエネルギー源にするが、安静時には肝臓の中に蓄えられた糖分（グリコーゲン）をエネルギー源にしている。そして、冷え症の患者は就寝中に身体が冷えるので、肝臓をリラックスさせることで、できるだけ血中に糖分を送るように促す肝臓に対する手技も重要である。

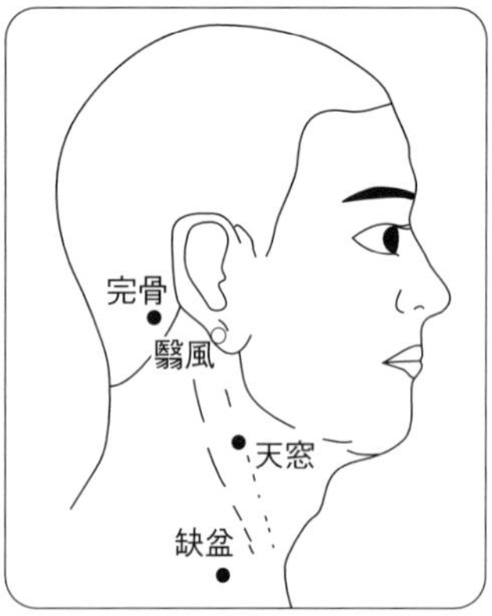

図24-1　翳風、完骨、天窓、缺盆

なお、冷え症の治療においては、完骨、天窓、翳風（図24-1）など、側頭部から首の側面にある経穴に刺激を加えることから始める。その理由は、腹部に向かう自律神経はすべてこの首の側面から出ているため、この部位に刺激を与えて、腹部の内臓を支配する自律神経を調節することなしに、まず内臓や足を刺激しても、はかばかしい効果は得られないからである。

ただし、頚部に施術する場合、1つだけ注意すべき点がある。中高年の患者は加齢にともなって、動脈硬化が進行している可能性が高いため、頚動脈を圧迫しないよう注意しなければならない。頚部を刺激する時は、なるべく胸鎖乳突筋より後方に位置する経穴を選ぶべきだし、そうでない経穴、例えば天窓（図24-1）などに刺激を加える場合は、刺激の強くない手技を選択する必要がある。

■治療法1

患者の姿勢：背臥位

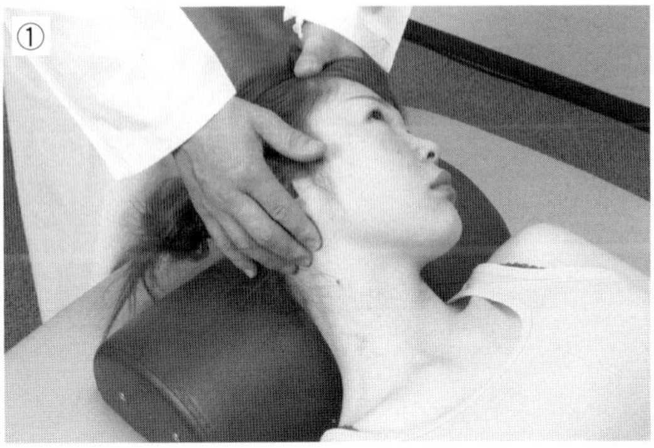

①術者はまず患者の頚部をやや左回旋させる。そして、左手を患者の前頭部に当て、右手の示指と中指で患者の右の耳殻を円を描くように押し揉む。こうして、耳の後方にある翳風（図24-1）と、耳に集中している多くの経穴を同時に刺激する。

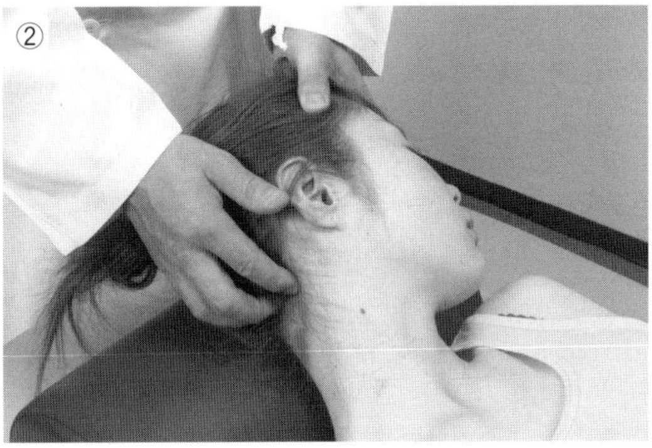

②術者は左手を前頭部に当て、右手を患者の右の完骨（図24-1）に当て、右手の示指を円を描くように動かして完骨の周囲を軽く押し揉む。

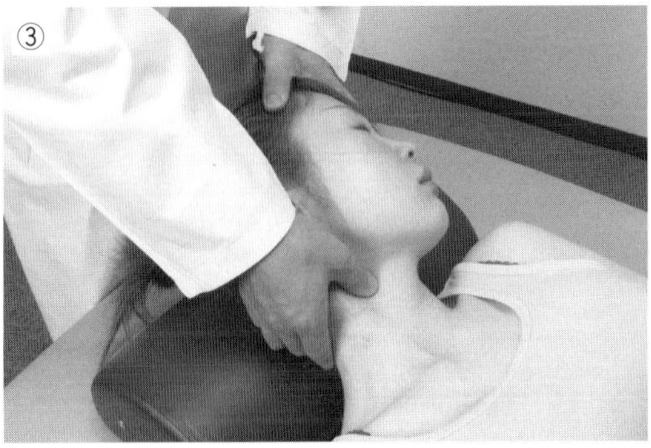

③術者は左手を患者の前頭部に当て、右手の母指で患者の右の天窓（図24-1）を軽く直線的に押す（やや斜めに押圧する）。この経穴への手技は、頚動脈に触れるため、押し揉んでさすらないように気をつける。また、強い刺激にならないように注意する必要がある。

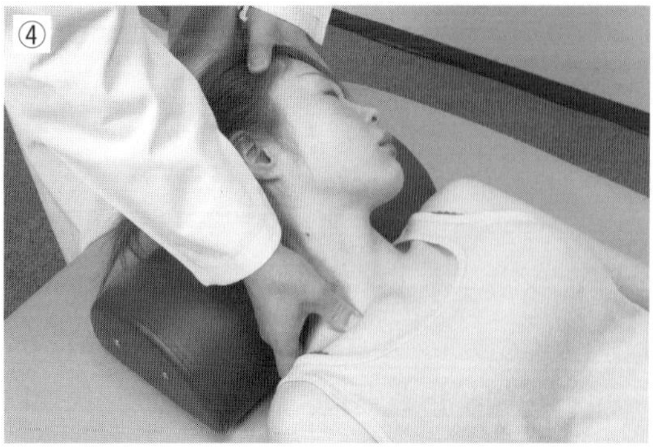

④術者は右手の母指を患者の右の缺盆（図24-1）に当て、やや強めに斜め後方（尾側の方向）に向けて押圧する。

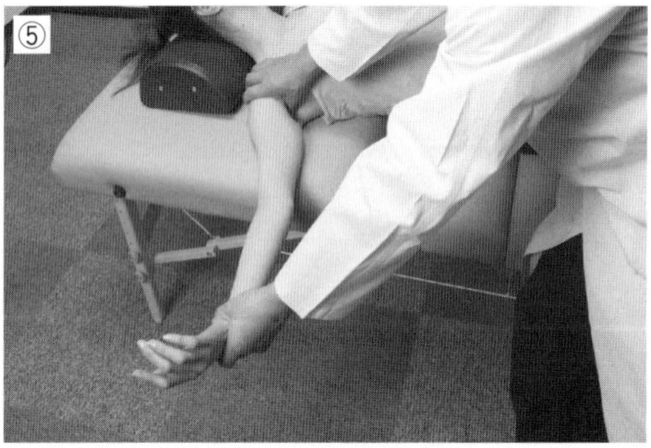

⑤術者は左手で患者の右手関節を持って腕をやや外転させ、右手の母指を患者の腋窩動脈に当て、腕を内転させると同時に、母指でやや強く圧迫を加えて、一時的に血流をストップさせる。約10秒後、ゆっくりと腋窩動脈から手を離す。その瞬間、せき止められた水が勢いよく流れ出すように血が流れ、急速に血流が改善されるため、患者は上肢に熱感を感じる。

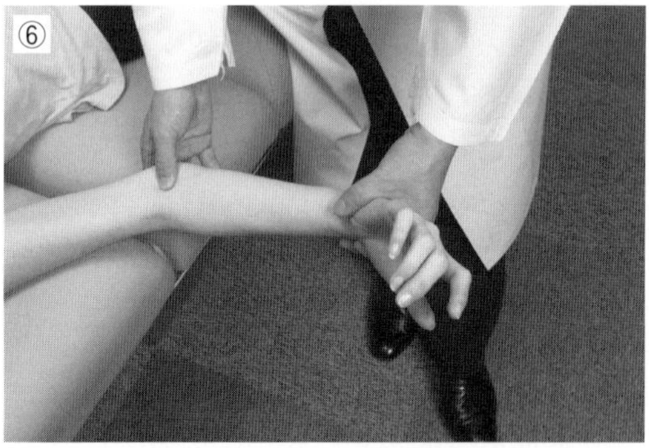

⑥術者は左手で患者の右手関節を持ったまま、右手の母指で患者の右肘にある少海、曲池（図24-2）を右手の母指で押し揉む。続いて、右前腕の手三里（図24-2）にも、同様の手技を用いる。

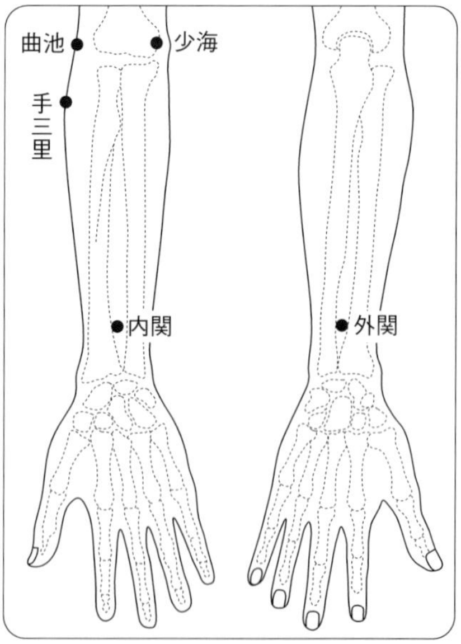

図24-2 少海、曲池、手三里、外関、内関（前腕前面、前腕後面）

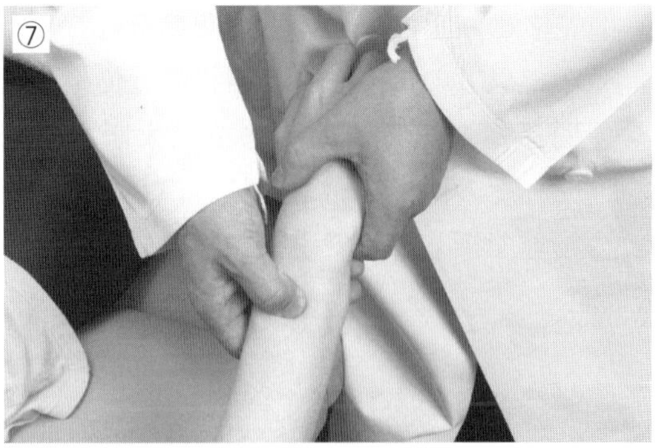

⑦術者は左手で患者の手関節を持ち、右手の母指を患者の右前腕の外関（図24-2）に当て、右手の示指を内関（図24-2）に当て、母指と示指を同時に動かして、軽く円を描くように押し揉む。

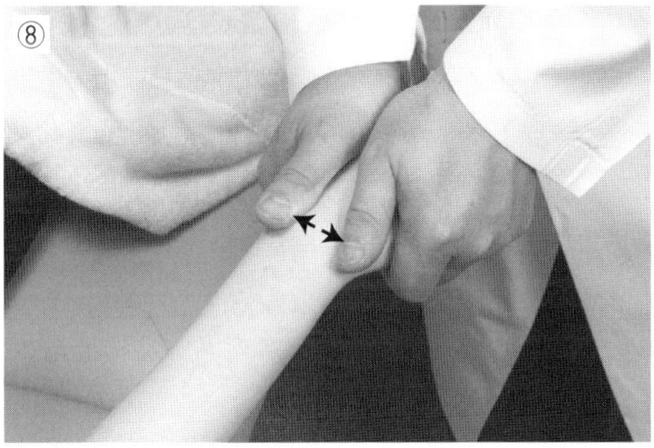

⑧術者は両手で患者の右手を持って軽く掌屈させ、両手の母指で手背を軽く撫でさする。

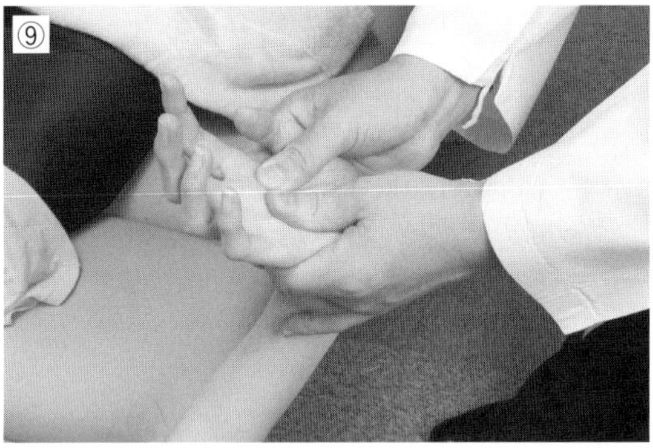

⑨術者は両手で患者の右手を持って思い切り手関節を伸展（背屈）させる。

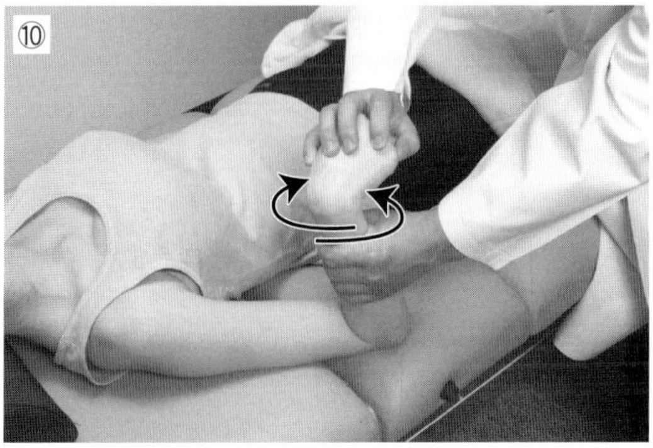

⑩術者は左手で患者の右手関節をつかんで患者の肘を屈曲させ、右手で手指を握らせて拳を握った状態にさせ、大きく円を描いて右手掌を回して患者の手関節を回転させる。こうして、患者の前腕の筋肉をほぐす。

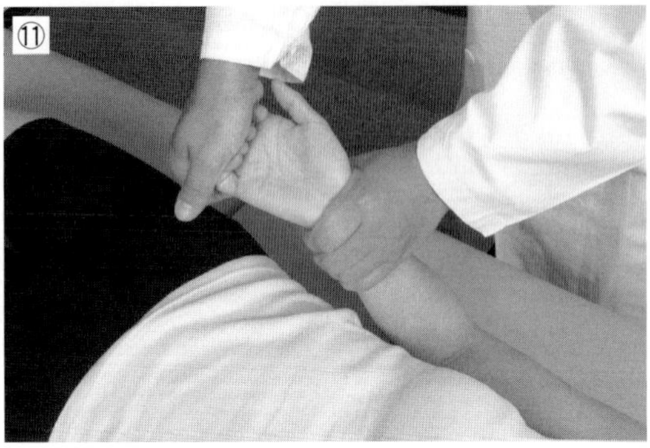

⑪術者は左手で患者の右手関節を持ち、右手で患者の母指を除く四指の近位指節間関節と遠位指節間関節を最大限屈曲させ、その四指を右手で包みこみ、主に母指球で押し揉んで手指の筋肉をほぐす。

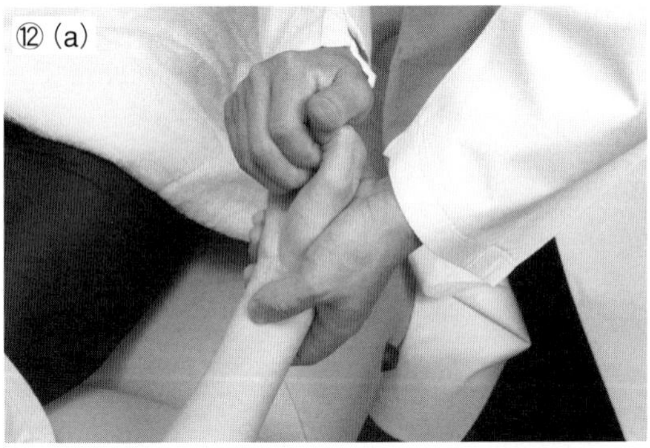

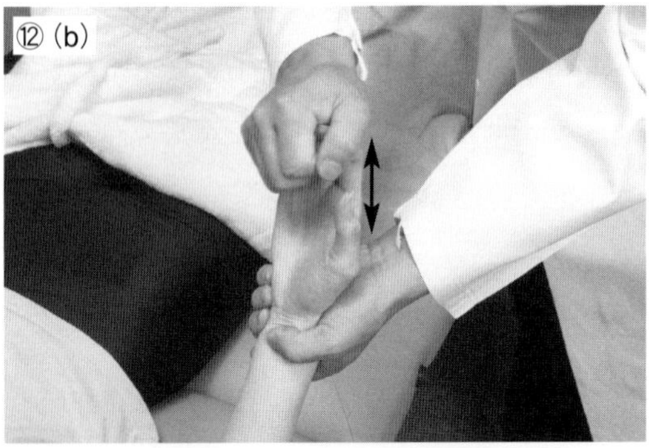

⑫（a）術者は左手で患者の右手関節を持ち、右手で患者の四指を⑪より少し伸展した状態にさせ、自分の四指も患者の指と同じぐらいに屈曲させ、患者の四指に自分の四指を引っかけるようにする（患者の四指の遠位指節間関節に自分の手指の先端が当たるぐらいの位置になる）。

（b）この状態で、術者は右手を上下に素早くリズミカルに動かして、患者の四指に伸展と屈曲を繰り返させる（遠位指節間関節はほぼ屈曲したままで、近位指節間関節と中指指節関節が屈曲と伸展を繰り返す）。

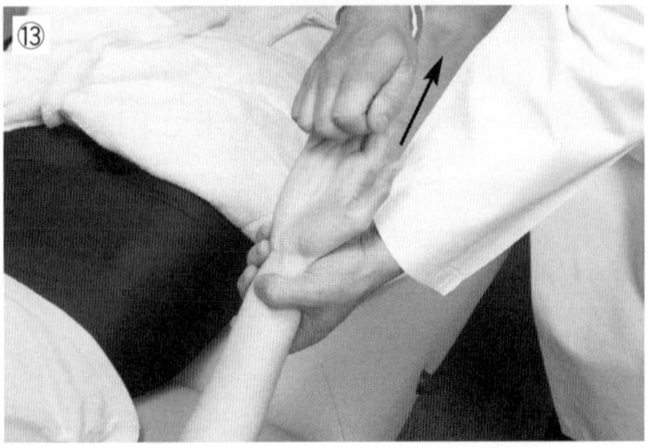

⑬術者は左手で患者の手関節を下から握って支え、⑫と同じように患者の四指に自分の四指を引っかけ、右手で後方（術者の側）に何度も引っ張る。

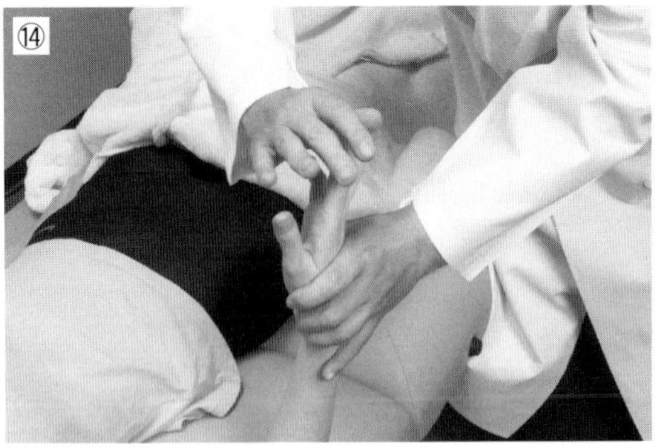

⑭術者は左手で患者の手関節をつかみ、右手で患者の四指の近位指節間関節と遠位指節間関節を約90度ずつ屈曲させ、患者の右手の中節骨に自分の右手掌を当て、左右に素早くリズミカルに動かして、患者の四指の近位指節間関節と遠位指節間関節に伸展と屈曲を繰り返させる。

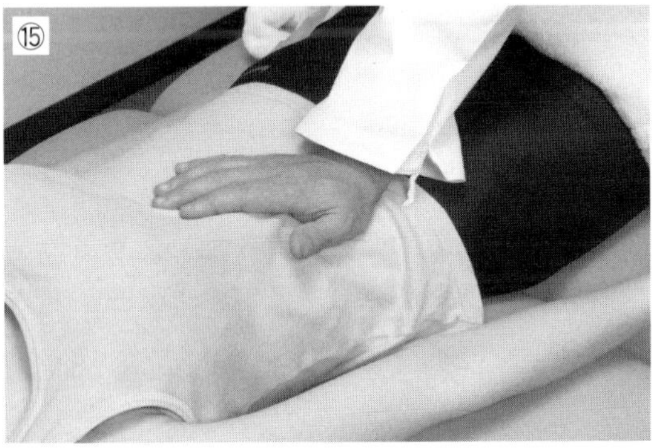

⑮術者は右手掌を患者の腹部（肝臓の上）に当て、主に手根部で外上方（肩峰の方向）に向けて圧迫する。続いて、両手掌を肝臓の上に当て、患者の肩の方向に向けて押圧する。

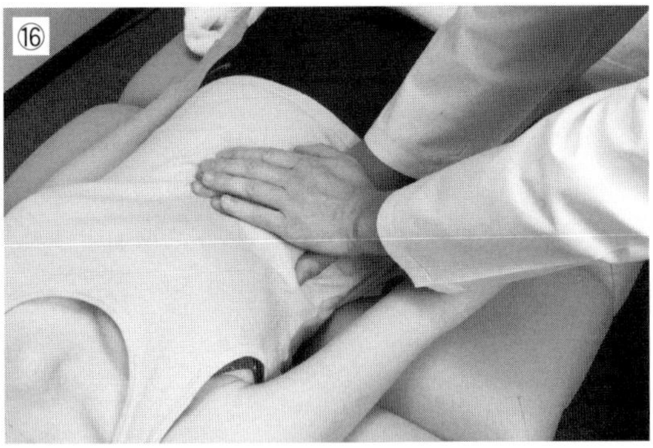

⑯術者は両手の手掌を重ねて肋骨の上（肝臓の上）に当て、内側に向けて圧迫を加える。ただし、患者が高齢者の場合、骨粗鬆症の可能性もあるので、この手技を用いる際に、乱暴な手技にならないよう力を加減する必要がある。

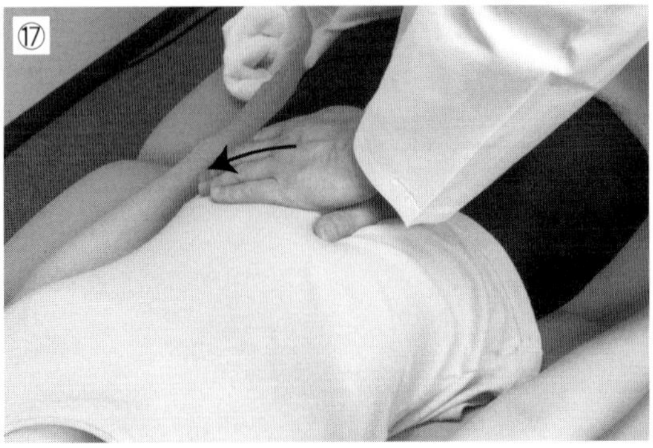

⑰術者は両手の手掌を重ねて患者の左側の腹部、すなわち胃の上に当てる。そして、直接的には胃を圧迫するが、胃の裏側にある膵臓と脾臓を刺激するつもりで、外側に向かって両手掌で腹部に圧迫を加える。

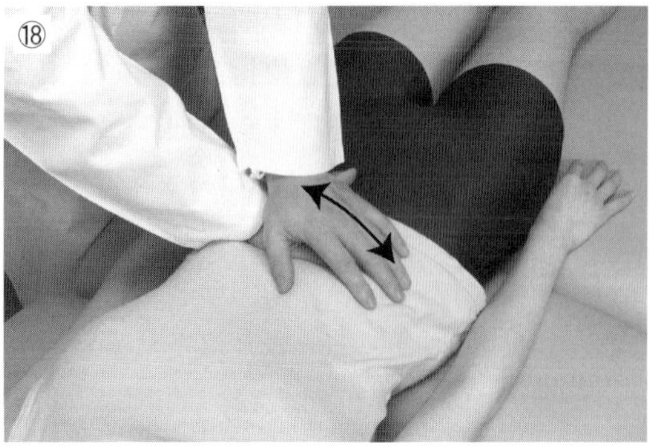

⑱術者は両手の手掌を重ねて患者の臍部に当て（手掌の中心が臍の上になるようにして）、左右に軽く揺するように両手を動かして刺激する。

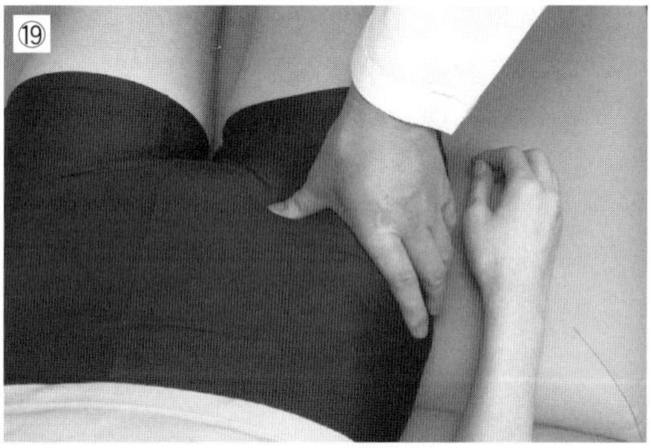

⑲術者は左手の母指を患者の右大腿部の大腿動脈に当て、母指で強く圧迫して一時的に血流を止め、約10秒後に大腿動脈からゆっくり手を離す。この手技によって急激に血流が改善されるため、患者は下肢に熱感を感じる。

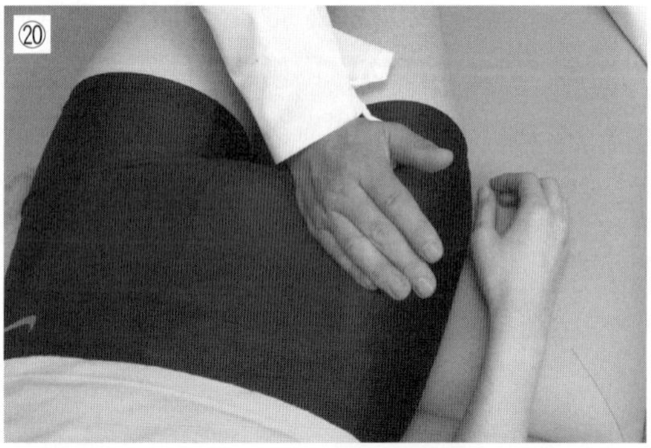

⑳術者は右手を手刀のようにして、その刃の部分（小指の側面と小指球の側面）を患者の右大腿動脈に当て、強く圧迫して血流を止め、約10秒後に大腿動脈からゆっくり手を離す。血流が改善されることによって、患者は下肢に熱感を感じる。

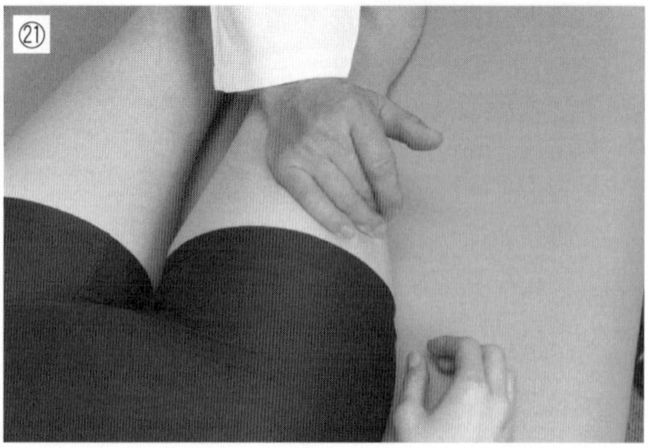

㉑術者は右手を患者の右大腿部に当て、手根部で大腿の筋肉を揉んでいく。大腿四頭筋をほぼ満遍なく揉みほぐす。

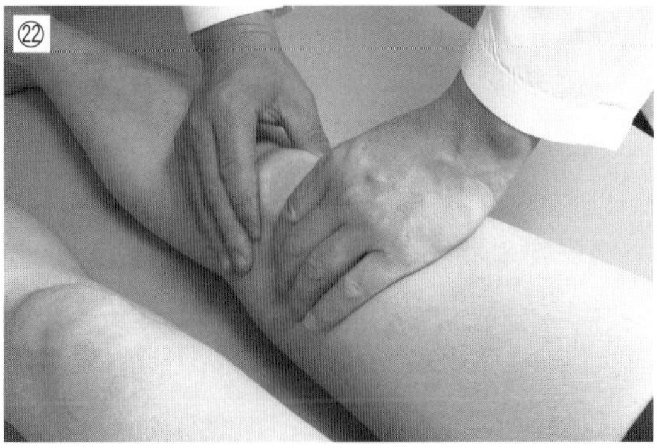

㉒術者は患者の右膝の膝蓋骨の左右に両手を配し、両手の母指と示指で膝蓋をはさみ、右手が前方に動く時は、左手は後方（術者の側）に引くという具合に、両手を交互に前後に動かして膝蓋を捻るように揉む。

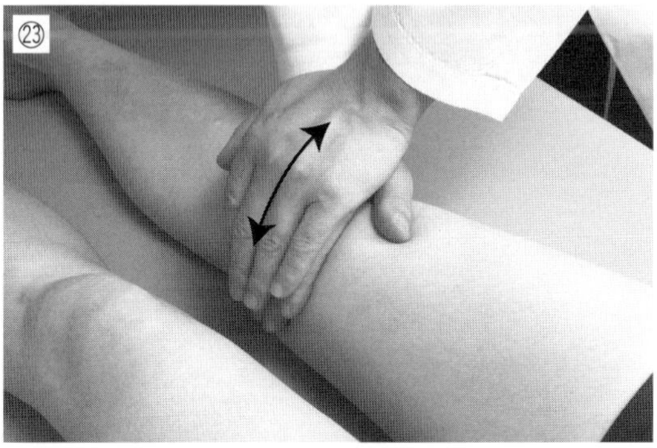

㉓術者は患者の右膝の膝蓋の上に両手掌を重ねて置き、両手掌を左右に軽く動かして膝蓋を左右に揺する。上から膝蓋を圧迫するのではなく、手掌を膝蓋に密着させ、膝蓋を動かして膝全体を刺激する。

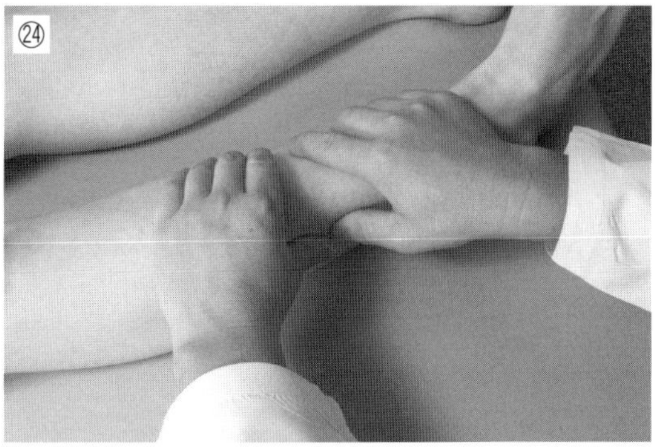

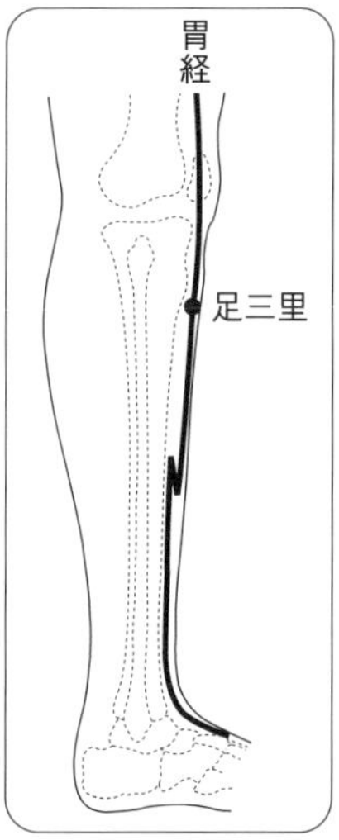

図24-3　胃経、足三里
（下腿外側）

㉔術者は患者の右下腿の外側に両手の母指を当て、母指で胃経（図24-3）のラインを押圧する。足三里（図24-3）から外果の上方まで、胃経に沿って押していく。

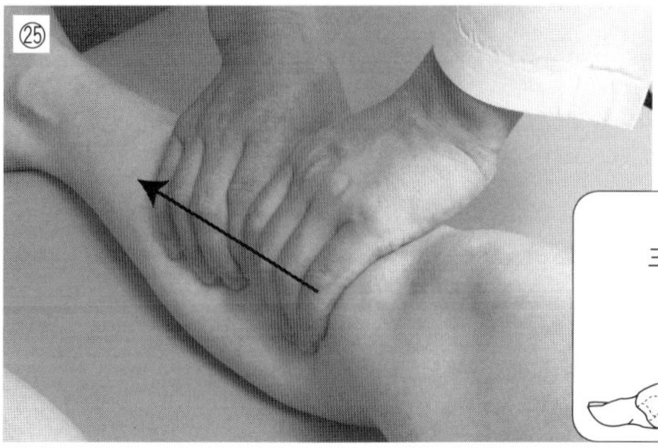

㉕術者は患者の右下腿の内側に両手の八指を当て、膝の下方から三陰交（図24-4）まで両手の八指で軽く押し揉む。

両手が三陰交に達したら、両手の母指を重ねて三陰交に当て、やや強めに押し揉む。

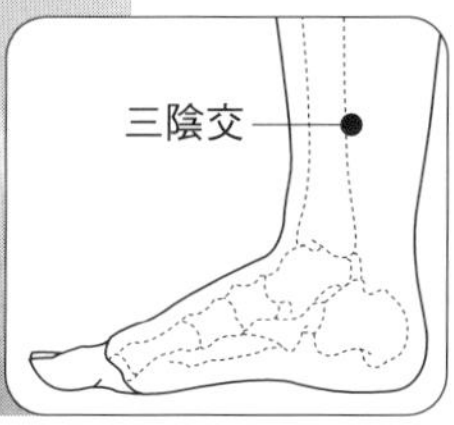

図24-4　三陰交

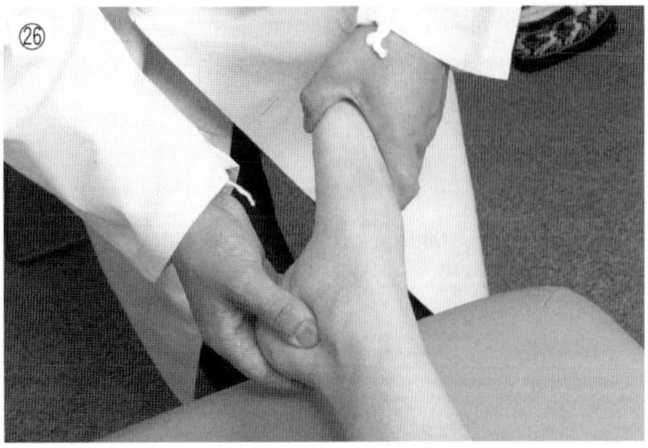

㉖術者は左手で患者の足指をつかんで、足部を持ち上げ、右手の母指を円を描くように動かして内果の後下方を押し揉む。続いて、両手の母指で内果の後下方をやや強く押圧する。

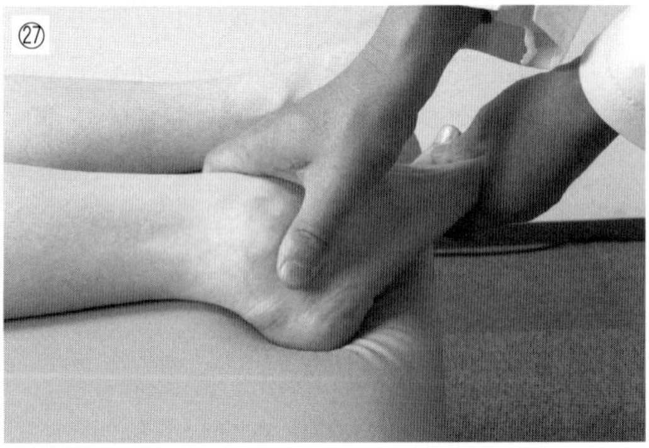

㉗術者は左手で患者の足部を内転させ、右手の母指で外果の周囲を押し揉む。

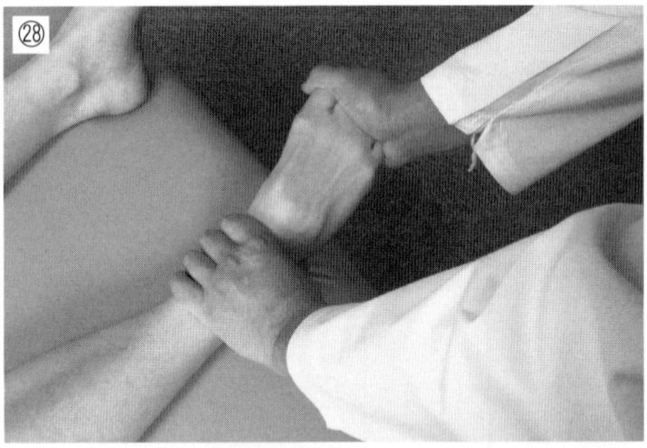

㉘術者は左手で患者の足を持ち、右手掌を患者の足の五指に当て、母指の指節間関節、四指の近位指節間関節と遠位指節間関節を屈曲させる。

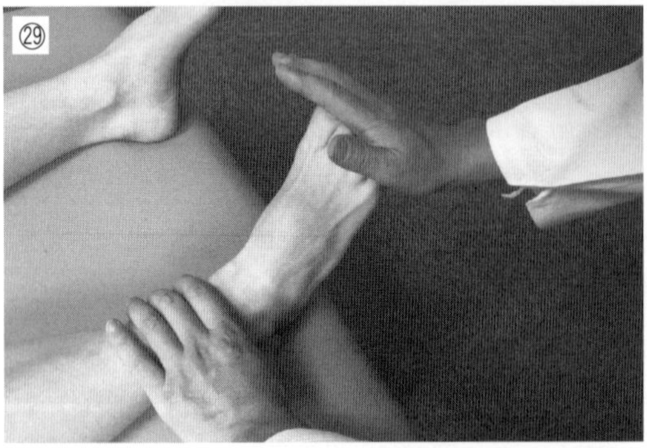

㉙術者は患者の足の五指の上に右手掌を当て、右手を左右に素早くリズミカルに動かして、患者の足の母指の指節間関節、四指の近位指節間関節と遠位指節間関節に軽く伸展と屈曲を繰り返させる（右手で足指を少し押しながら、左右に右手を動かす）。

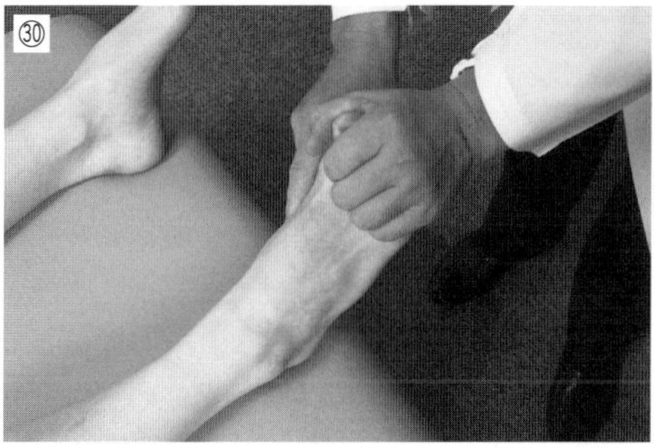

㉚術者は左手で患者の足の五指をつかんで、押しては引っ張る。これを何度も繰り返す。その際、患者の足指は押した時には母指の指節間関節、四指の近位指節間関節と遠位指節間関節が伸展し、手で引っ張った時には屈曲する。

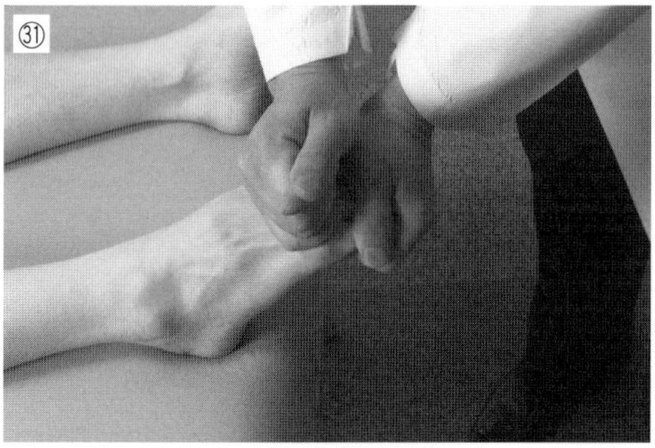

㉛術者は左手で患者の足の五指を持って屈曲させ、右手は拳を握った形にして、その拳で患者の足背を軽く叩く。ただし、強く拳を握った手で叩くと、患者に痛みを与えるので、握った拳の中に隙間があるぐらいの軽い握り方にする。

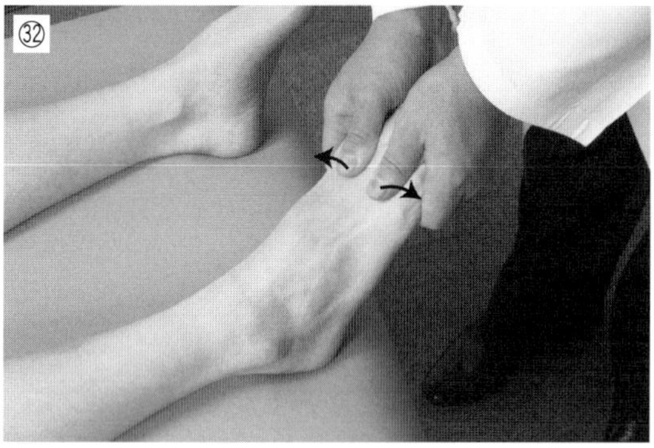

㉜術者は両手で患者の足を持ち、両手の母指を足背（基節骨から中足骨の周囲）に当て、足背の内側から外側に向けて母指で押しさすり、最後に足の五指をすべて屈曲させて、足指への手技を終了する。

㉝術者はベッドの反対側に移動して、今度は患者の左の下肢に対して⑲から㉜までの手技を施す。

■治療法2

患者の姿勢：腹臥位で、足背の下にクッションを置く。

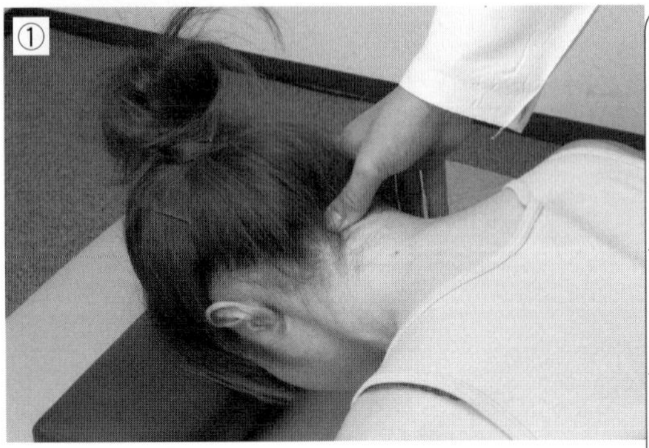

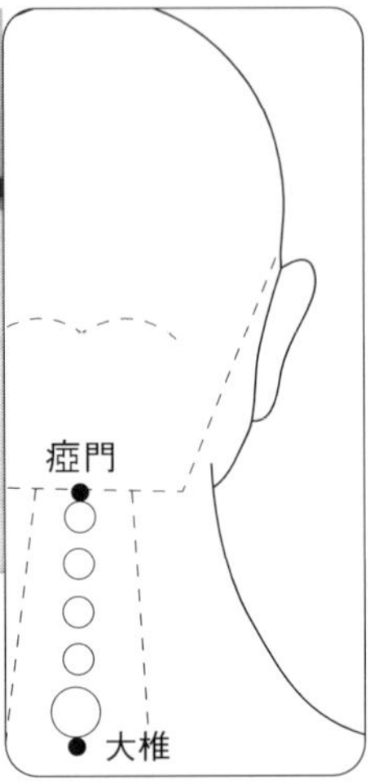

図24-5　瘂門、大椎

①術者は右手の母指を患者の瘂門（図24-5）に当て、最初は円を描くように母指を動かして押し揉む。続いて、右手の母指で顎の方向に向けて、瘂門を押圧する。

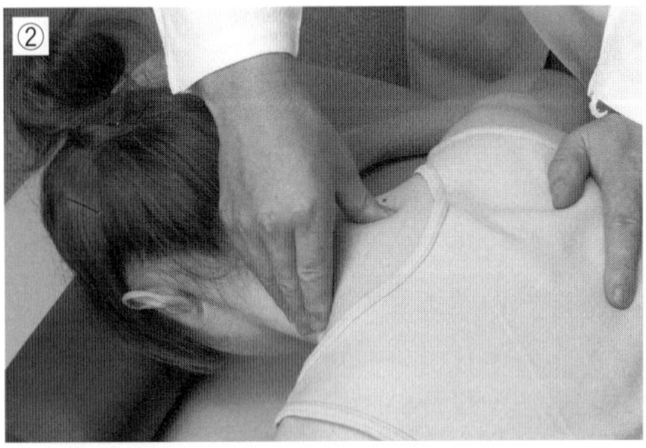

②術者は右手の母指を患者の大椎に当て、大きく手を揺らしながら大椎の周囲を押し揉む。

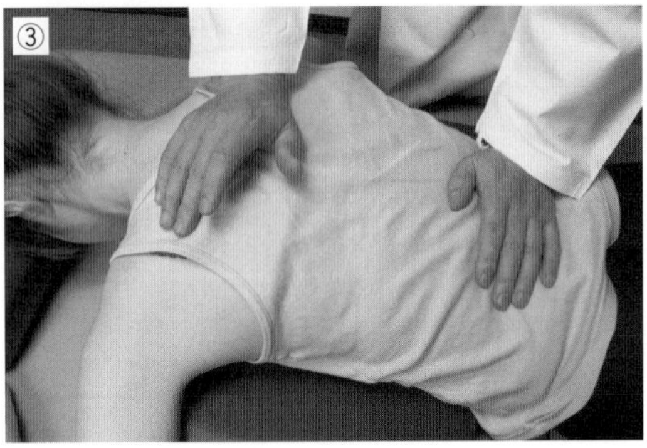

③術者は右手掌を患者の肩甲間部に当て、手根部で肩甲間部の筋肉を揉みほぐす。

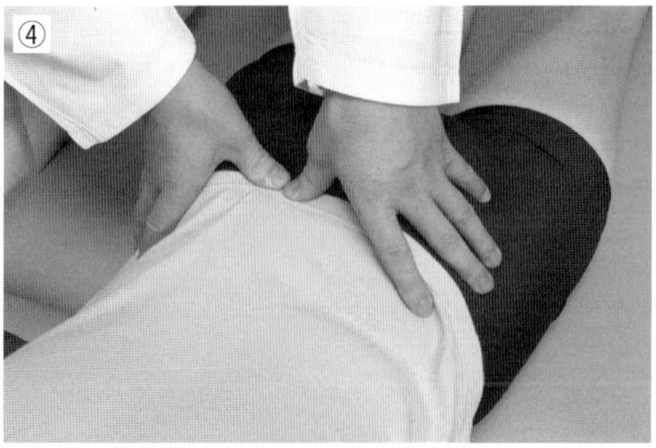

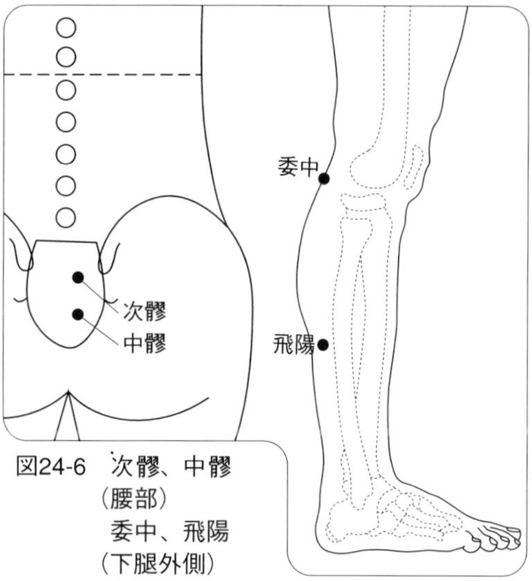

図24-6　次髎、中髎（腰部）
委中、飛陽（下腿外側）

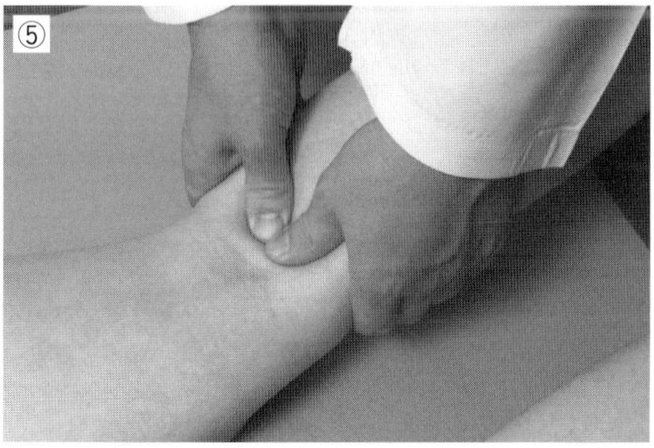

④術者は両手の母指を仙骨孔にある次髎、中髎（図24-6）に当て、両手の母指で押し揉む。母指ではなく、四指を使って押し揉んでもよい。

⑤術者は両手の母指で患者の右膝窩の委中（図24-6）を軽く押し揉む。

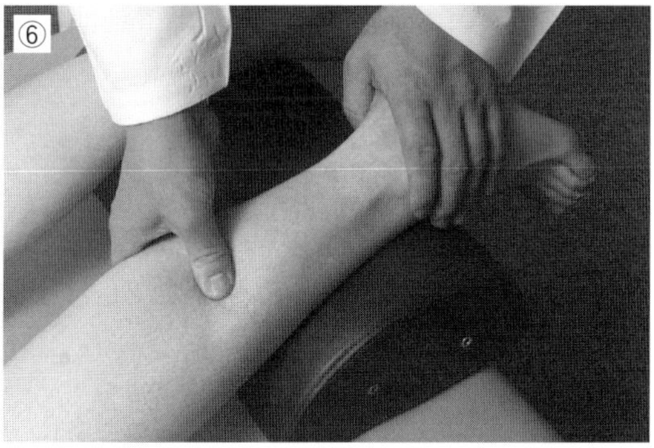

⑥術者は左手で患者の踵部をつかみ、右手の母指を左下腿の飛陽に当て、じっくり時間をかけて飛陽を押圧する。

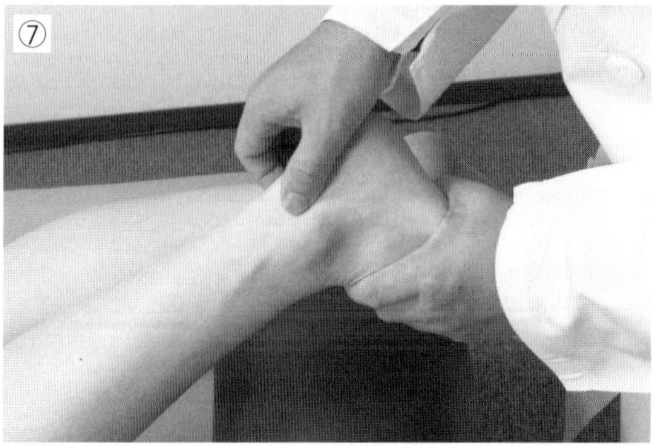

⑦術者は左手で患者の左の足背をつかんで持ち上げ、患者の左足を底屈させ、右手の母指でアキレス腱を軽く押し揉む。

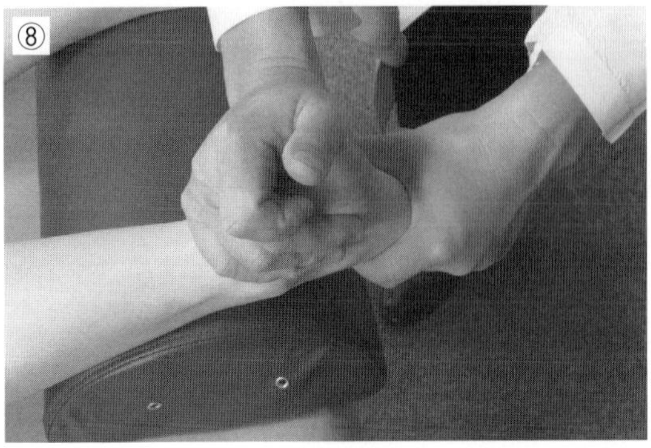

⑧術者は左手で患者の左足を底屈させたまま、右手掌で患者の踵部を包み、四指と手根部ではさみこむように、こねるようにして踵を押し揉む。

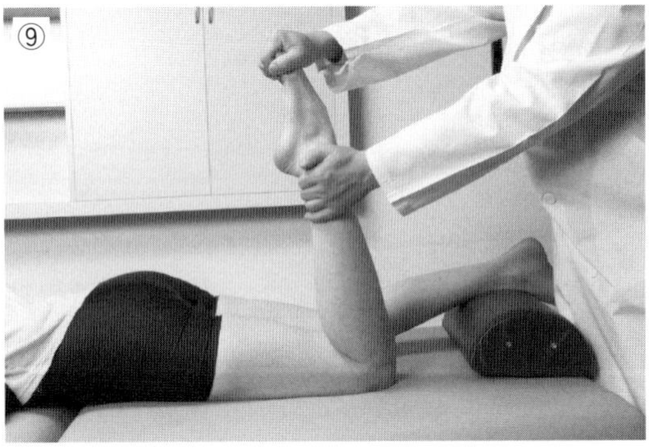

⑨術者は左手で患者の左の足関節を持ち、右手で患者の足指をつかみ、膝を大きく屈曲させるとともに、足をできるだけ底屈させる。

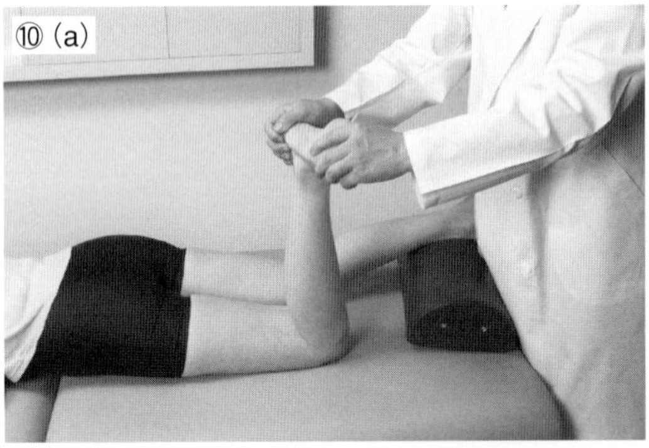

⑩ (a) 術者は右手で患者の左足の踵部をつかみ、左手で患者の足指を持って、患者の膝を屈曲させ、足をベッドと水平な状態にして、左手で患者の足を外側に捻って、足部を外旋させる。3～5秒後、今度は逆方向に患者の足を捻って、足部を内旋させる（こうして、膝の関節を緩める）。

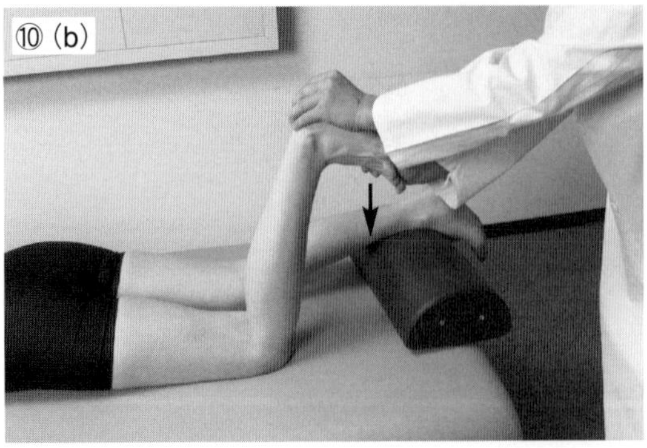

(b) 続いて、術者は左手で患者の左足の踵を持ち、右手を患者の足底に当て、右手で下方に押して足を背屈させる。

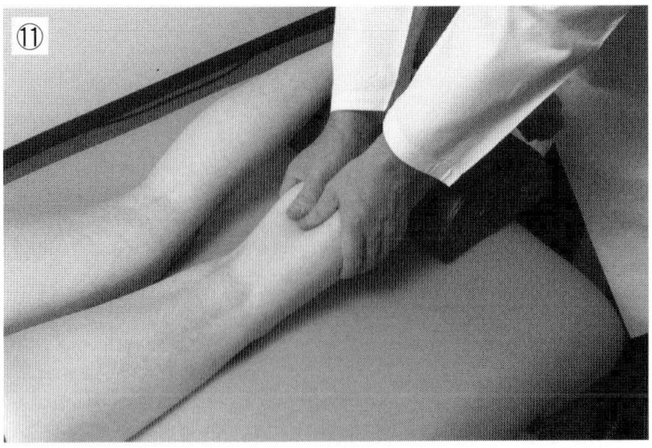

⑪術者は患者の膝を伸展させて、通常の腹臥位に戻し、両手の母指でふくらはぎの筋肉を軽く押し揉む。

25 不眠症

不眠症にはさまざまなタイプがあり、症状によって大まかに分類すると、①寝つきが悪い「入眠障害」、②ぐっすり眠れない「熟眠障害」、③夜中に何度も目が覚める「中途覚醒」、④朝の目覚めが早すぎて睡眠時間が不十分な「早朝覚醒」、⑤寝覚めが悪い「覚醒障害」、と5つのタイプに分けられる。

不眠症のタイプはいろいろだが、どのタイプの不眠症も自律神経のバランスが崩れている点は同じである。人間が活動し、緊張を持続すべき時間と、リラックスをして休息すべき時間の切り替えができない、いいかえれば交感神経と副交感神経が切り替えをすべき時に切り替えができないから、眠れないのである。そして、自律神経のバランスが崩れているということは、自律神経の働きを支配するホルモンのバランスが崩れているのである。

このように考えると、睡眠薬や酒に頼るのは、考えものである。それは薬や酒の力を借りて眠るだけで、相変わらず交感神経と副交感神経の切り替えはできていない。つまり、根本的な解決にはなっていないからである。

従って、なるべくバランスよく栄養を摂るよう、特にビタミンを摂取するよう患者にアドバイスすべきである。

なお、不眠症には、躁鬱病、精神分裂症、神経症などによる二次性の不眠症と、疼痛など身体の症状に付随して起こる不眠症もある。

治療のポイント

湧泉よりやや外側・後方に、きわめて不眠症に効果的な安眠（図25-1）と呼ばれる刺激穴が存在する。そこで、まずこの穴位に手技を施すことから始める。また、中脘も不眠症によく効く経穴である。

不眠症の患者は、瞼を閉じている時間が短いので、眼球が疲れている。眼球を動かす筋肉も疲れている。そこで、瞼の上から眼球を、あるいは眼球の周辺を刺激する手技も症状を改善する上で、重要なポイントとなる。ただし、瞼の上から眼球を押圧する手技を施す際は、絶対に力を入れて圧を加えないように注意する必要がある。

■治療法1

患者の姿勢：背臥位で、両膝の下にクッションを置く。

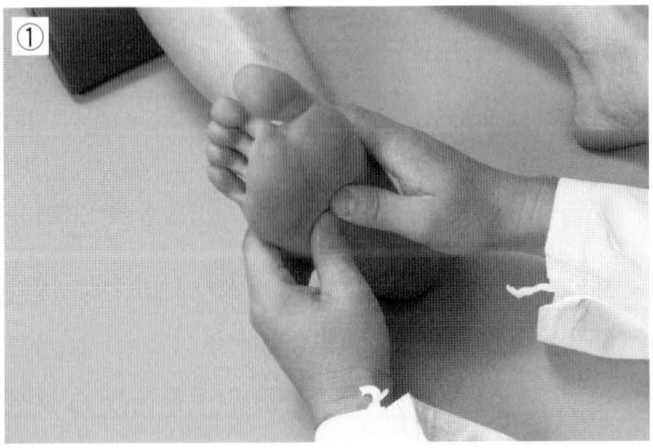

①術者は足底の安眠穴（第二指のつけ根から指二本分（約 3 cm）下　図25-1）に両手の母指を穴位に向かって立てて、円を描くように押し揉む。続いて左足の安眠穴に同様の手技を施す。

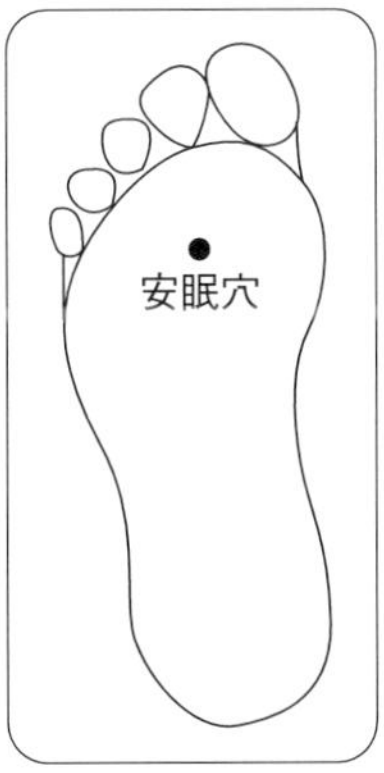

図25-1　安眠穴

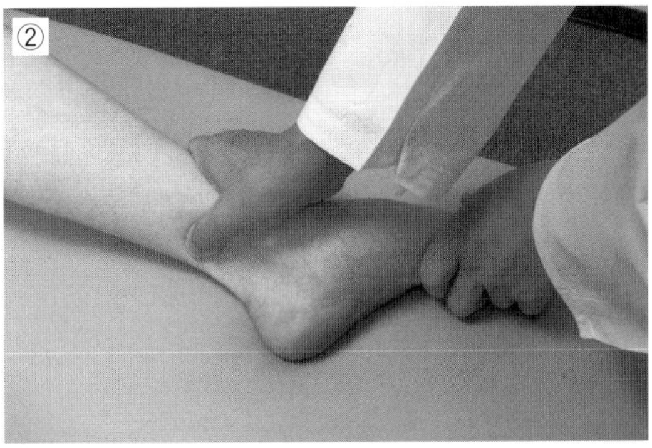

②まず患者の左股関節をやや外旋させた上で、術者は右手の母指を患者の左足の内踝の後方に当て、大鍾や水泉（図25-2）など腎経の経穴と経絡をやや強く圧を加えながら円を描いて揉む。

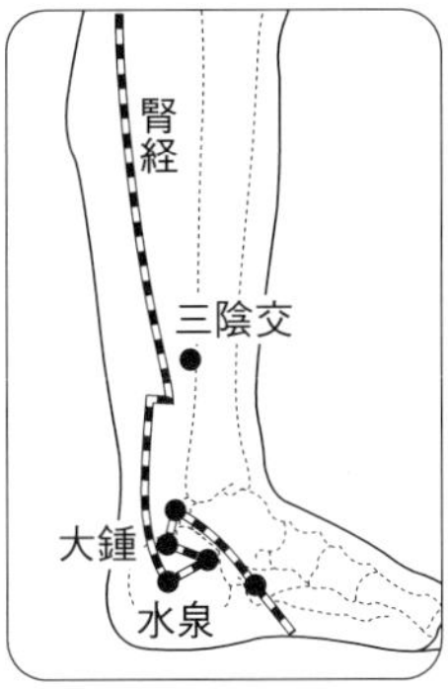

図25-2　大鐘、水泉、三陰交（下腿内側）

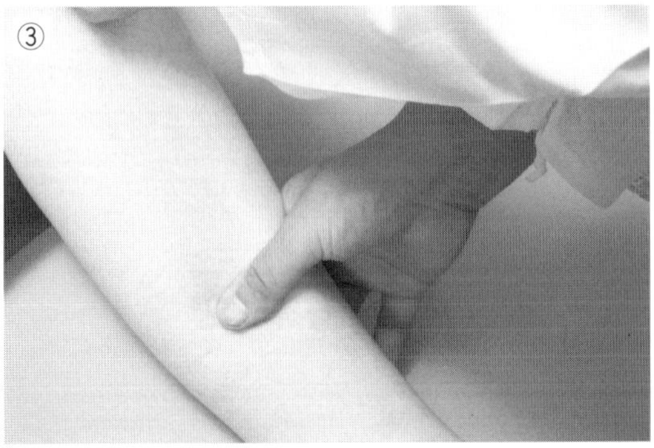

③術者は右手の母指で患者の左下腿の三陰交（図25-2）を押し揉む。

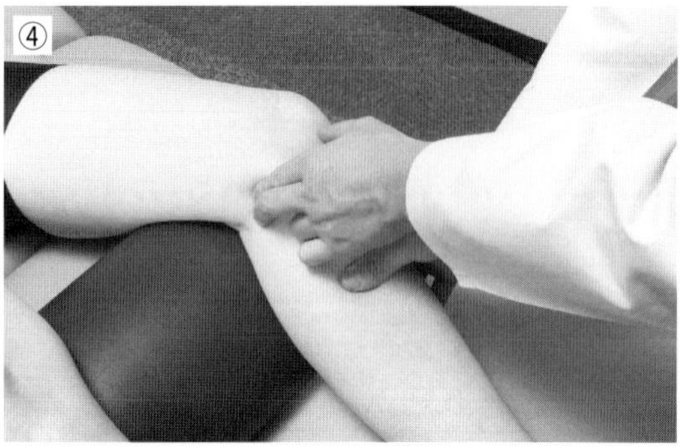

④患者の左膝をやや屈曲させた上で、術者は左手の示指と中指で曲泉（図25-3）を押し揉む。

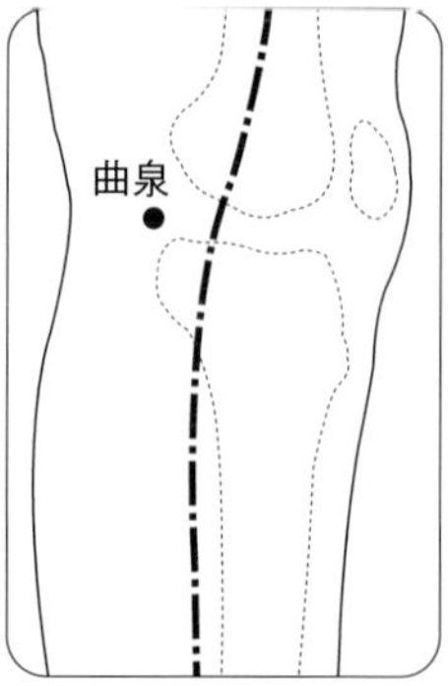

図25-3 曲泉（下腿内側）

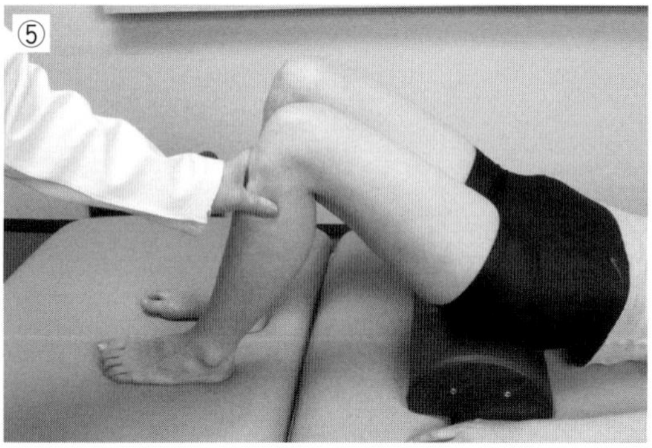

⑤術者は右手の母指を下腿外側の陽陵泉（図25-4）の周囲に当て、そこから外踝の上まで胆経（図25-4）上を上から下へ母指で押し揉んでいく。

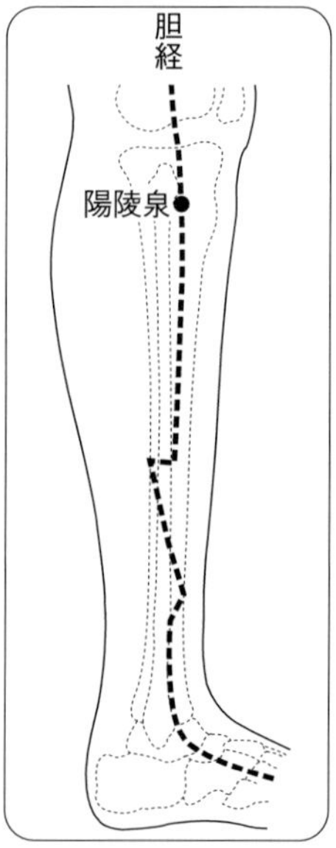

図25-4 陽陵泉、胆経（下腿外側）

⑥術者は位置を移動した上で、患者の右足と右下腿に②から⑤までの手技を施す。

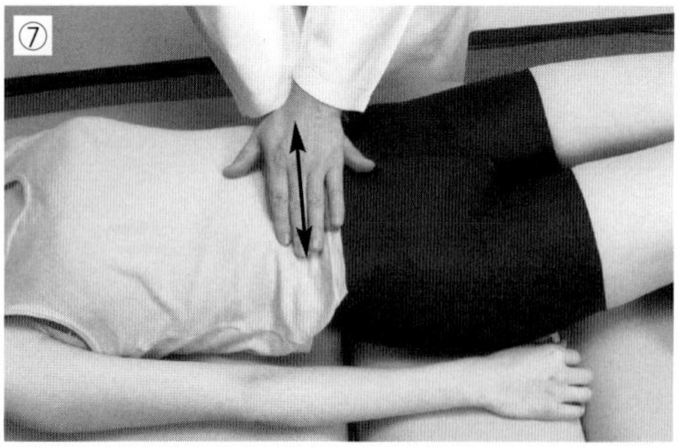

⑦術者は両手を重ねて臍部に当て、左右に軽く手を動かして揺らし揉む。続いて、円を描くように手を動かして、さらに臍部を刺激する。そして、最後に両手で軽く押圧して臍部に適度な圧を加える。

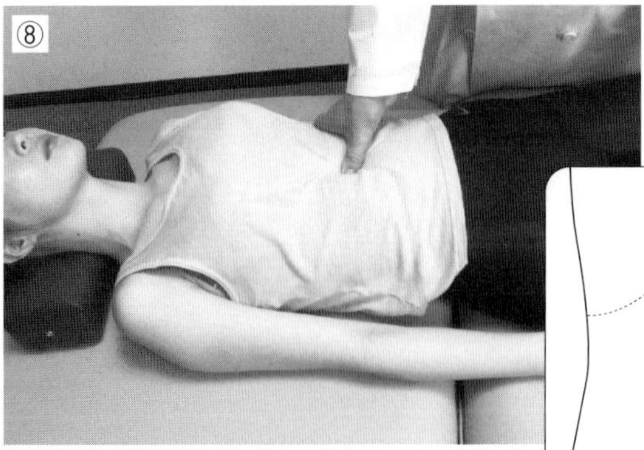

⑧術者は右手の母指を中脘（図25-5）に当て、円形に母指を動かして押し揉む。続いて、右手の母指で中脘を指圧する。

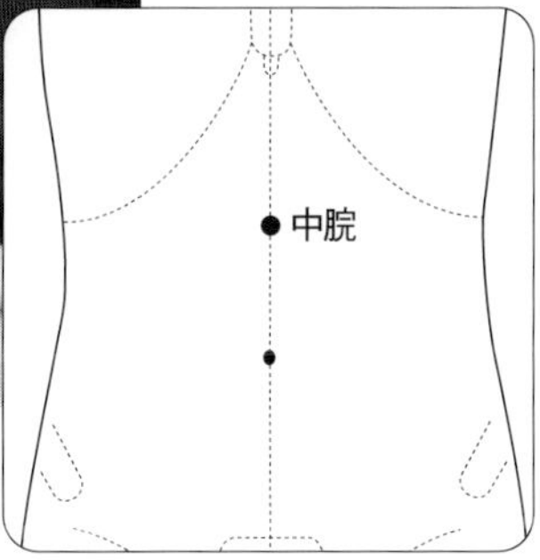

図25-5　中脘（体幹前面）

■治療法2

患者の姿勢：背臥位で、患者は眼の周辺に対する手技に備えて、コンタクトレンズを外す。

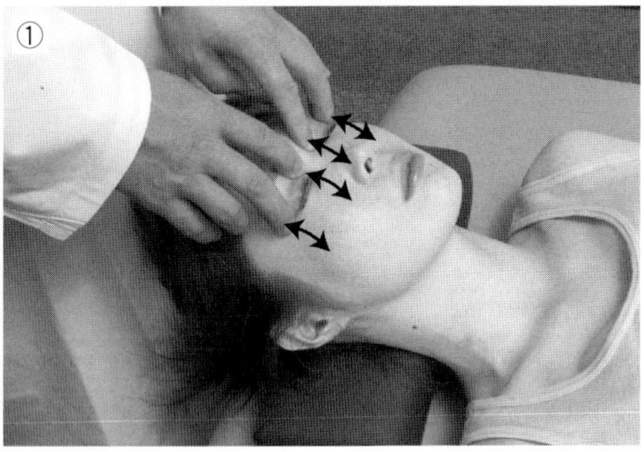

①まず患者に瞼を閉じさせ、術者は両手の示指を左右の睛明（図25-6）に当て、両手の中指を左右の瞳子髎（図25-6）に当て、軽く上下に指を動かして揉む。

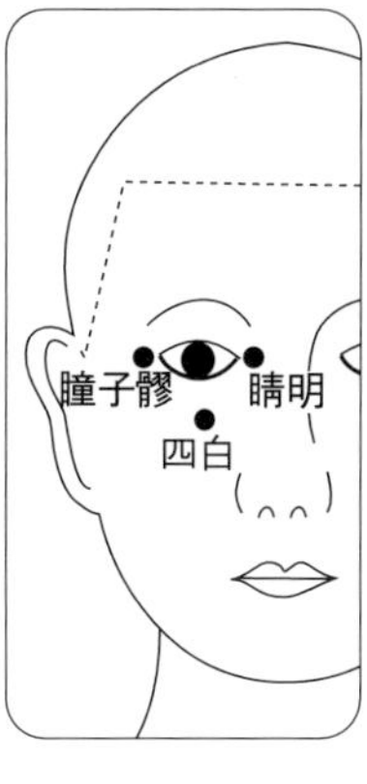

図25-6　睛明、瞳子髎、四白

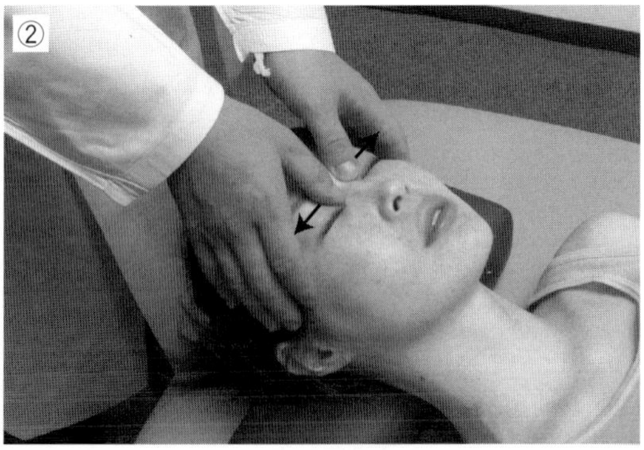

②患者に瞼を閉じさせたまま、術者は両手の母指を患者の左右の眼球に当て、瞼の上から眼球を撫でさすっていく。内側から外側へと、何度も繰り返す。

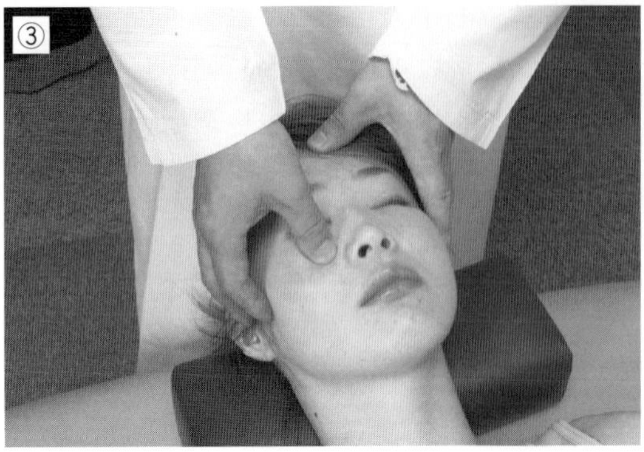

③術者は右手の母指を患者の右の四白（図25-6）に当て、眼球を押しつけるようにしながら、四白を揉む。さらに、左の四白にも同様の手技を用いる。

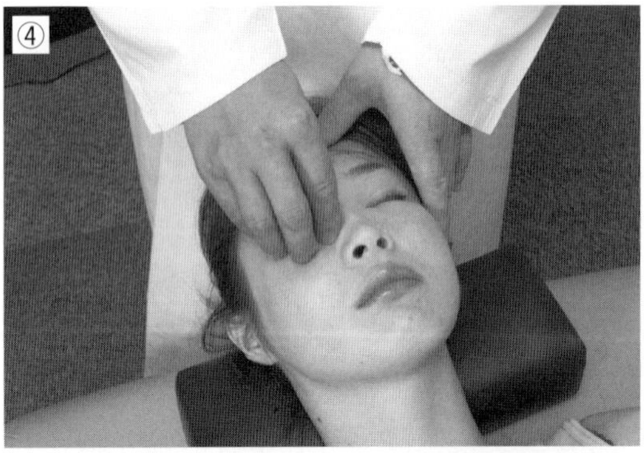

④患者に瞼を閉じさせたまま、術者は右手の母指、示指、中指で患者の右目の上下の眼瞼をつまんだ上で、軽く眼球を押圧する。

続いて、左の眼球に対しても、同じ手技を施す。

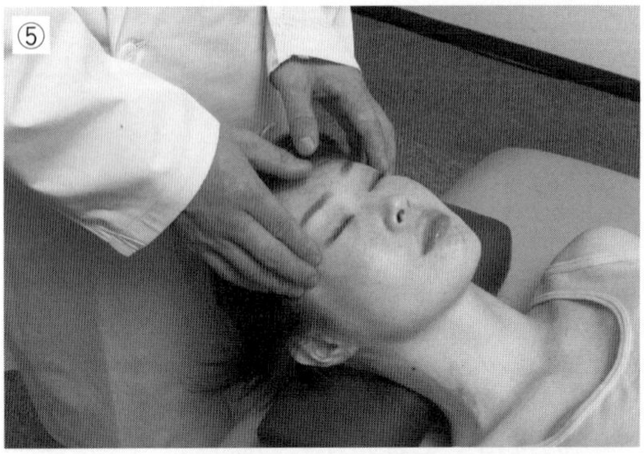

⑤術者は両手の示指を患者の左右の太陽（図25-7）に当て、円を描くように押し揉む。

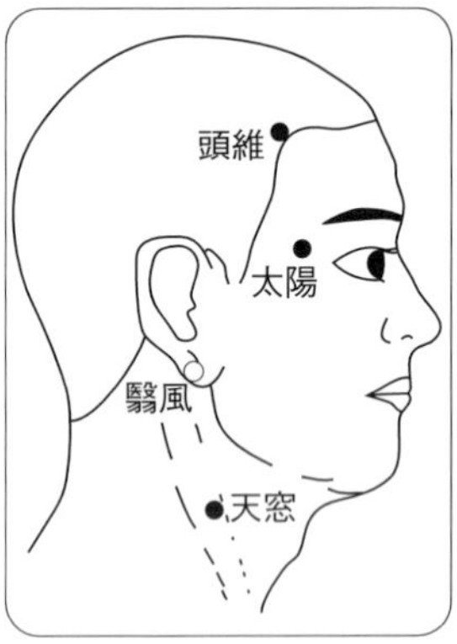

図25-7
太陽、頭維、
翳風、天窓

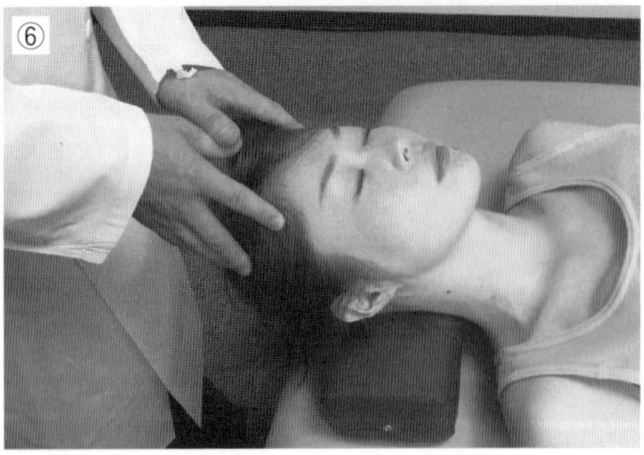

⑥術者は両手の示指を左右の頭維（図25-7）に当て、円を描いて押し揉む。

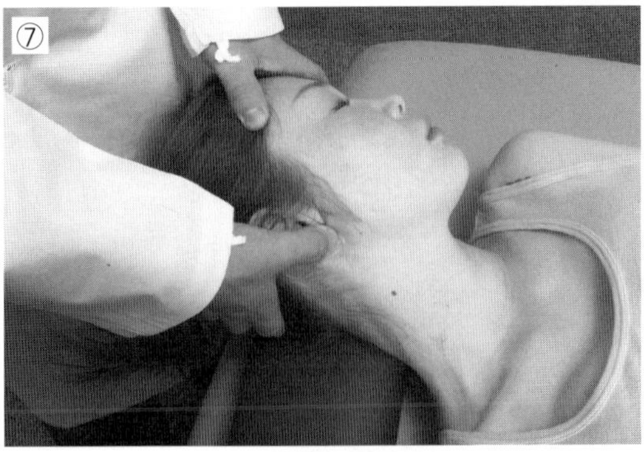

⑦まず患者の頚部を左回旋させた上で、術者は右手の母指を患者の右耳の耳垂に当て、円を描くように指を動かして、耳垂の上から翳風（図25-7）を押し揉む。

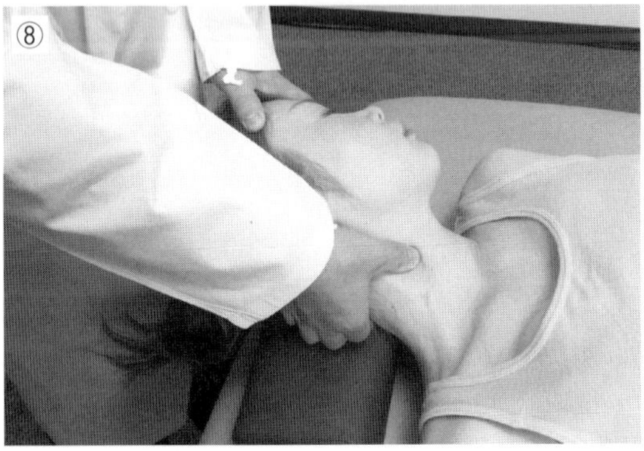

⑧患者の頚部を左回旋させたまま、術者は右手の母指で右側の天窓（図25-7）を軽く押圧する。

⑨術者は患者の頚部を反対側に回旋（右回旋）させ、患者の左側の翳風に⑦の手技を、左側の天窓に⑧の手技を施す。

■治療法3

患者の姿勢：腹臥位

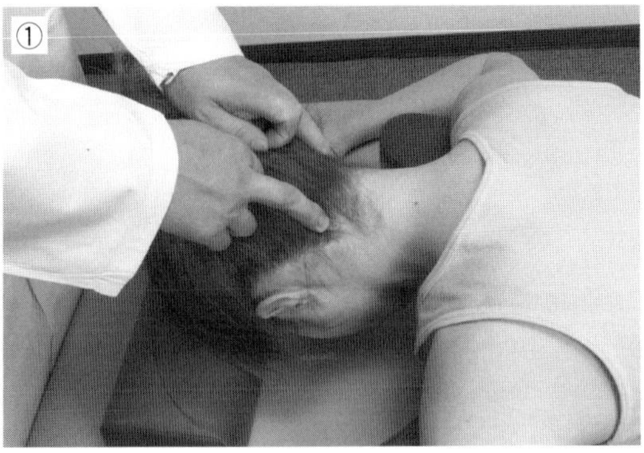

①術者は両手の中指を患者の左右の天柱（図25-8）に当て、前頭部の方に引っ張る感じで、円を描いて押し揉む。

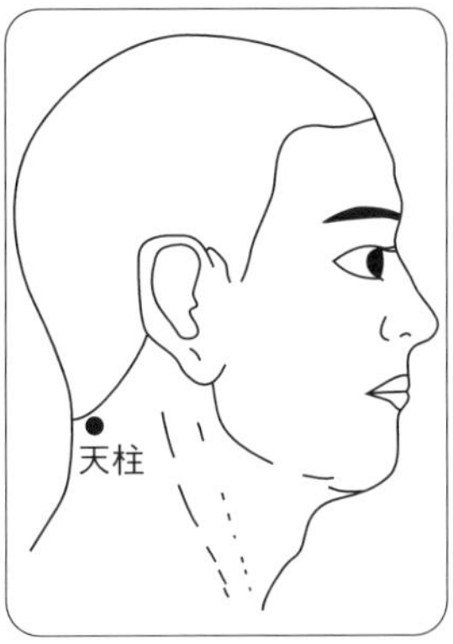

図25-8　天柱

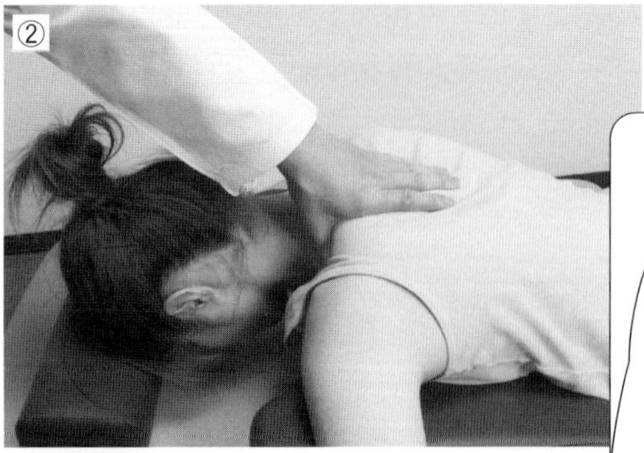

②術者は左手の母指を患者の左肩の肩井（図25-9）に当て、尾側に向かって真っ直ぐ押して圧を加える。続いて、右肩の肩井にも同じ手技を施す。約10秒間ずつ、左右の肩井を押圧する。

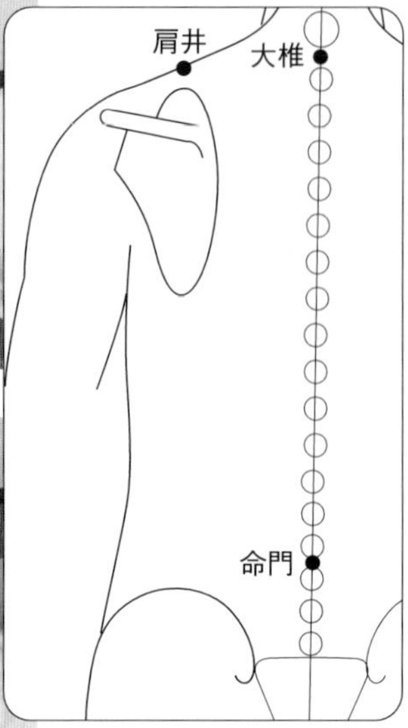

図25-9 肩井、大椎、命門（体幹後面）

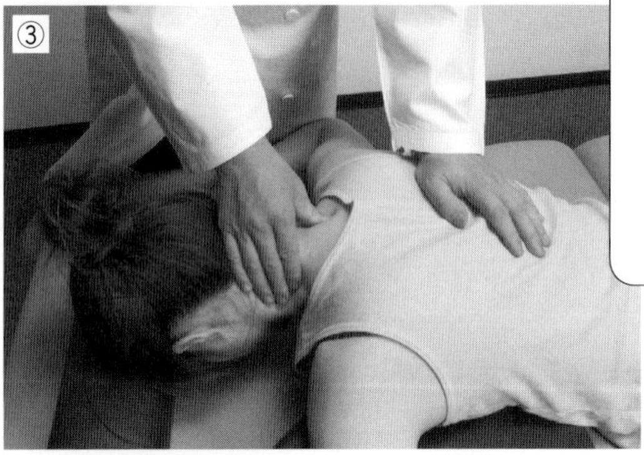

③術者は右手の母指を大椎（図25-9）に当て、大きく指を動かして揺らし揉む。

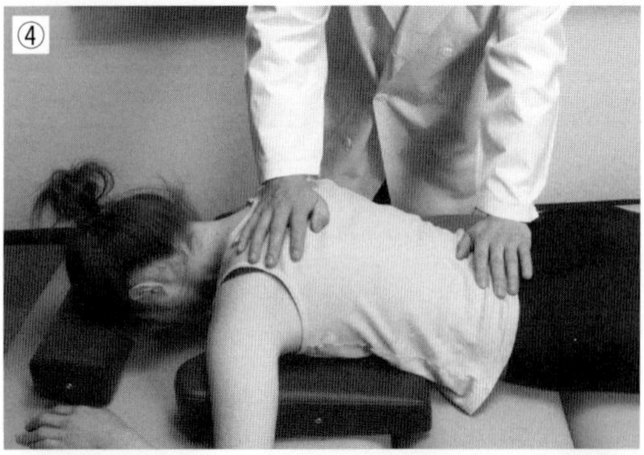

④術者は右手を患者の肩甲間部に当て、手根部で揺らし揉む。

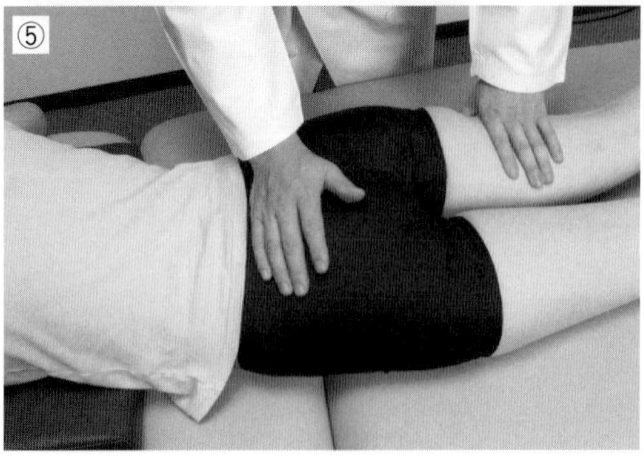

⑤術者は右手を患者の仙骨に当て、手根部で円を描いて押し揉む。

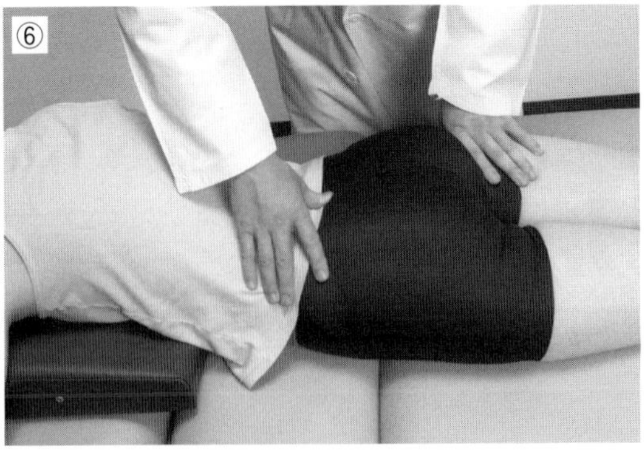

⑥術者は右手の母指を命門（図25-9）に当て、円を描くように指を動かして押し揉む。

26 慢性頭痛

慢性頭痛の代表的なものが、片頭痛である。片頭痛は文字通り、頭の片側だけがズキンズキン、あるいはガンガンと痛む頭痛で、毛細血管が圧迫されて血液の循環が悪くなることによって痛みが生じる。片頭痛は発作的に起こるが、直前に視界がチカチカするなどの前兆があらわれる場合が多い。頭痛が始まって2～3時間で症状が軽快するケースもあれば、2、3日痛みが持続するケースもある。個人によって異なるが、片頭痛は月に1～2回、または週に1回ぐらいの頻度で起こり、吐き気やめまいをともなう場合もある。

後頚部から後頭部の筋肉が緊張して起こる緊張型頭痛も慢性頭痛の一種で、この緊張型頭痛は頭を締めつけられるような鈍痛が生じる。長時間うつむき気味で仕事を続けることなどによって、後頚部の筋肉が伸長を強いられ、緊張して痛みが生じる頭痛なので、当然首のこり、肩こり、眼精疲労などをともなうケースが多い。

片頭痛も緊張型頭痛も、精神的なストレスが原因となりやすい。

鑑 別 法

片頭痛は文字通り頭の片側が痛む頭痛なので、まずこの点を患者に確認する必要がある。例えば、高血圧症による頭痛などは、頭部の片側だけに痛みがあらわれるケースは少ない。従って、痛みが頭部の片側にだけあらわれている場合は、まず片頭痛だと思ってほぼ間違いない（しかも、片頭痛は顔面のどこかに痛点があるので、触診で確かめると、さらに正確な診断となる）。

また、三叉神経痛も頭痛をともなう場合があるが、極めて稀なケースに過ぎないし、頭痛をともなう場合もさほどひどい痛みではない。患者を悩ませている主要な症状は頬から顎の周囲の痛み、剃刀で切られるような痛みで、痛みがひどいため、患者の顔面に触ることもできない場合が多い。この鋭利な痛みに比べれば、頭痛は飽くまでも副次的な症状でしかないのである。

また、片頭痛の原因によって分けられる２つのタイプの見分け方は、毛細血管が圧迫されて起こる①の場合は、顔面の片側の知覚がいくぶん鈍くなったり、動きが鈍くなる傾向がある。一方、②の脳の血管の拡張で神経が刺激されて起こる片頭痛は、口の周りに痙攣が起こる場合が多い。

なお、緊張型頭痛は、第2頚椎や第3頚椎の周囲がこりやすい。

治療のポイント

頭痛の治療は、経穴への刺激が中心になる。まず側頭部の経穴では完骨（図26-1）、角孫（図26-1）、風池（図26-1）がいずれも頭痛には効果的な経穴で、特に角孫は頭痛、後頚部の強張り、眼の疲れと痛みに効果的なので、緊張型頭痛には最適である。

後頚部の経穴では天柱（図26-1）が頭痛、後頚部の強張りに効果的で、上肢では神門と合谷（図26-3）が頭痛によく効く経穴である。下肢の経穴の中では陽陵泉（図26-2）が頭痛の治療に欠かせないポイントとなる経穴なので、特に時間をかけて念入りに手技を施す必要がある。

経穴以外では、眉毛の中間、眉毛の上、前頭部を爪でさするなど頭部や顔部を撫でさする手技が重要である。なお、治療法2の⑦の前頭部を爪でさする手技に関しては、四指の指腹で頭部を刺激する方法もあるが、患者にとっては爪が滑ることによって指腹よりはるかに気持ちのいい手技となる。

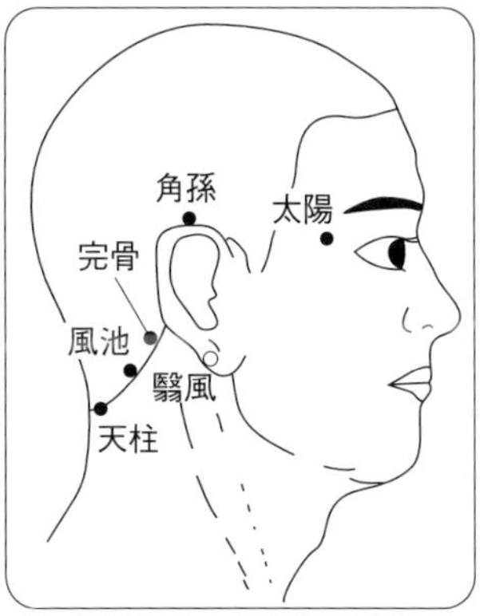

図26-1 完骨、角孫、風池、天柱、太陽、翳風

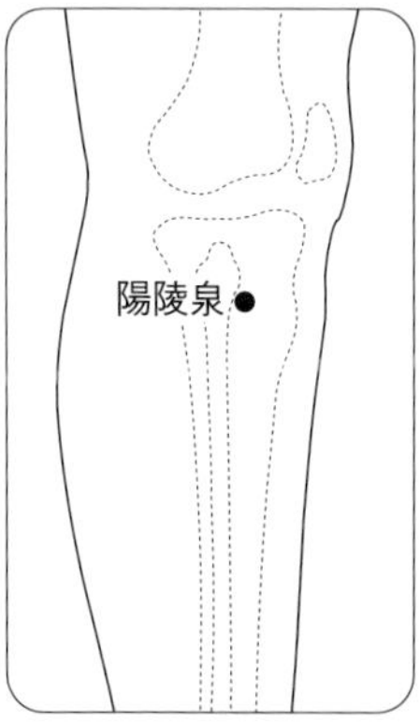

図26-2 陽陵泉（下腿外側）

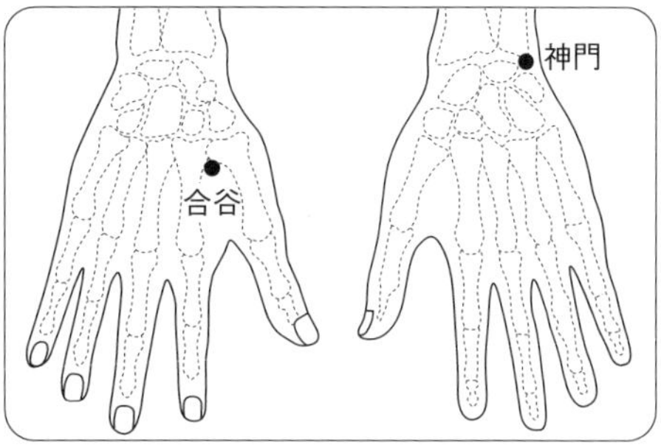

図26-3 合谷、神門（手背、手掌）

■治療法1

患者の姿勢：身体の右側が上になった側臥位。

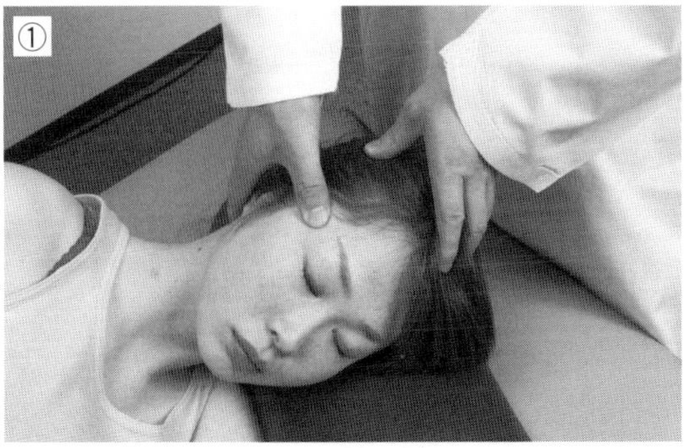

①術者は右手の母指を患者の右側の太陽（図26-1）に当て、小さく円を描くように指を動かして太陽を押し揉む。

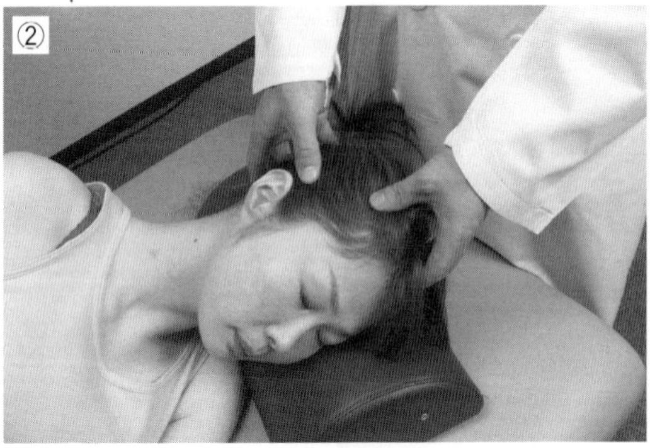

②術者は右手の母指を右側の角孫（図26-1）に当て、小さく円を描いて押し揉む。

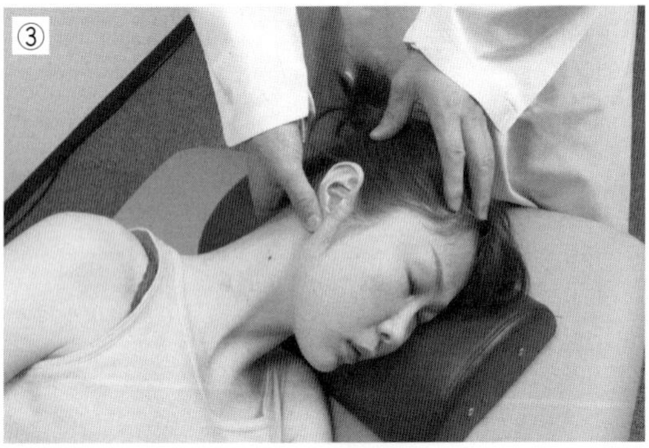

③術者は右手の母指で小さく円を描いて、右の翳風（図26-1）を軽く押し揉む。

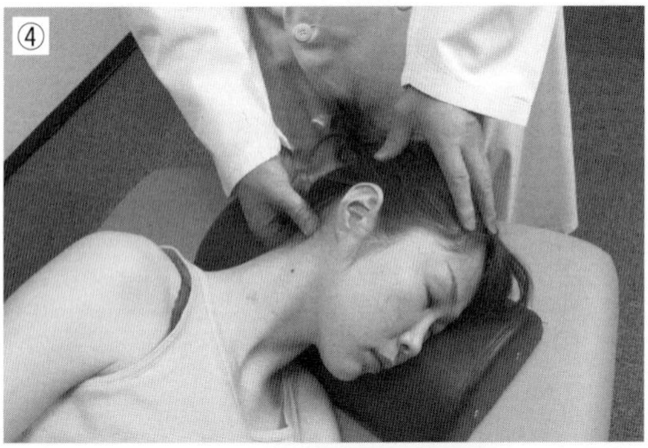

④術者は右手の母指で完骨（図26-1）を押圧する。

続いて、風池、天柱（図26-1）を押圧する。

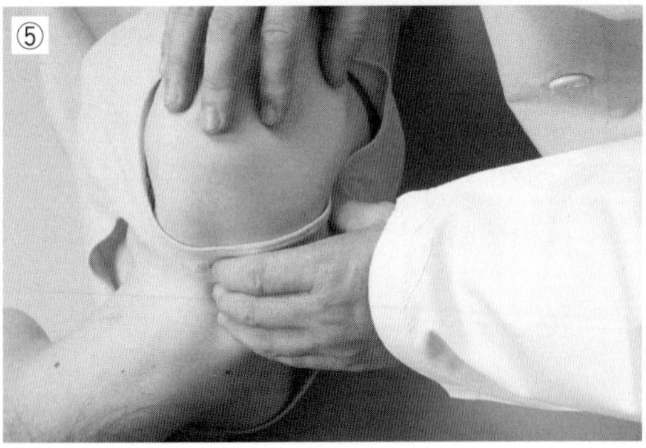

⑤術者は左手を肩井（図26-4）に当て、母指以外の四指で軽く押し揉む。

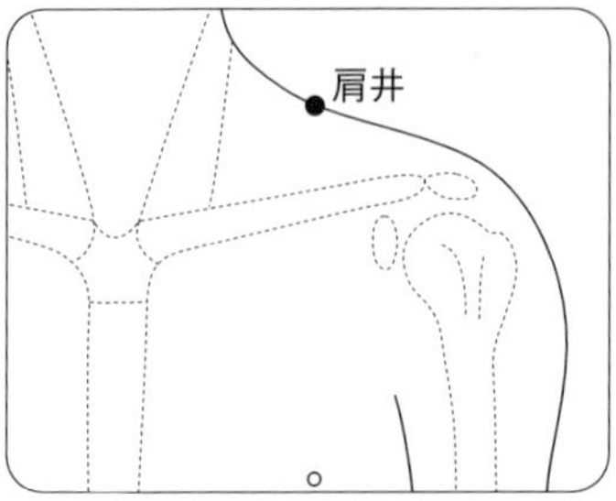

図26-4　肩井（体幹後面）

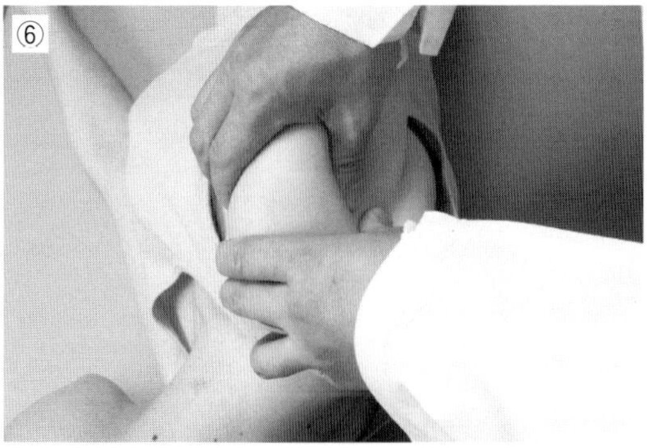

⑥術者は両手を患者の三角筋に当て、両手の手掌全体で三角筋を軽く揉みほぐす。

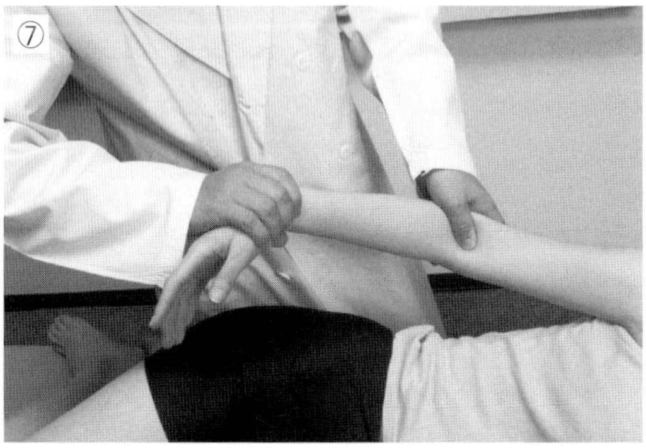

⑦術者は左手の母指で尺沢（図26-5）を軽く押し揉む。

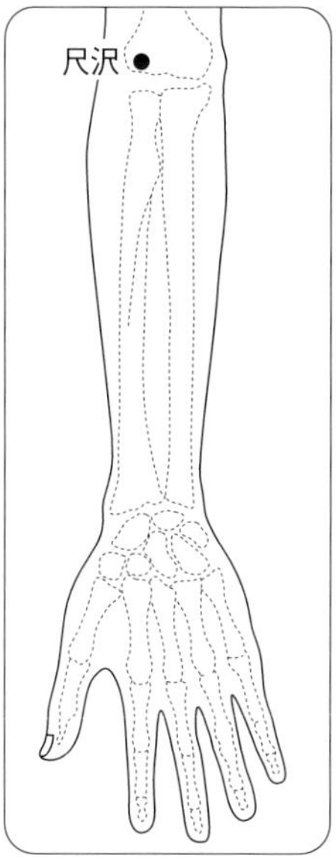

図26-5　尺沢（前腕前面）

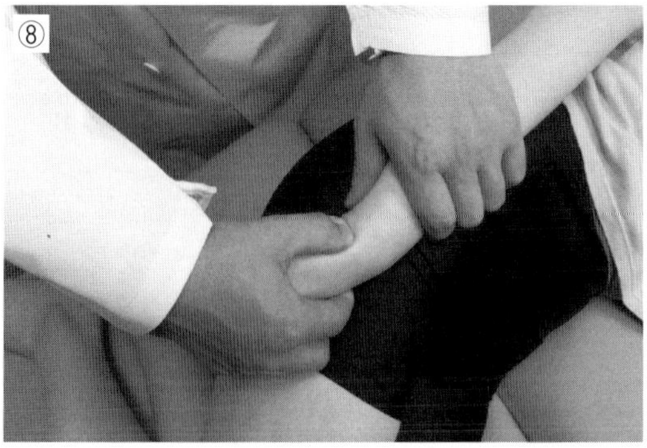

⑧術者は右手の母指を神門（図26-6）に当て、小さく円を描くように押し揉む。

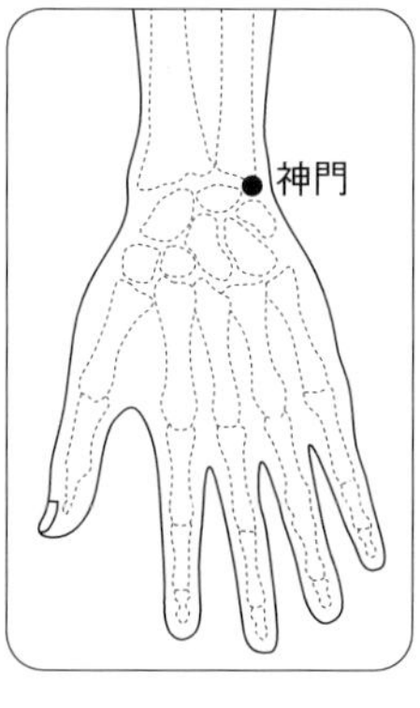

図26-6　神門（手掌）

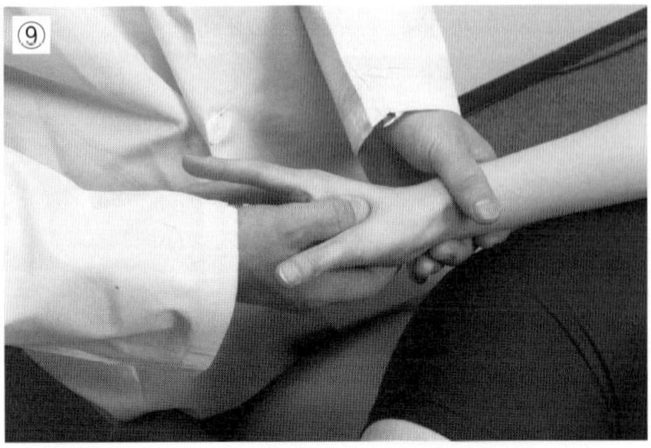

⑨術者は右手の母指で合谷（図26-3）を円を描いて押し揉む。

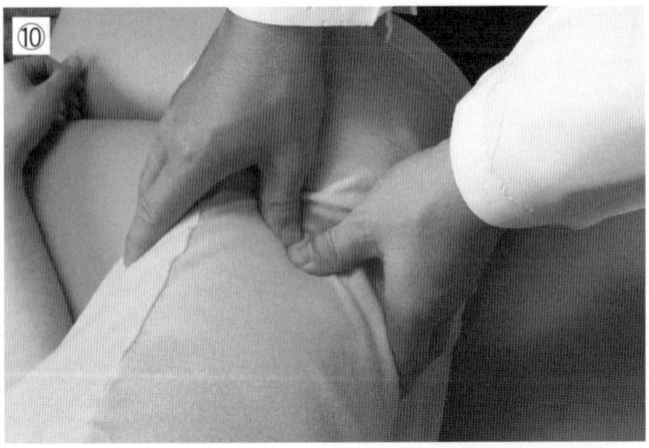

⑩術者は両手の母指で京門（図26-7）を押圧する。

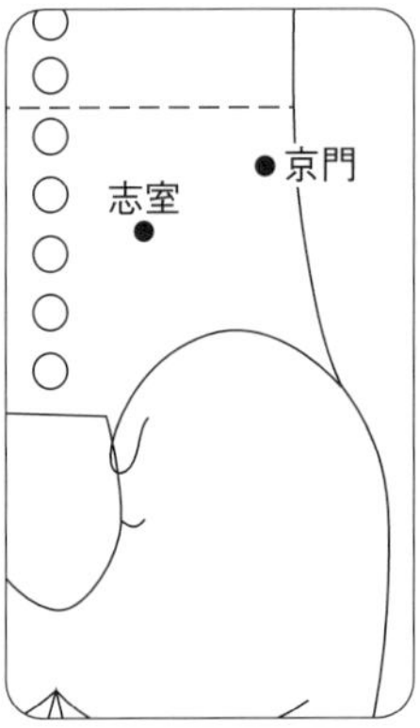

図26-7　京門、志室（腰部）

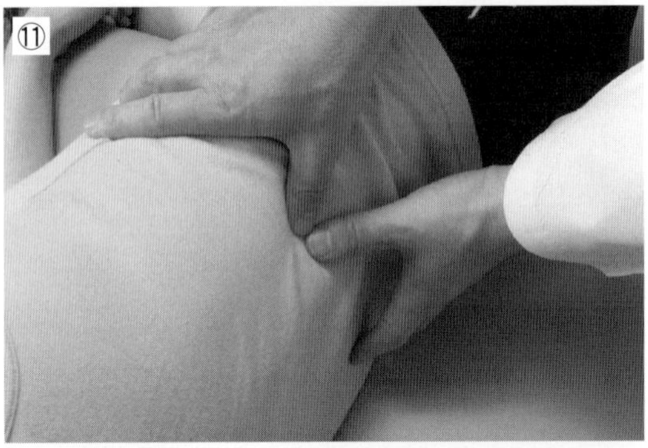

⑪術者は両手の母指を揃えて志室（図26-7）に当て、やや強めに押圧する。

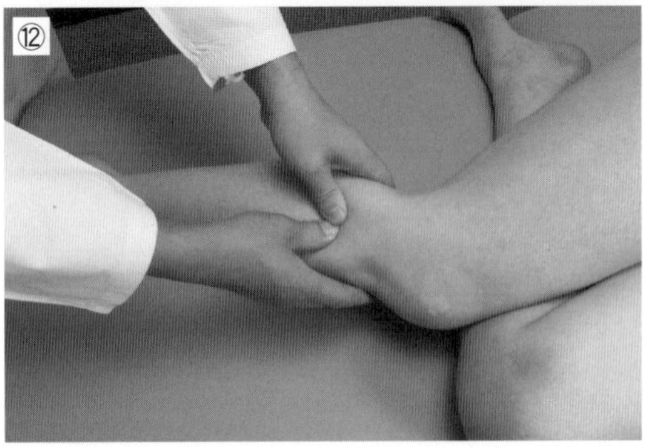

⑫術者は両手の母指を陽陵泉（図26-2）に当て、できるだけ時間をかけて丁寧に押し揉む。

⑬患者をにもう片側の側面（左側）を上にした側臥位にさせて、左側の経穴、および筋肉に①～⑫の手技を施す。

■治療法2

患者の姿勢：背臥位

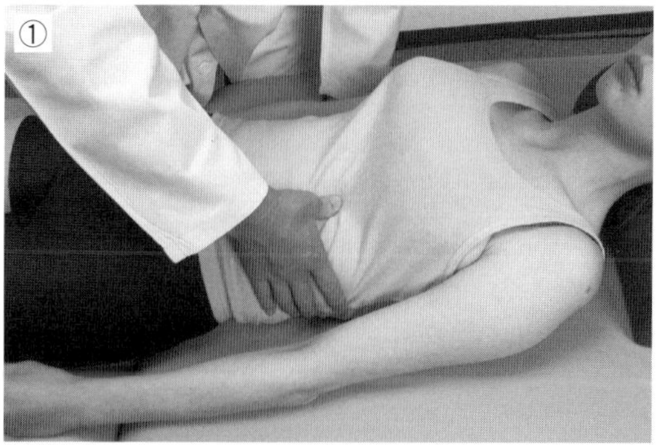

①術者は右手の母指を期門（図26-8）に当て、ほぼ垂直の方向（肝臓）に向かって母指で押圧する。両手の母指を重ねて押圧してもよい。

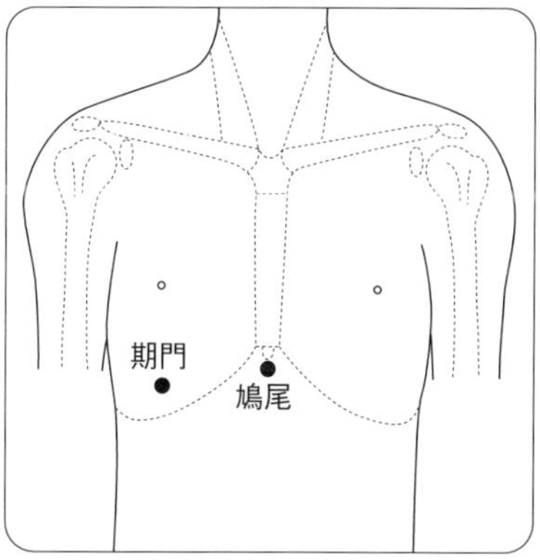

図26-8　期門、鳩尾（体幹前面）

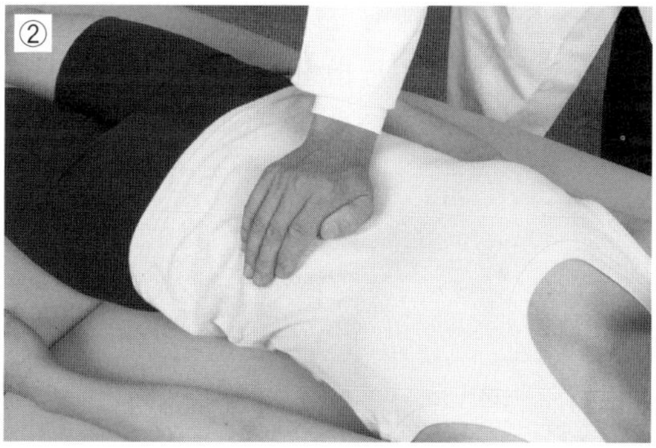

②術者は右手を患者の鳩尾（図26-8）に当て、手根部で軽く押圧しながら揺らし揉む。

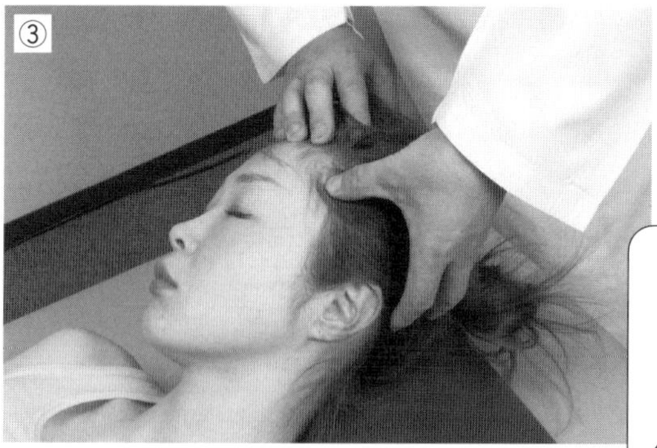

③術者はまず患者の頚部をいくぶん右回旋させた上で、左手の母指で頭維（図26-9）を押圧する。しばらく押圧した後、次に左手の母指で小さく円を描いて頭維を押し揉む。続いて、患者の頚部をやや左回旋させ、右側の頭維にも同じ手技を用いる。

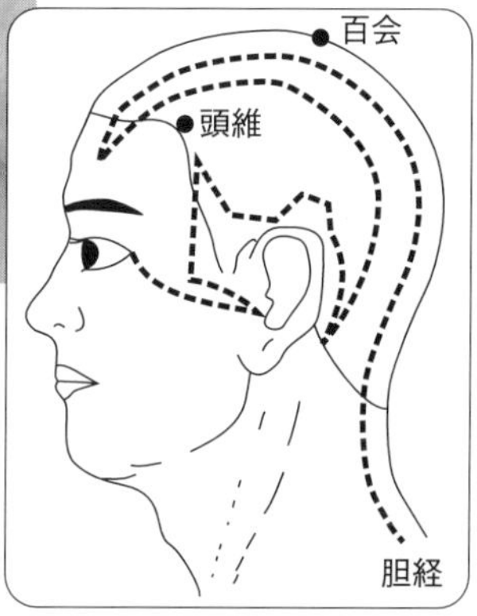

図26-9　頭維、百会、胆経

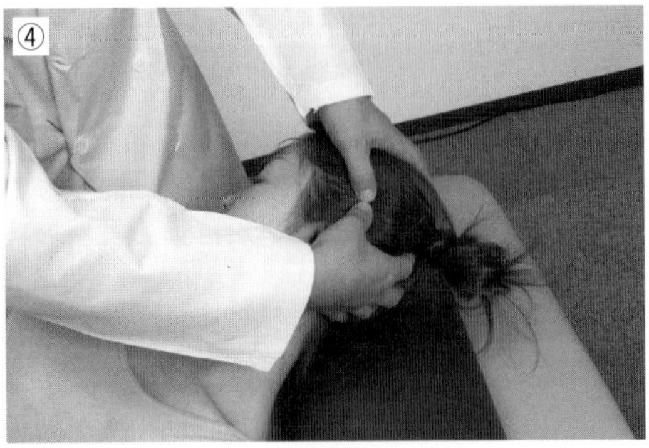

④術者は再び患者の頚部を少し右回旋させた上で、両手を患者の左耳の上方の髪の中に入れ、そこから上に向かって（頭頂部に向かって）両手の母指で左側頭部を軽く押していく。こうして、側頭部を走行する胆経（図26-9）を刺激する。左側頭部をひと通り押したら、患者の頚部をやや左回旋させ、今度は右側頭部に手技を施す。なお、この手技は頭皮をさすると痛いので、さすらないように気をつける。

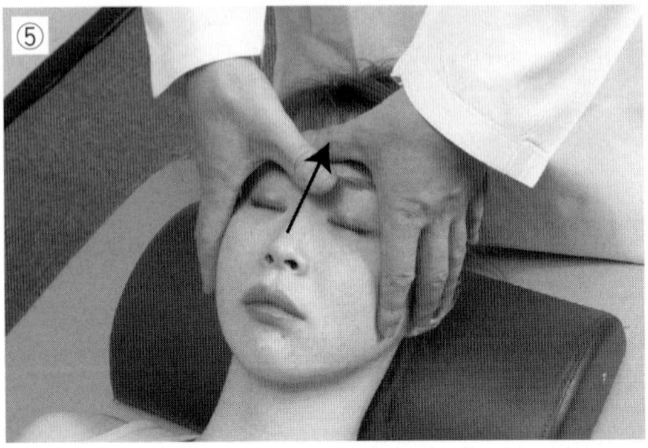

⑤術者は左回旋していた患者の頚部を元に戻し、両手の母指を左右の眉頭の中間に当て、両手の母指を交互に下から上へ動かして印堂（図26-10）を撫でさする。

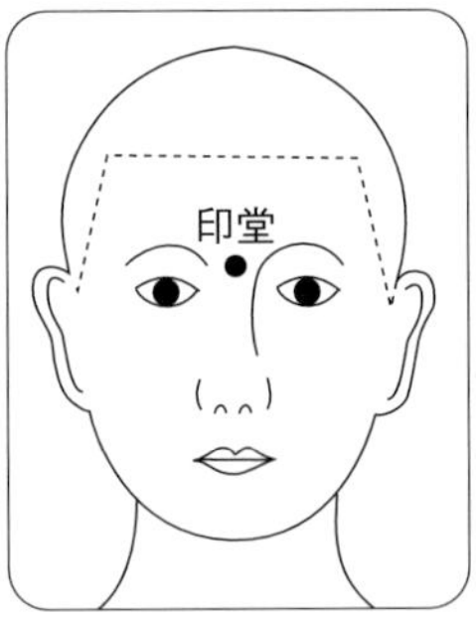

図26-10　印堂

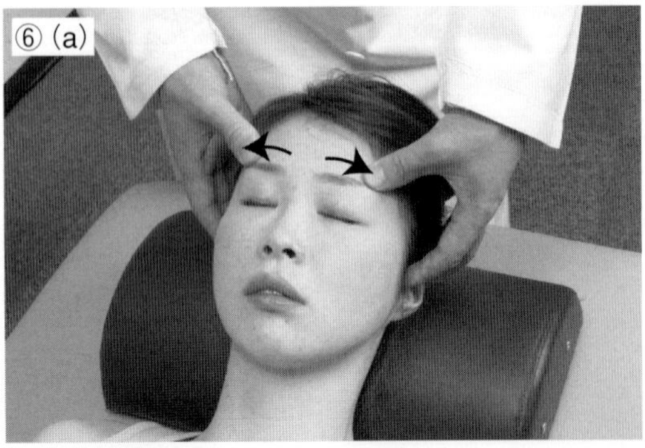

⑥（a）術者は両手の母指を眉毛の上に当て、内側から外側へ眉毛の上を撫でさする。最初は母指が眉毛に触れるか触れないかという位置を撫で、(b)最後に眉毛の1、2センチ上方も撫でさする。

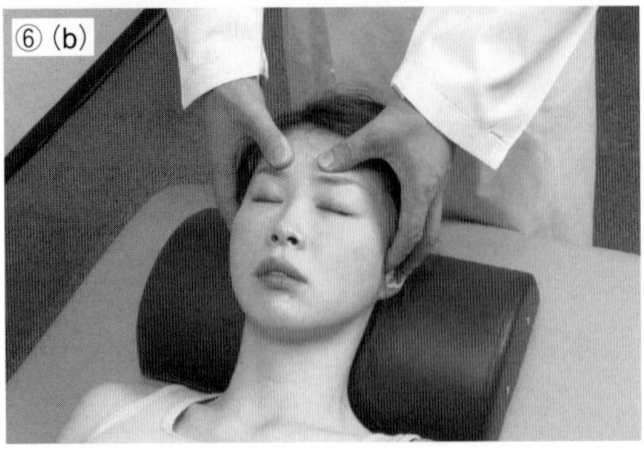

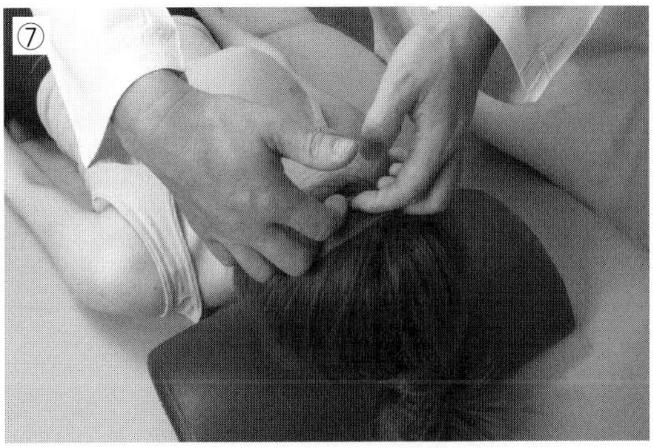

⑦術者は左右の手の母指を除く四指の近位指節間関節と遠位指節間関節をそれぞれ90度屈曲させ、四指の爪の部分を額の髪の生え際に当て、そこから頭頂部に向かって爪で前頭部を軽く押しさする。

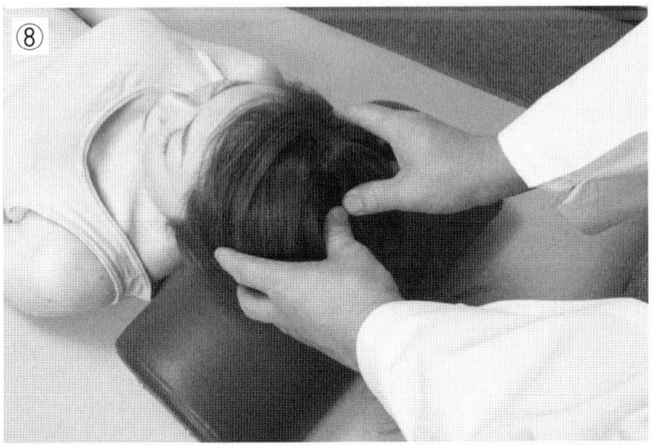

⑧術者は両手の母指を重ねて患者の百会（図26-9）に当て、尾側に向かってやや強く押圧する。

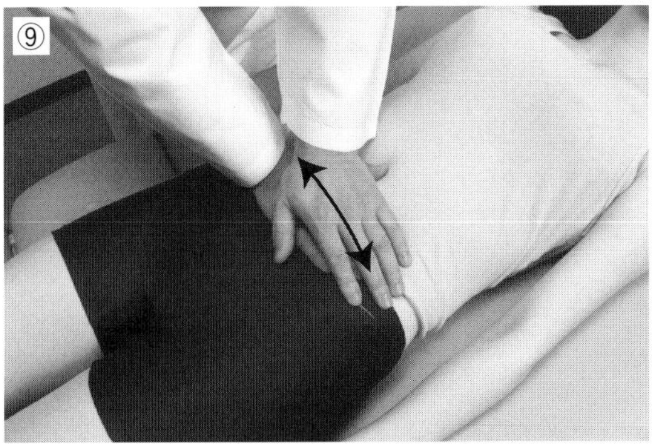

⑨術者は両手を重ねて患者の臍部に当て、左右に小さく揺らしながら臍部を揉む。こうして、自律神経を調節する。

27 喘　息

喉がヒューヒュー、ゼイゼイいう発作性の喘鳴をともなう咳が出たり、呼吸困難をもたらす呼吸器疾患で、気道の収縮によって呼吸困難を引き起こす。気管支喘息はアトピー型と非アトピー型に大別され、アトピー型は室内塵のダニなどの環境アレルゲンに反応することで、喘息の発作を起こす。一方、非アトピー型は中高年になって発症するケースが多い。また、発作を起こす原因には環境アレルゲンの他、アスピリンなどの薬物、食品添加物、喫煙、ストレスなどが考えられる。

鑑　別　法

慢性気管支炎も喘息と症状が似ているが、この2つの疾患を比較すると、喘息の患者の方が呼吸が浅く、気管支炎は呼吸がいくぶん深い。すなわち、喘息の患者が主に喉で呼吸をするのに対して、慢性気管支炎の患者は気管の周囲で呼吸をしているケースが多い。また、喘息の患者は、第1胸椎から第9胸椎までの胸椎の周囲と肩甲骨の内縁が非常にこっているという特徴がある。

治療のポイント

東洋医学では大腸が水分を吸収し、肺がその水分の流れをコントロールしていると考える。肺と大腸の表裏関係という考え方である。この考え方に基づけば、喘息の患者は肺で水分が不足し、肺、気管支、気道など呼吸器が乾燥しているため、咳が出たり、息苦しくなるのだと考えられる。

肺と大腸の表裏関係という考え方は、まだ科学的に証明された理論ではないが、実際の臨床の場面でこの事を念頭に置いて治療に当たると、治療効果が一段と高くなるケースが多い。大腸を刺激して、大腸の機能をよくすると、実際に喘息など呼吸器系の疾患の症状が軽減するのである。

従って、この気管支喘息の治療も、最初に腹部の天枢、関元、大横（図27-1）に手技を施し、胃腸を刺激することから始める。また、後述の治療法2の②の大腸に刺激を与える手技も重要なポイントとなる。

腹式呼吸は横隔膜の運動による呼吸だが、喘息の患者は呼吸が浅くなり、横隔膜も正常に機能していない。従って、横隔膜の運動を支配する横隔神経を押圧して、横隔膜に刺激を与える手技も重要である。

なお、喘息の患者は、胸椎の周囲と肩甲骨の内縁がこっているので、このこりをほぐす治療法2の③と④の手技も重要なポイントとなる。

■治療法1

患者の姿勢：背仰位

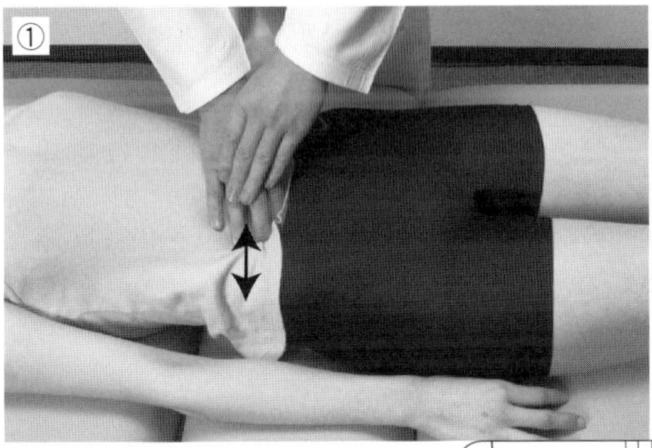

①術者は右手の中指を右腹部の天枢（図27-1）に当て、右手の上に左手を重ね、左右に指を動かして押し揉む。あまり力を入れる必要はないが、じっくり時間をかけて丁寧に施術する。右手の中指ではなく、両手の母指を重ねて押し揉んでもよい。右の天枢への手技が終わったら、関元、大横（図27-1）に対しても同じ手技を施し、さらに左腹部の天枢、大横にも同様の手技を施す。

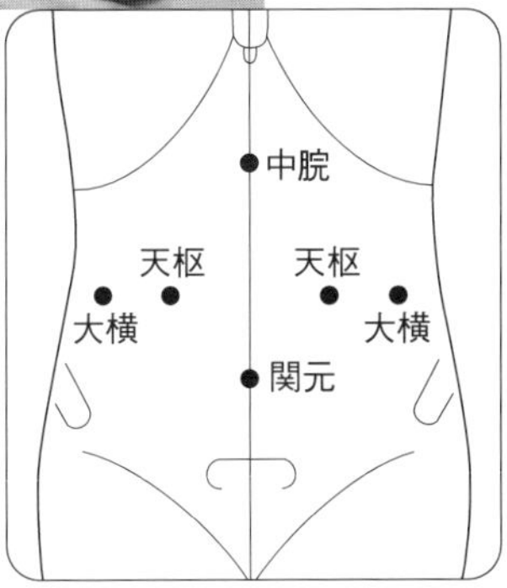

図27-1 天枢、関元、大横、中脘

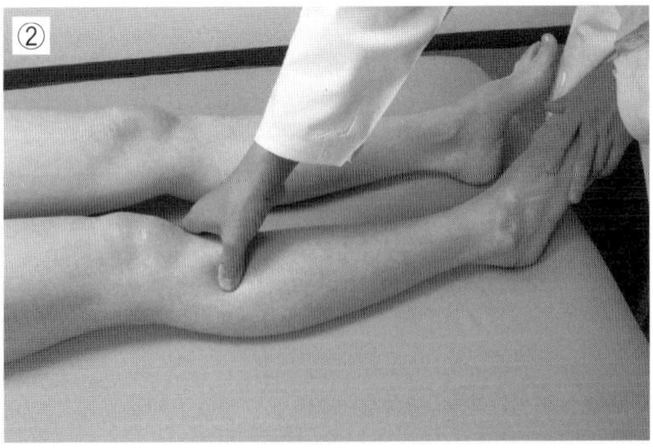

②術者は右手の母指で、右下腿の足三里（図27-2）を押し揉む。右下腿の足三里への手技が終わったら、左の足三里にも同じ手技を用いる。

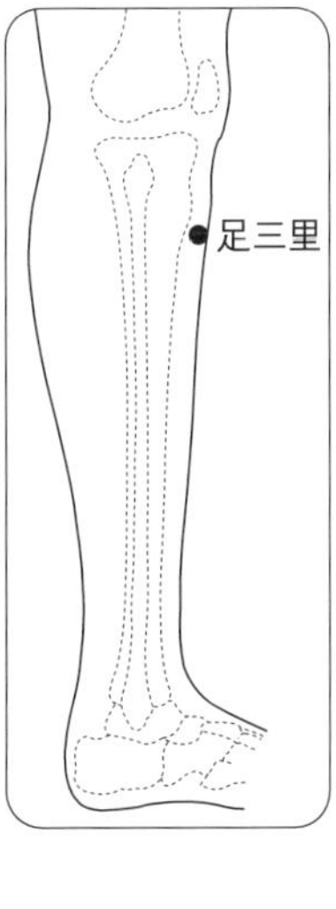

図27-2 足三里（下腿外側）

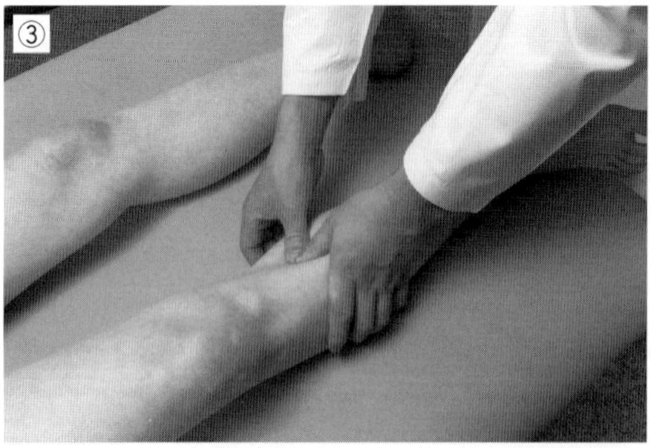

③術者は両手の母指を右下腿内側の腎経に当て、経絡に沿って上から下へ下腿を押し揉む。右の腎経が終了したら、左下腿の腎経に同様の手技を施す。

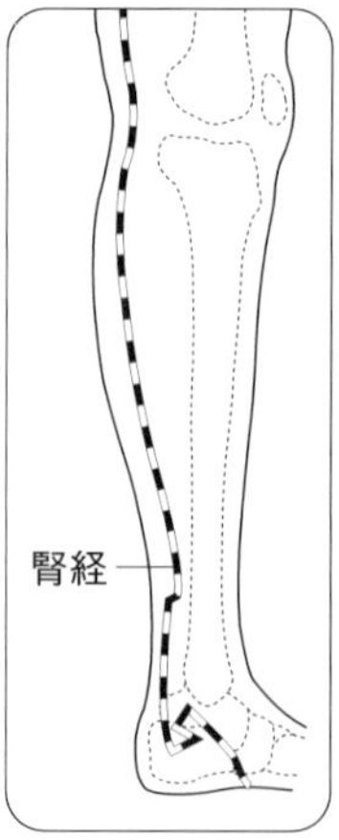

図27-3　腎経（下腿内側）

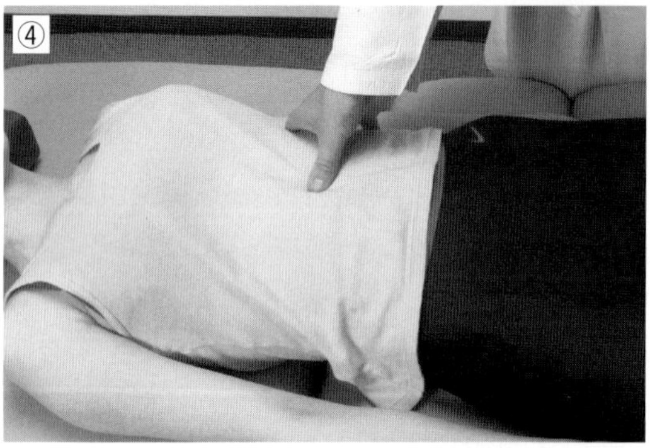

④術者は右手の母指を中脘（図27-1）に当て、円を描くように母指を動かして押し揉む。3分ぐらいの時間をかけて、丁寧に押し揉む。

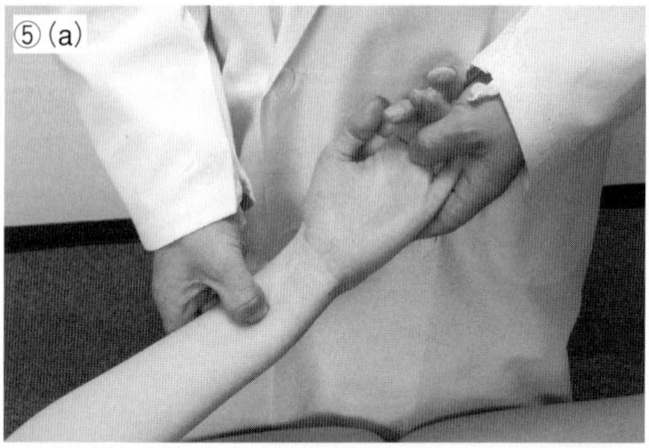

⑤(a) 術者は左手で患者の左手をつかんで固定し、右手の母指を左腕の内関（図27-4）に当て、円を描いて押し揉む。約1分間、この手技を続ける。終了後、(b)患者の左手の合谷（図27-4）に対しても同じ手技を施し、更に右腕の内関、右手の合谷にも同様の手技を施す。

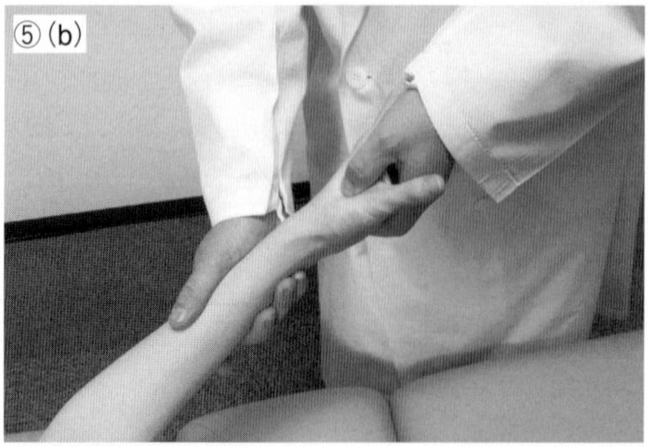

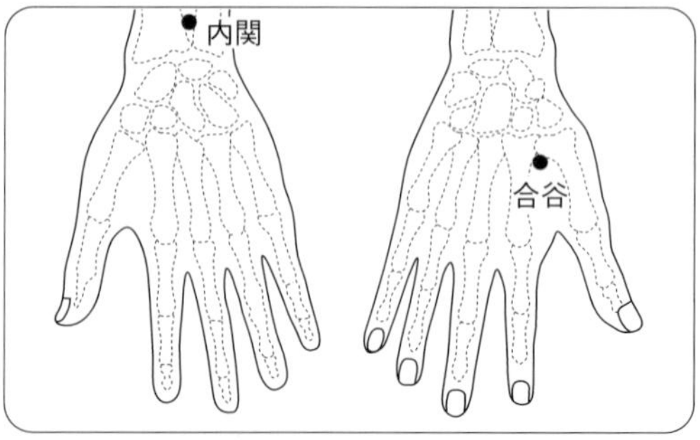

図27-4　内関（手掌）、合谷（手背）

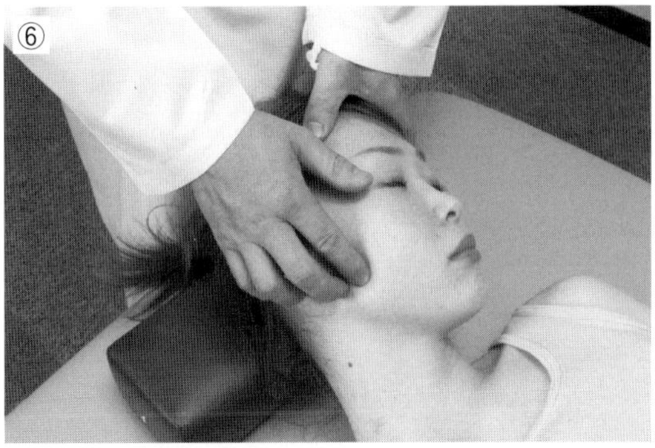

⑥まず患者の頚部を左回旋させた上で、術者は右手の中指を右頬の頬車（図27-5）に当て、小さく輪状に指を動かして押し揉む。続いて、頚部を右回旋させ、左頬の頬車にも同じ手技を用いる。

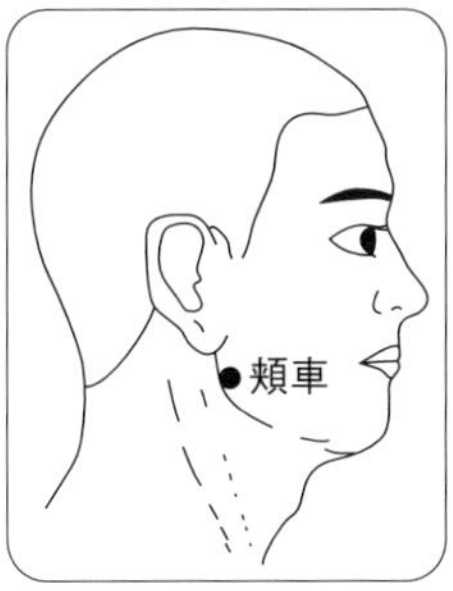

図27-5　頬車

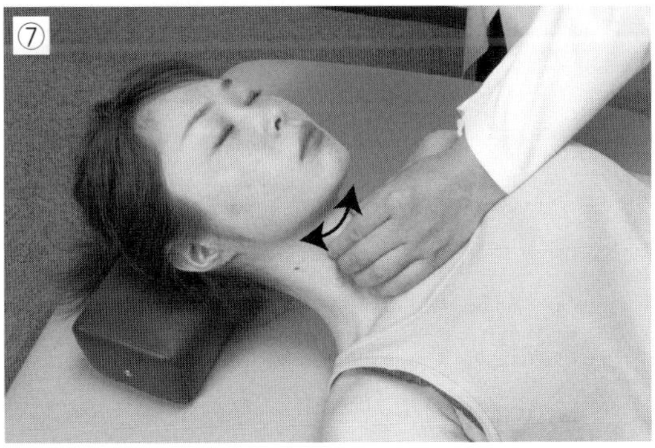

⑦術者は左手の母指と残る四指を患者の喉に軽く当て、左右にリズミカルに揺らして緊張を緩める。約15秒間続ける。喉を強くつかまないように、注意する必要がある。

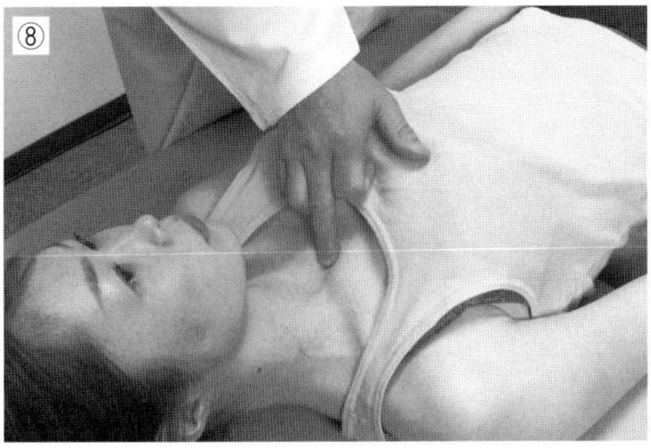

⑧術者は右手の中指を天突（図27-6）に当て、小さく輪状に指を動かして押し揉む。なるべく軽く指を当て、胸骨上窩に指を食い込ませないよう注意する。

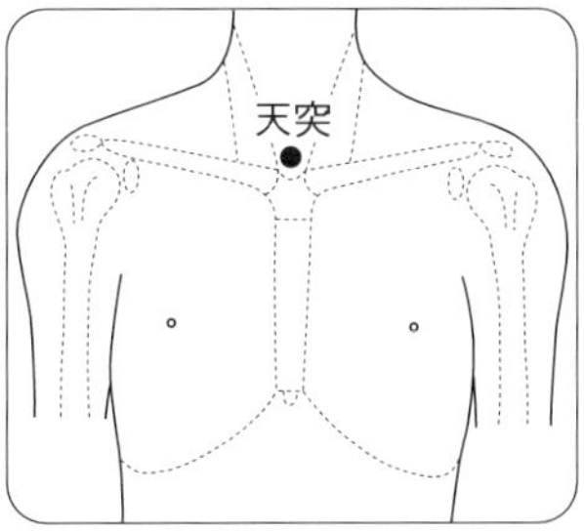

図27-6　天突

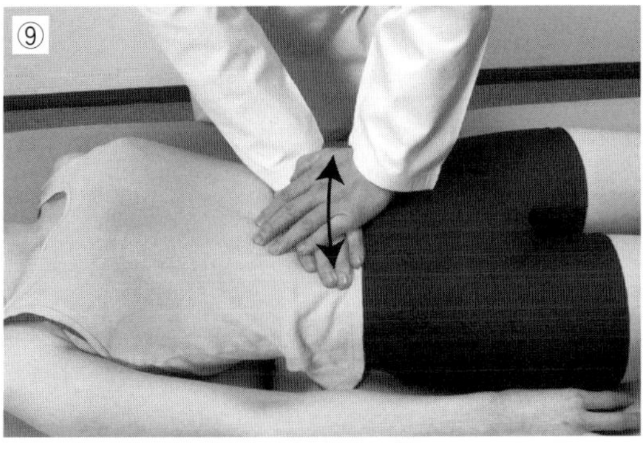

⑨術者は両手を重ねて臍部に当て、左右に手掌を動かして揺らし揉む。

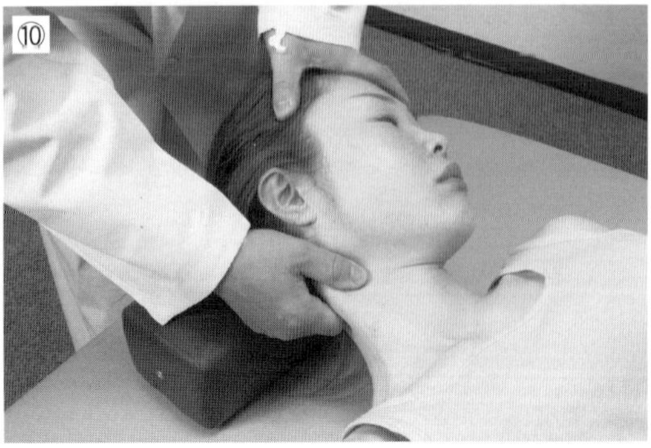

⑩まず患者の頚部を左回旋させた上で、術者は右手の母指を右頚動脈の外側（横隔神経の上）、喉頭隆起と水平の位置に当て、直線的に押圧する。

続いて、患者の頚部を右回旋させ、左頚動脈の外側（横隔神経の上）に同じ手技を施す。

⑪術者は再び⑨の手技を臍部に施す。

■治療法2

患者の姿勢：腹臥位

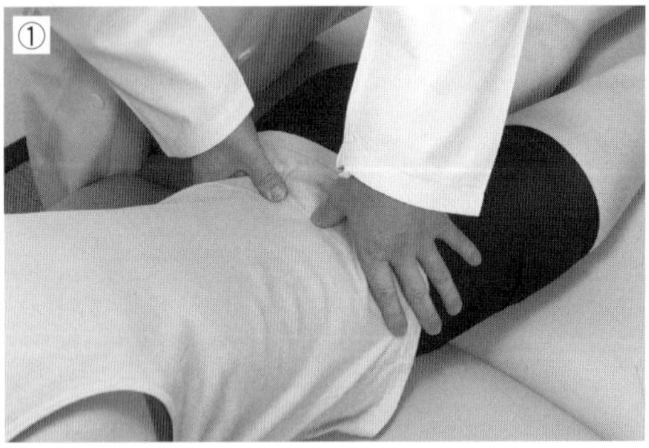

①術者は両手の母指を左右の大腸兪（図27-7）に当て、やや上方に向けて押圧する。続いて、左右の次髎、中髎（図27-7）にも同様の手技を用いる。両手を揃えて経穴を片側ずつ押圧してもよい。

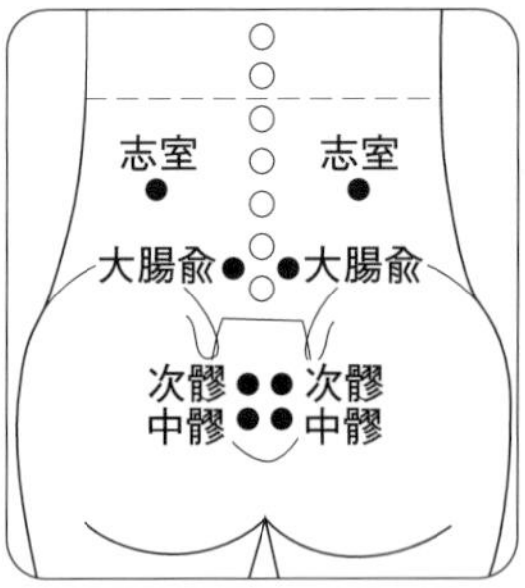

図27-7　大腸兪、次髎、中髎、志室（腰部）

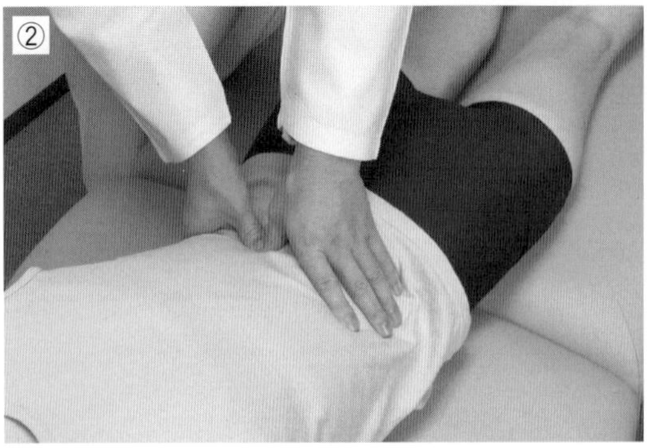

②術者は両手の母指を揃えて右の志室（図27-7）のやや下方に当て、大腸の方向に向けて押圧して大腸に刺激を与える。右の志室の下方への手技が終了したら、次に左の志室の下方に同じ手技を用いる。

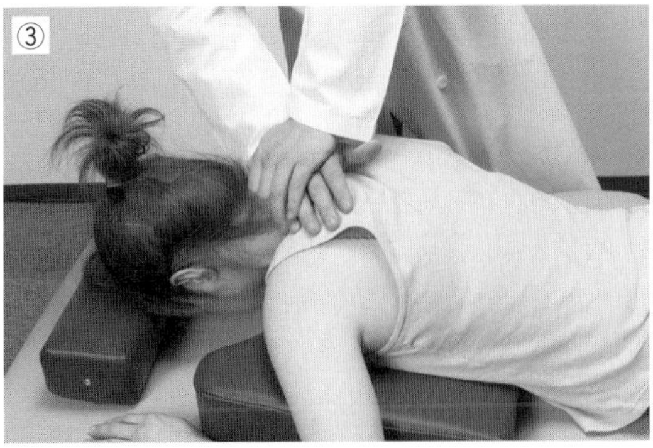

③術者は両手を重ねて第1胸椎に当て、円を描くように両手を動かして揉みほぐす。第1胸椎の周囲から第9胸椎の周囲まで、上から下へ揉んでいく。両手掌ではなく、片手の母指か、片手の手根部で揉んでもよい。

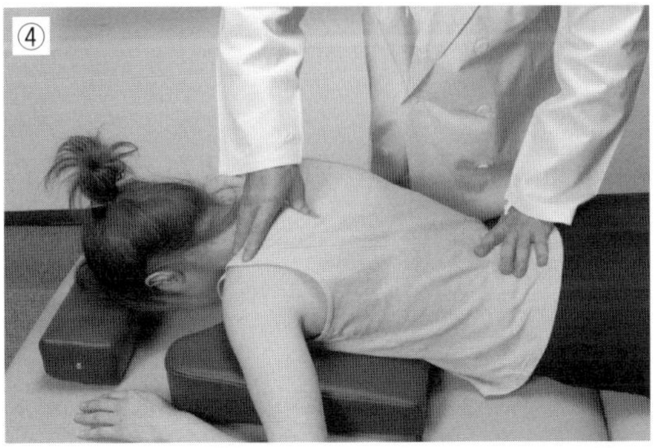

④術者は右手の母指を左の肩甲骨の内縁に当て、肩甲骨の内縁を押圧する。左の肩甲骨の次に、右の肩甲骨の内縁に同様の手技を施す。

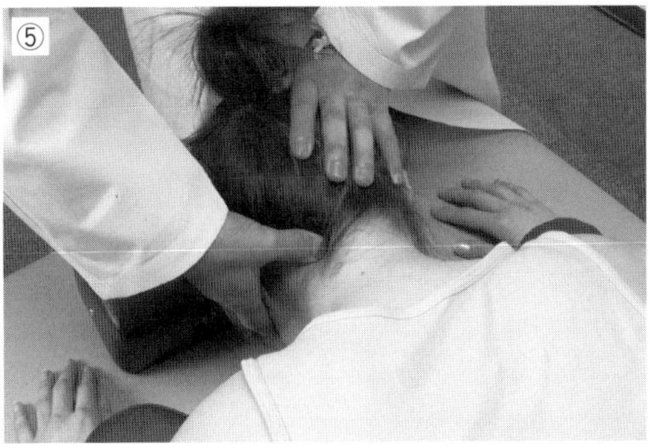

⑤術者は右手の母指で、左の風池（図27-8）を押し揉む。左の風池に続いて、右の風池にも同じ手技を用いる。

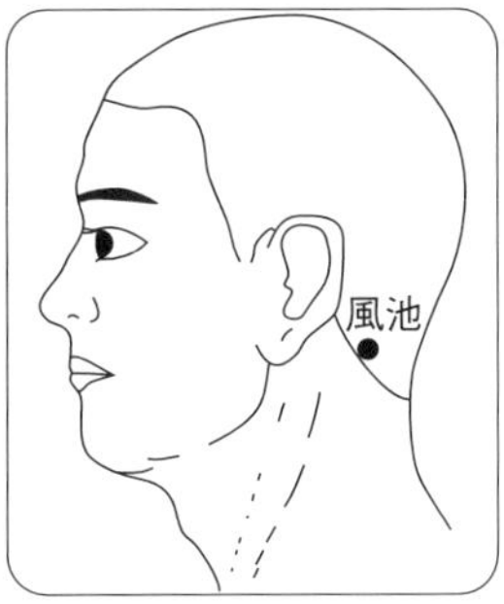

図27-8　風池

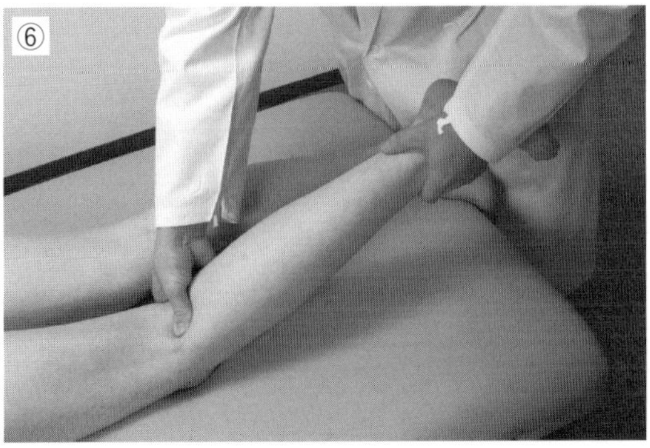

⑥術者は右手の母指で、左膝窩の委中（図27-9）を押し揉む。

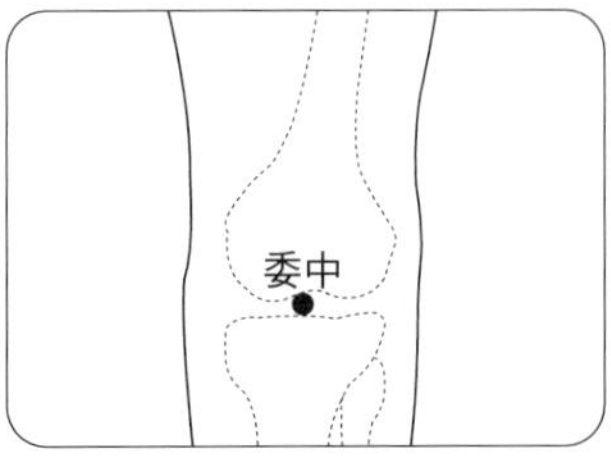

図27-9　委中
（膝後面）

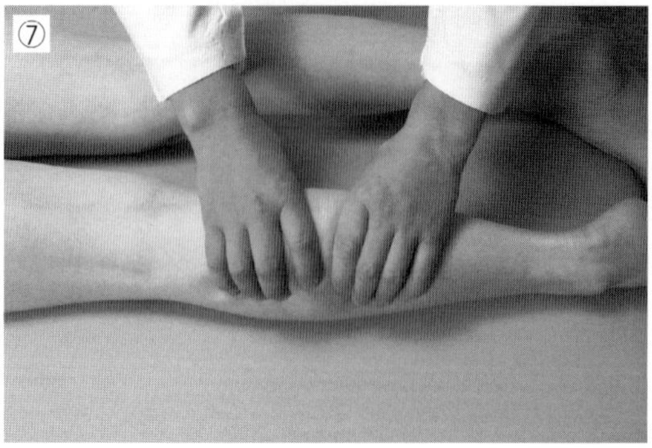

⑦術者は両手の母指を揃えて左のふくらはぎの内側に、両手の四指を左ふくらはぎの外側に当て、すべての指でふくらはぎの筋肉を揉みほぐす。

左ふくらはぎへの手技を終了したら、右の委中、右ふくらはぎに対して同様の手技を施す。

28 眼精疲労

眼精疲労はパソコンやテレビの画面を長時間見ているなど目を酷使することによって起こる場合と、遠視や老眼が原因で起こる場合とがある。また、頚部の筋肉の疲労、こりが原因となるケース、精神的なストレスや体調不良が原因となるケースもある。

鑑 別 法

眼精疲労の患者は、血液の循環が悪く、目が充血している。また、眼球に付着し、眼球を動かす上直筋、下直筋、内側直筋、外側直筋、上斜筋、下斜筋が疲れているので、あまり上下、左右に眼球が動かず、明らかに眼球の動きが鈍くなっている。

眼精疲労の患者は、肩甲骨の内縁のラインがこっているケースが多く、頚部では風池（図28-1）の周囲が非常にこっている。

なお、眼精疲労の症状だと思われがちだが、目の疲れた感じだけでなく、目の奥が痛い場合は単なる眼精疲労ではない。それは肝臓の疲れ、肝機能の低下をあらわすサインである。この点を必ず問診で確かめる必要がある。

治療のポイント

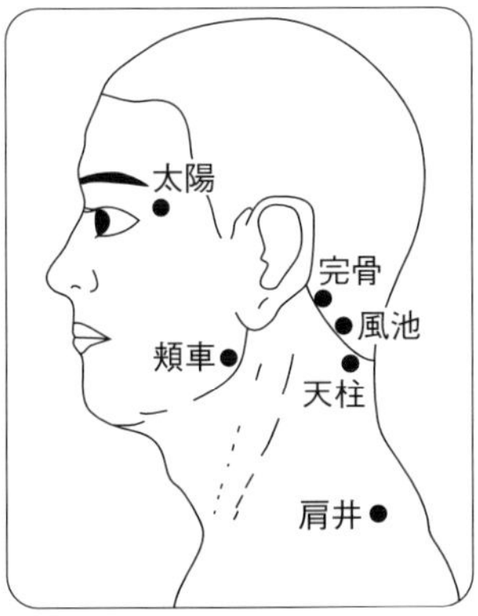

図28-1　天柱、風池、完骨、肩井、頬車、太陽

眼精疲労の治療では、まず肩甲骨の内縁を刺激する手技が大切である。肩甲骨の内縁には、目に刺激を与え、眼精疲労の症状を軽減する経穴が揃っているからである。また、天柱や風池（図28-1）は目の痛みなどの症状に、完骨（図28-1）と肩井（図28-1）は頚部のこりなどによく効く経穴なので、これらの経穴に対する刺激も重要なポイントとなる。顔面にある経穴では、頬車と太陽（図28-1）への手技が大切である。

頬車の周囲は三叉神経と顔面神経の通り道なので、この周囲の筋肉の緊張をほぐすと、疲れ目に効果的だし、太陽（図28-1）は目の充血や痛みに効果的な経穴だからである。

なお、東洋医学の考え方では目は肝経によって肝臓とつながり、肝機能の低下が目に影響を及ぼす。従って、肝臓に刺激を与える手技、あるいは肝経の経穴に対する手技も必要である。しかも、肝経と密接な関係のある胆経に対する手技も欠かすことはできない。

■治療法1

患者の姿勢：腹臥位

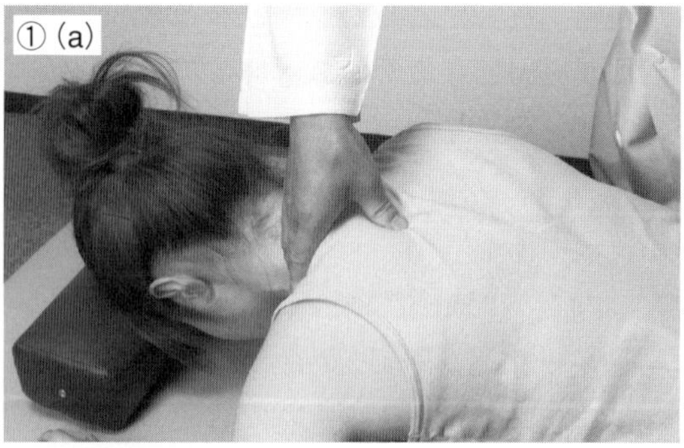

①(a) 術者は右手の母指を膏肓（図28-2）を中心にした右肩甲骨の内縁に当て、右手の母指で膏肓とその周囲をじっくり時間をかけて押し揉む。

(b) 続いて、両手を手刀のようにして、その尺側（小指と小指球の側方）を右肩甲骨の内縁に当て、右手の尺側を揺すりながら上下に動かして圧を加える。さらに、両手の母指で右肩甲骨の内縁を押し揉む。

この右肩甲骨の内縁に対する手技に、5分ぐらいの時間をかける。

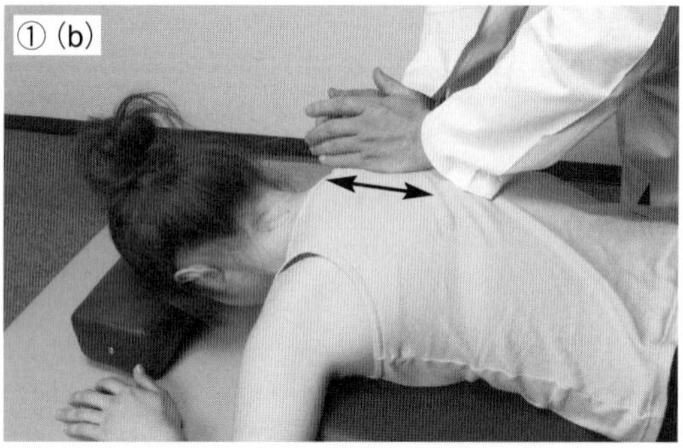

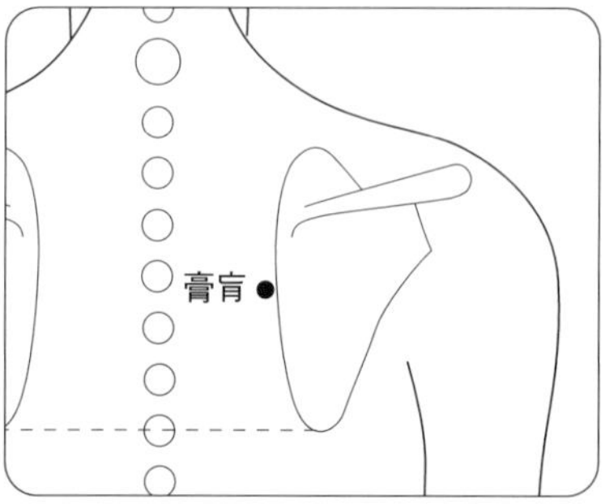

図28-2　膏肓（体幹背面）

②術者は患者の左肩甲骨の内縁に、①と同じ手技を施す。やはり5分ぐらいの時間をかける。

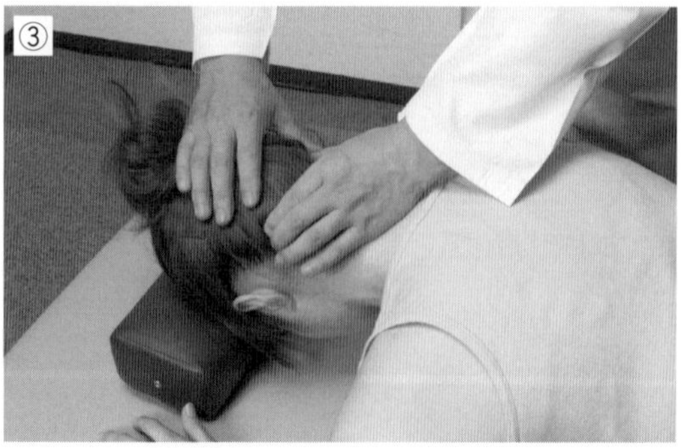

③術者は患者の後頭骨下部に左手の母指と示指を当て、指を震わせるように動かして揉む。

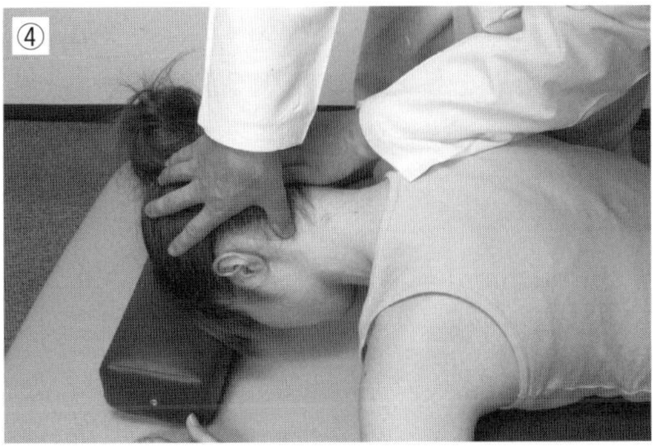

④術者は患者の左の完骨（図28-1）に右手の母指を当て、輪状に指腹を動かして押し揉む。続いて左の天柱（図28-1）、左の風池（図28-1）に対して、同じ手技を施す。

⑤術者は位置を移動して、患者の右の完骨、天柱、風池に③と同じ手技を用いる。

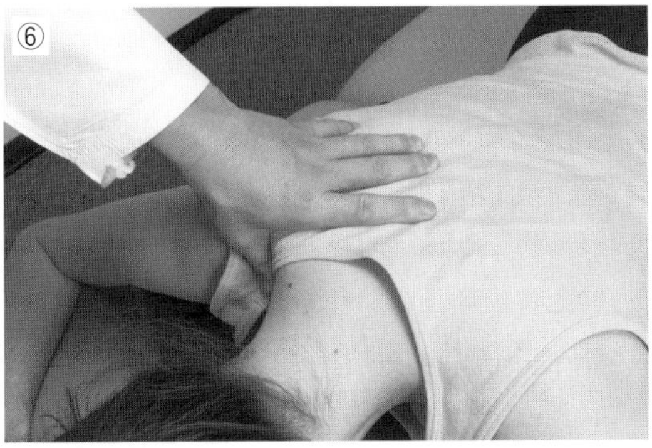

⑥術者は左手の母指を患者の右の肩井（図28-1）に当て、指腹で尾側に向かって直線的に押圧する。両手の母指を重ねて押してもよい。右の肩井に対する手技を終えたら、左の肩井に施術する。

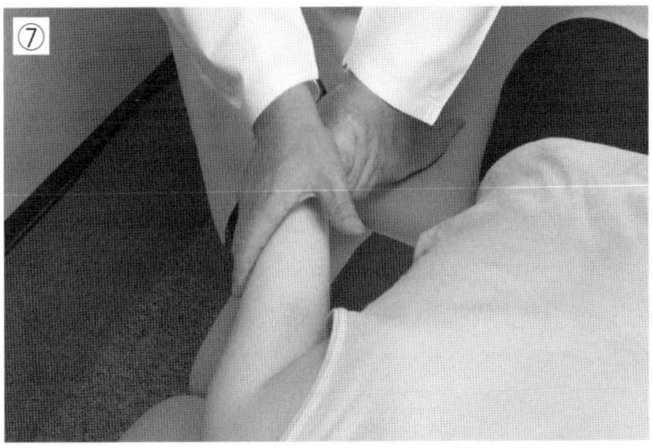

⑦術者は患者の右腕を尾側に下ろし（内転させ）、左手で肘を持ち上げ、右手で上腕三頭筋を満遍なく揉みほぐす。

　右手が右肘に達したら、左手で肘を持ち上げたまま、右手の手根部で肘の背側を押し揉む。

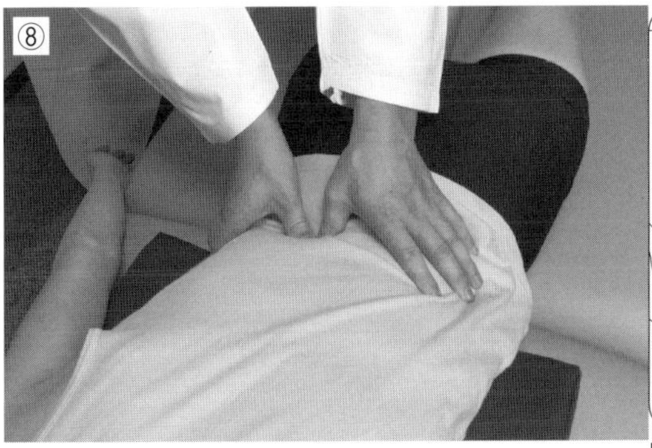

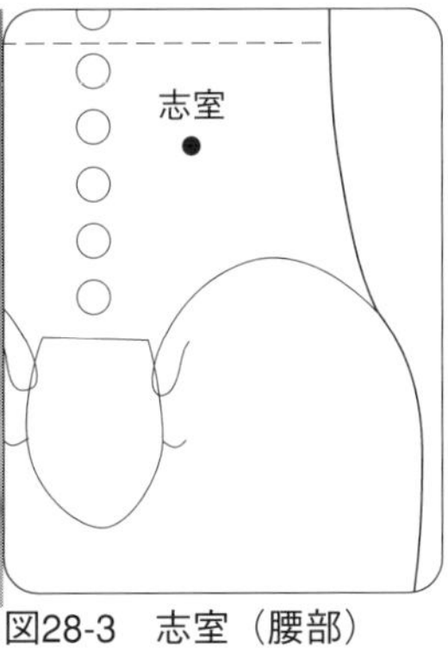

図28-3　志室（腰部）

⑧術者は両手の母指を揃えて患者の右腰部の志室（図28-3）に当て、指腹で直線的に押圧する。続いて、術者は左の志室に右手を当て、手根部でやや強く圧迫しながら押し揉む。その際、

経穴だけでなく、その内側にある肝臓にも刺激を与えるつもりで手技を施す。

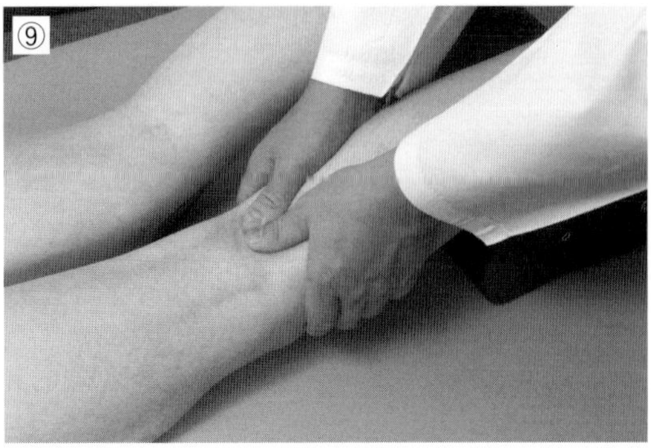

⑨術者は両手の母指を患者の左後膝部の委中（図28-4）に当て、軽く押し揉む。

続いて、右の委中にも同様の手技を用いる。

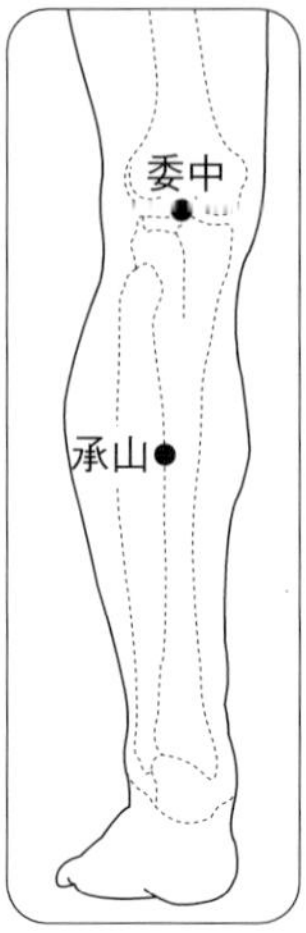

図28-4　委中、承山
（下腿側面）

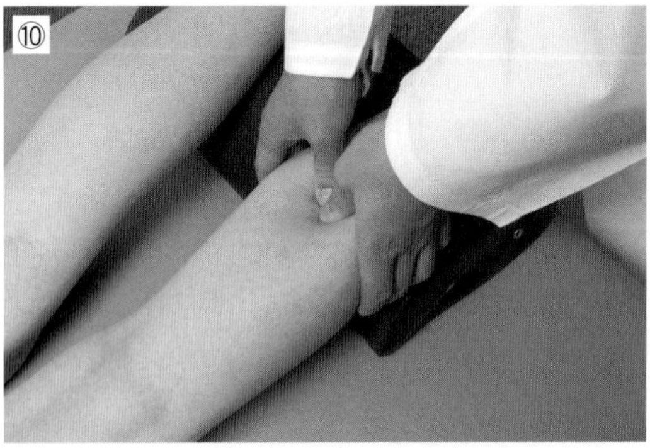

⑩術者は両手の母指を患者の左ふくらはぎの承山（図28-4）に当て、軽く押し揉む。次に、右の承山に同じ手技を施す。

■治療法2

患者の姿勢：背臥位

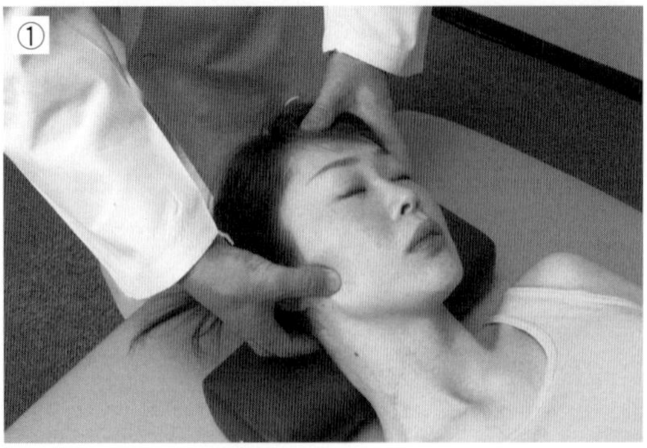

①術者は左手を患者の前頭部に当て、患者の首をいくぶん左回旋させ、右手の母指を患者の右頬の頬車（図28-5）に当て、円を描くように軽く押し揉む。

　続いて、左の頬車に同じ手技を施す。

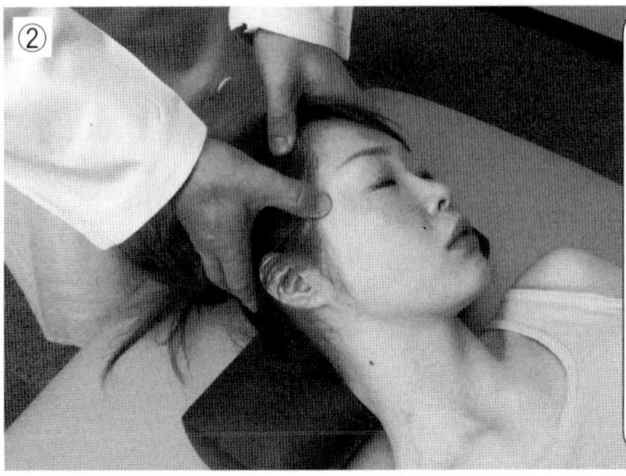

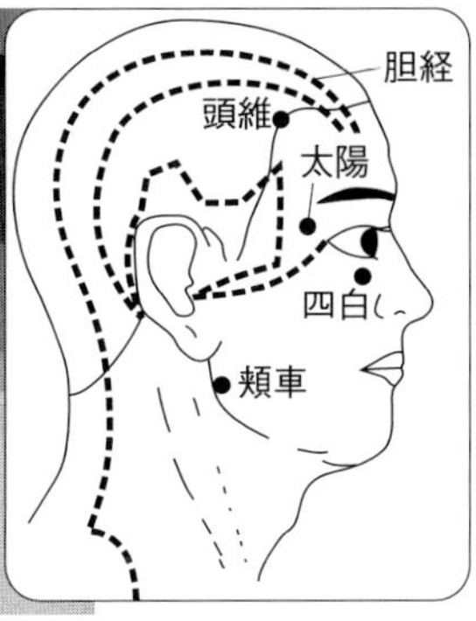

図28-5　胆経、頬車、
太陽、頭維、四白

②術者は左手を患者の前頭部に当て、右手の母指を患者の右の太陽（図28-5）に当て、円を描くように指を動かしてやや強く押し揉む。
続いて、左の太陽に対して同じ手技を用いる。

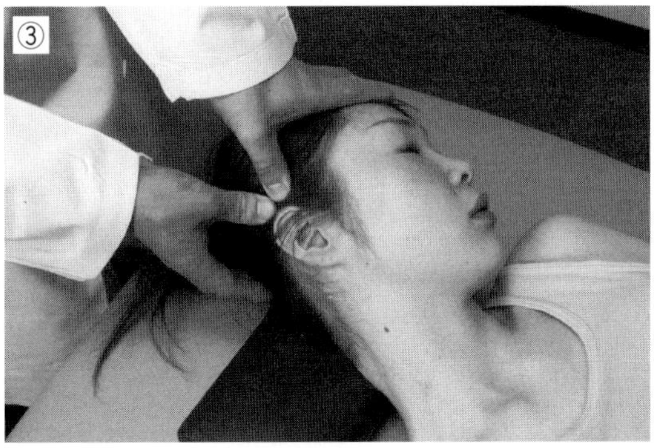

③術者は患者の右側頭部の胆経（図28-5）に両手の母指を当て、髪をかき上げるように上方に向けて押していく。続いて、左側頭部の胆経にも同じ手技を施す。

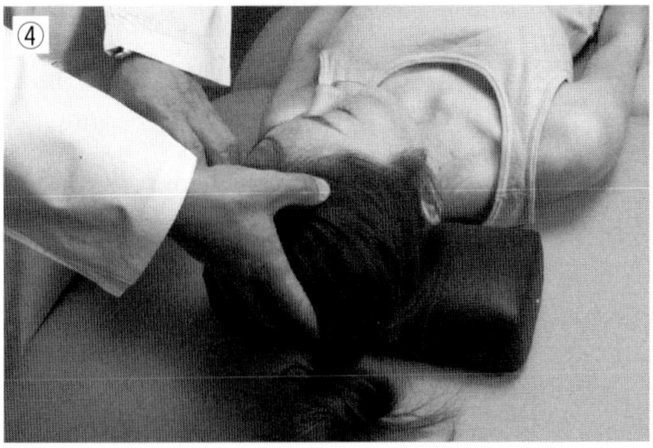

④術者は右手の母指を患者の右の頭維（図28-5）に当て、軽く揺らし揉む。
続いて、左の頭維に同じ手技を施す。

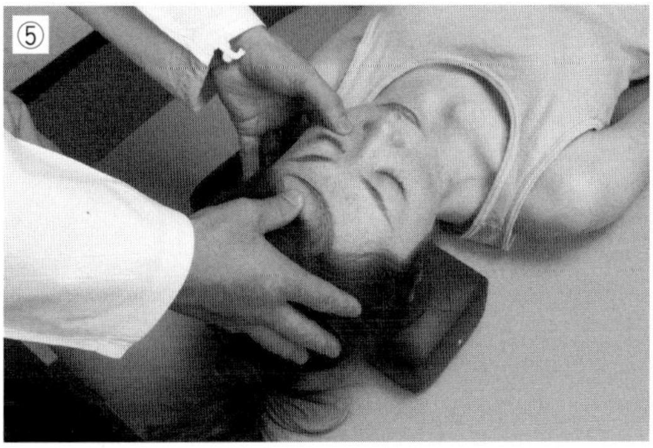

⑤術者は左手の母指を患者の左の四白（図28-5）に当て、輪状に指を回して押し揉む。
続いて、右の四白にも同じ手技を用いる。

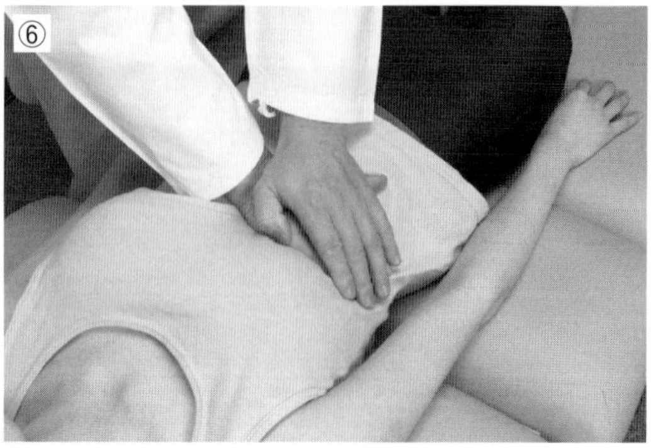

⑥術者は両手の手掌を重ねて肋骨の上（肝臓の上）に圧迫を加える。ただし、患者が高齢者の場合、骨粗鬆症の可能性があるので、力を入れすぎないように注意する。

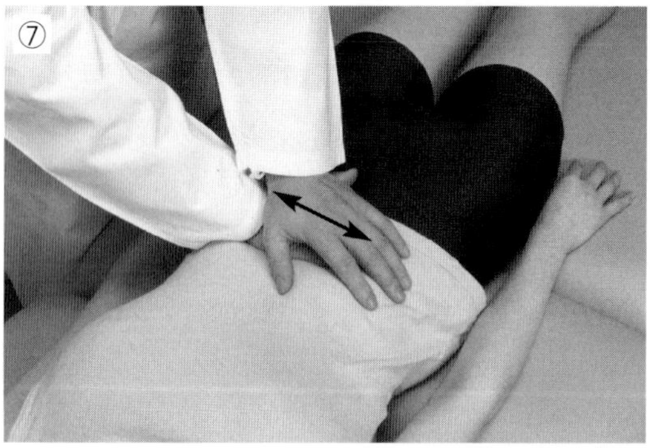

⑦術者は両手の手掌を重ねて患者の臍部に当て（手掌の中心が臍の上になるようにして）、左右に軽く揺するように両手を動かして腹部を刺激する。

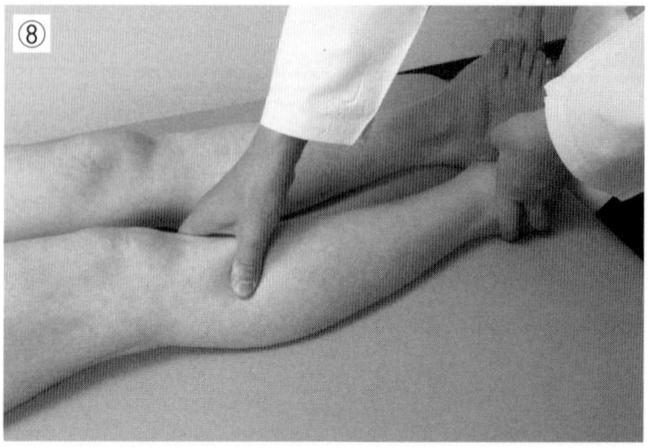

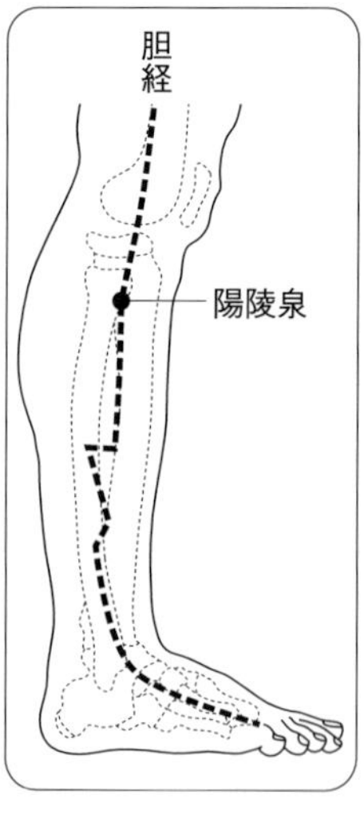

図28-6 陽陵泉（下腿外側）

⑧術者は右手の母指で、患者の右下腿外側の胆経を押し揉む。陽陵泉（図28-6）の辺りから外踝の上方まで押し揉んでいく。

■著者略歴

劉　勇（りゅう・ゆう）Dr. Liu Yong

医学博士
鍼灸師・あん摩マッサージ指圧師
コリトレールグループ治療院 総院長
Dr. Liu Method劉臨床塾代表
沖縄統合医療学院 学術顧問
近畿医療専門学校 学術顧問
東北楽天ゴールデンイーグルス コンディショニンググループ顧問
瀬田クリニック新横浜がんケア・リハビリセンター鍼灸・疼痛緩和ケア外来監修
中国北京中医薬大学顧問（中国）
中国認証外国専門家（中国）

1958年中国東北生まれ。
中国で外科麻酔医として活躍した後、活動の拠点を日本に移す。1985年、東京・銀座に鍼灸治療院を開院。西洋医学と東洋医学の双方の医学観点から理論と臨床技術を適用した鍼灸治療は評判となる。政財界・スポーツ界からの信頼も厚く、ビートたけし氏の顔面神経麻痺を奇跡的に回復させたことでも有名。
鍼灸マッサージの一般普及を提唱し、1994年、現代人のニーズにこたえるクイックマッサージ業態の先駆け、コリとれーる1号院を開院し話題となる。
2009年には日常使いの鍼灸をコンセプトにした鍼治療院‘Dr. Liu Method ハリアップ’を開院。
2010年、劉臨床塾を開塾し、基礎疾患をはじめ、難病治療、美容鍼など幅広い分野で臨床教育を行い後継者の育成にも力を注ぐ。
臨床教育では「医」の考え方を“医食動楽同源”と位置付ける。
医も食も動も「楽」でつなげる生活こそ真の意味での健康であり、患者が深刻な顔で治療院に通うことだけが医療ではなく、治療を通して健康を楽しく伝える能力も求められる、と教える。

劉勇の
疾患別臨床マッサージ・テクニック

2003年9月1日　初版1刷
2017年12月20日　初版12刷

著　者　劉　勇
発行者　戸部慎一郎
発行所　株式会社　医道の日本社
〒237-0068　横須賀市追浜本町1－105
電話（046）865－2161
FAX（046）865－2707

印刷　図書印刷株式会社
ISBN978－4－7529－3069－3 C3047